妇产科临证方药

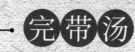

完带汤

王新斌 编著

—
FU CHAN KE
LIN ZHENG FANG YAO
WAN DAI TANG

U0293836

甘肃科学技术出版社

图书在版编目（C I P）数据

妇产科临证方药：完带汤 / 王新斌编著. -- 兰州：
甘肃科学技术出版社，2021. 11（2023. 9重印）
ISBN 978-7-5424-2853-0

Ⅰ. ①妇… Ⅱ. ①王… Ⅲ. ①妇产科病 – 验方 Ⅳ.
①R289.5

中国版本图书馆CIP数据核字（2021）第233299号

妇产科临证方药：完带汤

王新斌 编著

责任编辑 陈 槟
封面设计 陈 欣

出 版 甘肃科学技术出版社
社 址 兰州市城关区曹家巷1号 730030
电 话 0931-2131575（编辑部） 0931-8773237（发行部）
发 行 甘肃科学技术出版社 印 刷 三河市铭诚印务有限公司
开 本 710毫米×1020毫米 1/16 印 张 19 插 页 2 字 数 320千
版 次 2021年12月第1版
印 次 2023年9月第2次印刷
印 数 1001～2050
书 号 ISBN 978-7-5424-2853-0 定 价 89.00元

前　言

中医药学是中国古代哲学思想指导下所形成的有关生命、疾病、治疗、摄生等观点集于一体的一门临床实践性极强的学科。源于历史的医疗实践，为中华民族的繁衍昌盛做出了重要的贡献。坚持师古不泥古，发皇古义，融会新知，在"守正"的基础上力求"出新"是中医药学发展的期望，也是未来中医药学的新时代、新征程、新目标。

在几千年的历史长河中，中医药学已经作为一个学术派别，形成了许多独特的学术思想和学术主张，它独到的临床诊疗技艺、清晰的学术传承脉络，具有一定的影响力与公认度。实施中医药传承创新工程，重视中医药经典医籍研读及挖掘，穷究医理，博采良方，对丰富中医药学术内涵、拓展诊疗手段、提升临床疗效、促进中医药人才培养等具有重要价值。

创新是学术发展永恒的主题，中医药的发展与创新离不开熟读、继承中医古籍。清代名医傅青主认为"带下俱是湿证。而以'带'名者，因带脉不能约束，而有此病"。所创千载名方"完带汤"虽历经百年，仍效如桴鼓。剖析古方、研究经方、经药，不仅可以继承其"方证相应"学术思想，更能创新、发扬中医，提高中医诊治疑难病的临床疗效。

为此，在参阅大量专业书籍和相关期刊文献基础上，采撷众家之长，结合笔者多年临证体会，编撰《妇产科临证方药——完带汤》一书，以飨读者。本书分上、中、下三篇，上篇主要介绍完带汤的理论源泉、贡献、方药组成、医圣论方、类方解析及临床药学基础研究；中篇主要介绍完带汤临证新论，分别从临证概论、临证思维、临床各论、特色医案四方面对完带汤临证应用做了较全面的阐述；下篇主要介绍现代实验室研究和加减传世方简编两方面对完带汤现代医学研究成果进行系统回顾，同时附有当代名医对完带汤的理论阐释和临证医案。

在本书编写过程中，曾采阅和引用了众多前辈和同仁的文献资料，在此对相关文献作者表示衷心的感谢。

由于本人学识经验水平有限，舛漏之处在所难免，恳请读者批评指正，以待再版时修正完善。

编者

2021 年 12 月于甘肃·兰州

目　录

上篇　穷究经典

中篇　临证新论

下篇　现代研究

上篇　穷究经典

第一章 概述

第一节 溯本求源

一、经方出处

【出处】出自《傅青主女科》。《傅青主女科》曰："夫带下俱是湿证。而以'带'名者，因带脉不能约束，而有此病，故以名之。盖带脉通于任、督，任、督病而带脉始病……加以脾气之虚，肝气之郁，湿气之侵，热气之逼，安得不成带下之病哉！故妇人有终年累月下流白物，如涕如唾，不能禁止，甚则臭秽者，所谓白带也。夫白带乃湿盛而火衰，肝郁而气弱，则脾土受伤，湿土之气下陷，是以脾精不守，不能化荣血以为经水，反变成白滑之物，由阴门直下，欲自禁而不可得也。治法宜大补脾胃之气，稍佐以舒肝之品，使风木不闭塞于地中，则地气自升腾于天上，脾气健而湿气消，自无白带之患矣。"

【分类】补益剂–补气类。

【功效】补脾疏肝，化湿止带。

【主治】脾虚肝郁，湿浊带下。带下色白、清稀如涕、面色㿠白、倦怠便溏、舌淡苔白、脉缓或濡弱。

【用法】水煎服。

【禁忌】带下证属湿热下注者，非本方所宜。

【方解】本方为治疗白带的主要方剂，其病乃由肝脾不和，带脉失约，湿浊下注所致。《傅青主女科》曰："夫带下俱是湿证……脾气之虚，肝气之郁，湿气之侵，热气之逼，安得不成带下之病哉！"治宜补脾益气，疏肝解郁，化湿止带之法。方中以白术、山药为君药，重在补脾祛湿，使脾气健运，湿浊得消；山药并能补肾以固带脉，使带脉约束有权，带下可止。臣药以人参补中益气，以资君药补脾之力；苍术燥湿运脾，以增祛湿化浊之功；白芍柔肝理脾，使木达而脾土自强；车前子利湿清热，令湿浊从小便而利。佐以陈皮之理气，既可使君药补而不滞，又可行气以化湿；柴胡、黑芥穗之辛散，得白术则升发脾胃清阳，配白芍则疏肝解郁。使以甘草调药和中。诸药相伍，寓补于散之中，寄消于升之内，培土抑木，祛湿化浊，使脾气健旺，肝气条达，清阳得升，湿浊得化，则带下自止。

【病机】肝脾不和，带脉失约，湿浊下注。

【配伍特点】

◎君——白术、山药：方中重用白术、山药为君，意在补脾祛湿，使脾气健运，湿浊得消；山药并有固肾止带之功。

◎臣——人参、苍术、白芍、车前子：以人参补中益气为臣药，以助君药补脾之力；苍术燥湿运脾，以增祛湿化浊之力；白芍柔肝理脾，使肝木条达而脾土自强；车前子利湿清热，令湿浊从小便而利。

◎佐——陈皮、柴胡、黑芥穗：佐以陈皮之理气燥湿，既可使补药补而不滞，又可行气以化湿；柴胡、黑芥穗之辛散，得白术则升发脾胃清阳，配白芍则疏肝解郁。

◎使——甘草：使以甘草调药和中。诸药相伍，使脾气健旺，肝气条达，清阳得升，湿浊得化，则带下自止。

【按语】本方的配伍特点是寓补于散，寄消于升，培土抑木，肝脾同治。若兼湿热，带下色黄者，加黄柏、龙胆草以清热燥湿；兼有寒湿，小腹疼痛者，加炮姜、盐茴香以温中散寒；腰膝酸软者，加杜仲、续断以补益肝肾；日久病滑脱者，加龙骨、牡蛎以固涩止带。

【辨证要点】本方主治白带。以带下清稀色白，舌淡苔白，脉濡、缓为证治要点。可用于阴道炎、宫颈糜烂，属肝脾不和，湿浊下注者。

二、方名释义

完带汤是明末清初著名思想家、书法家、医学家傅山所创制。傅氏一生，通经史百家，工诗文书画，精于医药。在医学方面著述较多，长于治疗妇科诸病，经验丰富，所创处方，效如桴鼓。带下病有白带、黄带、赤带、青带、黑带等，本方主治病证并非针对所有带下病而设，而是专为白带病证而立；又知白带病是临床中多发病、常见病，故方名完带汤。"完"指的是没有剩余、净尽的意思，"带"特指白带，方名"完带"，说明本方治疗白带病疗效显著，作用独特。

带下之证多与带脉有关。带脉属奇经八脉之一，带脉环腰一周，有如束带，能约束诸脉，所以有"诸脉皆属于带"之说。如果带脉失常，不能约束，则为带下。本方肝脾同治，量大者补养，量小者消散，寓补于散之中，寄消于升之内，为脾虚肝郁，湿浊下注，带下不止的常用方，服之可舒肝木，健脾运，消湿浊，从而使绵绵之白带完全中止，故名"完带汤"。

三、药物组成

白术30g、山药30g、人参6g、白芍15g、车前子9g、苍术9g、甘草3g、陈皮2g、黑芥穗2g、柴胡2g。

四、使用方法

水煎服，武火煎开，文火慢煎30min即可。

五、方歌

完带汤中用白术，山药人参白芍辅，苍术车前黑芥穗，陈皮甘草与柴胡。

第二节 医圣论方

带下病是指女性带下量增多，色、质、气味异常，或发生带下现赤白相兼，或为五色杂下，或呈脓浊样，有兼臭气等，并伴全身或局部症状，如腰痛、神疲等。临床上带下病的原因很多，多为感染或炎症引起，如阴道炎症、子宫颈糜烂、子宫内膜炎，且宫内节育器、子宫颈息肉、宫颈癌等亦可引起。西医治疗多为抗生素疗法，常产生耐药性或者医源性感染，而中医药在带下病的治疗中具有优势，与现代医学治疗方法不同，其减少了临床医源性感染和对女性体内激素水平的影响。《傅青主女科》在描述带下病产生的病因病机中道："白带产生的原因为湿邪旺盛，而脾本身喜燥恶湿；青带乃肝气郁结，肝经湿热所致；而任脉湿热可致黄带；火热之极则致黑带。"

傅氏完带汤，以补脾疏肝，化湿止带为主，组方以白术、山药、人参三药共补脾胃之气，加上甘草以助其健脾之功；苍术、陈皮可燥湿兼健脾，使邪有出路，然利湿而不伤正；白芍疏肝理气、滋养肝血，配以柴胡升散中兼除湿；车前子利水之功；黑芥穗升阳中予以散湿。方中体现了"脾、肝"同治，寓补于散，寄消于升，提升肝木之气，则肝血不燥，何至下克脾土；脾土之元得以补充，使脾不被湿邪所困，水气则得以消除。由里及表，补脾补胃。主治肝脾不和，带脉失约，湿浊下注。其用药严谨，效果显见，按辨证论治，其广泛应用各科属脾虚肝郁者，尤以妇科造诣尤深。

完带汤组成为：白术一两，山药一两，人参二钱，白芍五钱，车前子三钱，苍术三钱，甘草一钱，陈皮五分，黑芥穗五分，柴胡六分。[①] 方中重用白术、山药为君，意在补脾祛湿，使脾气健运，湿浊得消；山药并有补肾以固带脉，使带脉约束有权，带下可止。臣药以人参补中益气，以资君药补脾之力；苍术燥湿运脾，以增祛湿化浊之功；白芍柔肝理脾，使肝木条达而脾土自强；车前子利湿清热，令湿浊从小便而利。佐以陈皮之理气，既可使君药补而不滞，又可行气以化湿；柴胡、黑芥穗之辛散，得白术则升发脾胃清阳，配白芍则疏肝解郁。使以甘草调药和中。诸药相伍，培土抑木，祛湿化浊，使脾气健旺，肝气条达，清阳得升，湿浊得化，则带下自止。著名中医学家岳美中曾云："方中山药、白术用量可谓大矣，陈皮、柴胡、黑芥穗用量可谓小矣。大者补养，小者消散，寓补于散，寄消于升，用量奇而可法，不失古人君臣佐使制方之义。"由此可知傅氏组方配伍之心思巧妙。

傅氏《女科》云："夫带下俱是湿证。而以'带'名者，因带脉不能约束，而有此病，故以名之。盖带脉通于任、督，任、督病而带脉始病……自无白

---

①为方便以克计量，规定统一采用近似值换算：1斤（十六进制）=16两=160钱，1两=30克（秦、汉为3克），1钱=3克，1分=0.3克，1厘=0.03克；1斗=10升=2000毫升。下文皆依此计算。

带之患矣。方用完带汤。"白带的生成是因脾虚肝郁，湿浊下注。治法则需补脾为主，佐以疏肝化湿。这正是傅氏创制完带汤的理法依据。

1. 肝脾同治源流

从中医理论体系着手，由《黄帝内经》开始，已初步论述肝脾同治。《难经》提出："所谓治未病者，见肝之病，则知肝当传之于脾，故当先实其脾气，无令得受肝之邪，故曰治未病焉。"而《难经》之说与《黄帝内经》提出的肝脾同治之法实为一脉相承。仲景创制了疏肝和脾、肝脾同调的方剂，如：当归芍药散、温经汤等，为肝脾同治奠定了一定的临床基础。陈自明《妇人大全良方·月经绪论》提出："然冲为血海，任主胞胎，肾气全盛，二脉流通，经血渐盈，应时而下。"因脾为气血生化之源，为后天之本，运化水谷精微物质；而肝为刚脏为血海，主藏血，肝脾失和，则冲任失调，肝脾和，则冲任固。因此在妇科诊断疾病中，治以肝脾为首，理论上加强了"女子以肝脾为先后天"的内涵。《傅青主女科》重视肝脾同治，尤其在妇科疾病治疗上，言："肝气舒自不克土，脾不受克，则脾土自旺，是平肝正所以扶脾耳。"

2. 从肝脾论治妇科带下疾病的理论依据

肝郁脾虚为带下病的主要脏腑病机，脾主运化，脾的转运功能失调则会导致水湿内停。五行脾土，脾喜燥勿湿，若脾土受损脾精不固，荣血则不能化为经水，反之成白滑之物，脾气不固，白带由阴门直下，不能自禁。此带下为脾虚脾气不固所导致。肝喜条达而主疏泄，肝气郁滞，木不疏土，克伐脾气，脾气运化失司，则水湿泛溢。

临床治疗上，带下之病，以湿邪为其致病原因，为本。湿聚则带下，临床上治法为祛湿邪，湿去则带止。而肝、脾同治在临证上为常用之法，具体使用到脾胃调和、治带扶正、气血调和的治法。而白带的病机为脾虚湿盛，傅山创立新方完带汤，推陈出新，采用脾、胃、肝三经同治之法，祛湿邪疏肝气，则带下消。然妇女的经、孕、产、乳都以血为本，而脾为后天之本，与生血、统血密切相关，为气血生化之源。又因脾主运化，上升之气助带脉起约束作用。而"见肝之病，知肝传脾，当先实脾"，故临床上治疗妇科带下之疾，应从肝脾着手，重调肝脾。

3.《傅青主女科》强调带下病为肝脾失调

傅氏提出，脾气虚，肝气郁，加上湿邪，热邪，则成带下之病。若湿气过盛则会导致火气衰，肝郁而导致脾气弱，脾气下陷，则脾精不守，故而不能化营血为经水，皆可导致白滑之带下病，则成白带；若肝气逆，肝气上升，而湿邪下降，走于带脉，则成青带；若肝郁化火，下克脾土，脾失运化，从而致湿热之邪蕴于带脉之间，故而肝不藏血，渗于带脉之内，则成赤带。观傅氏之论，白带，青带，赤带均与肝脏密切相关，而肝郁又为肝脏病变中最为常见，以肝郁可克伐脾土，郁久则化热化火，又可迫血妄行，故肝郁是肝脏病变之基础。

就完带汤而言，此证之病机为湿盛而致火衰，肝郁而气弱，故立法以大补脾胃为主，且佐以疏肝。肝气之郁，一为湿邪引起肝气不疏，则风木闭塞于下；二为由肝气虚弱，肝气不能调达，肝虚气弱，不能行条达，而为湿邪所致。在治疗中应以治湿为首要，才能使气机正常，肝气缓解，养肝则肝体足。完带汤中白术、山药同用可补脾健中，并且重用二药为一两，人参益气，甘草和中缓急，四药共用可使脾胃气旺，气机正常则肝气得疏，则使养肝，肝气旺。另四药均为敦厚补益之药材，有王道之长，而少霸道之用，故佐以苍术三钱，苍术力雄气散，燥湿开散是其长，甘温补中是其短，与前四药相合，则王霸并行，而又以补为主。此证若过于辛温燥湿之品，虽可取效于一时，但有耗气伤阴之弊。且因脾虚之故，而加肝郁气弱，木不疏土，脾精"不能化荣血以为经水，而反变成白滑之物"，则导致阴血不足。

4. 结论

肝气郁结，则脾虚乏力，湿浊内生。肝郁不畅，气机横逆，脾失升清降浊之功，所谓"肝木乘脾"，脾运不健，若脾功能受限，则不能运化水谷，水湿内生，下注任带，发为带下之病。傅山在治疗白带时喜用肝脾同治之法，擅用完带汤。其在健脾之余，多加疏肝理气之品。待肝气得舒之后，利用健脾、理气、祛湿之法，则事半功倍。

本方针对白带而设，临床应用时以带下清稀色白、舌淡苔白、脉缓或濡弱为主要依据。若兼有湿热，带下色黄者，加黄柏、龙胆草以清热燥湿；兼有寒湿，小腹疼痛者，加炮姜、盐茴香以温中散寒；腰膝酸软者，加杜仲、续断以补益肝肾；日久病涉滑脱者，加龙骨、牡蛎以固涩止带；兼有瘀滞者，加茜草、海螵蛸以活血化瘀。

第三节　类方简析

一、止带方

【药物组成】茵陈12g，黄柏、黑山栀、赤芍、牡丹皮、牛膝、车前子、茯苓、猪苓各9g，泽泻6g。

【主治功效】清热利湿止带。治湿热带下，苔黄腻，脉弦滑。

【方解】本方治证乃湿热所致带下。方中茵陈、车前子清热利湿；黄柏、黑山栀清热燥湿；猪苓、茯苓、泽泻利火渗湿；赤芍、牡丹皮凉血活血，配伍黑山栀活血止带；牛膝能引诸药下行，配黄柏善祛下焦湿热。诸药合用，共奏清热利湿，活血止带之功效。

【现代应用】解热，消炎，利尿，镇痛，镇静，抗菌，增强免疫功能和抗病能力。其中茵陈利胆，解热；泽泻、猪苓、茯苓有较强利尿作用；赤芍、牡丹皮均能抗菌，抗炎，镇静，镇痛；黑山栀解热，抗菌，镇痛，镇静。本方是治湿热带下的主要方剂，以带下色黄气臭，苔黄腻，脉弦滑为据。现代常用于治疗盆腔炎性后遗症，带下属湿热者。

【用法用量】水煎，每日1剂，饭前1小时服用。

【方歌】止带方车猪茵泽，赤芍丹皮牛栀柏，湿热带下色黄臭，舌苔黄腻弦滑脉。

【来源】《世补斋·不谢方》。

二、祛湿止带方

【药物组成】黄柏12g，苍术12g，白头翁30g，椿树皮15g，木槿花15g，生苡仁15g，土茯苓15g，柴胡10g，生龙骨30g，生牡蛎30g，前仁10g，蒲公英15g。

【主治功效】清热祛湿止带。主治湿热流注于下焦，损伤任带二脉而致带下过多。

【方解】本方由《丹溪心法》的二妙散为主加味组成，秉承二妙散清热燥湿之功且兼利湿化浊之效，在佐入收涩通利之品，使之清中有收，收中有散，共奏清热祛湿止带之功。其方中黄柏性味苦寒，苦以燥湿，寒以清热，且偏入下焦，故善于清下焦的湿热；苍术苦燥，燥湿运脾，以助黄柏除湿止带；生苡仁利水渗湿，健运脾气，使湿去脾健，以助二妙去除湿热之邪，三药又合为三妙散；椿树皮和木槿花又都为清湿热、止带下的带下病专药，两药相配，清止力宏；合白头翁、土茯苓、蒲公英清热解毒，加强方中清热祛湿之力；柴胡疏肝而引诸药走肝经；生龙骨、生牡蛎取其收敛而兼开通，在方中之力不可小视；再用前仁，利水分、行血分，药性趋下而有利于湿热白带的渗利排出。

【用法用量】水煎服，每日1剂，分2次服用。

【来源】民间验方。

三、健脾除湿止带方（胡溱魁）

【药物组成】黄芪、党参、白术、山药、云茯苓各12g，生熟薏苡仁各15g，萆薢12g，车前子12g，煅牡蛎30g，海螵蛸15g，芡实12g，鸡冠花9g。

【主治功效】健脾升阳、除湿止带。主治脾虚失运，水湿下陷，带脉不固之带下。症见带下色白或淡黄，质黏不臭，绵绵不断，面色㿠白或萎黄，神倦，纳少便溏者。

【方解】《傅青主女科》："夫带下俱是湿症。而以'带'名者，因带脉不能约束，而有此病。"《女科经纶》缪仲淳语："白带多是脾虚……故健脾补气要法也。"方中黄芪、党参健脾补气；白术、山药健脾束带；云茯苓、生熟薏苡仁健脾助运、利水渗湿；芡实健脾祛湿、固涩止带；萆薢、车前子利水渗湿以止带；煅牡蛎、海螵蛸、鸡冠花固涩止带。诸药配合，共奏健脾升阳、除湿止带之功。

【用法用量】水煎服，每日1剂。

【来源】《上海历代名医方技集成》。

四、健脾止带方（许润三）

【药物组成】白术50g，泽泻10g，女贞子20g，乌贼骨25g。

【主治功效】脾气虚弱（体虚）引起的白带症。症见带下色白或淡黄、质黏稠、无臭气、绵绵不断，面色萎黄，四肢不温，精神疲倦，纳少便溏或两足跗肿，舌淡苔腻，脉缓弱。功效健脾利湿，养阴止带。

【方解】本方所治为脾虚之带病，故方中重用白术以健脾祛湿，复用泽泻以利湿扶脾，辅以女贞子养阴滋肾，乌贼骨固涩止带。诸药合用，共奏健脾利湿，养阴止带之功。

【用法用量】水煎服，每日1剂，早晚各服1次。

【加减】若带下量多，清稀如水者，可加鹿角霜10g；兼浮肿者，加益母草30g；兼食欲不振者，加陈皮10g；兼血虚者，可加当归10g，白芍10g。

按：古人认为带下病成因不离水湿，而湿又由脾虚而生。后世各家大多遵此立法施治。湿多兼寒兼热，而本方施治重点在脾虚之带病，并不兼寒兼热，故只适用于身体虚弱所引起的白带症，至于生殖器炎症或肿瘤引起的白带多，则不宜用之。

【典型案例】张某，女，43岁。苦于白带朝夕不止，已10余日，且面色㿠白，身体倦怠，头晕腰痛，小便清长，诊其脉沉缓，舌苔薄白。此乃脾肾阳虚，气血下陷也。法宜温肾健脾，升阳固脱。处方：白术50g，党参20g，泽泻10g，柴胡6g，升麻3g，乌贼骨20g，川断10g，鹿角霜10g，龙骨15g，牡蛎15g，服6剂后，带下基本已止，诸症悉减。再续服10剂，巩固疗效。后随访未见复发。

【来源】《名医名方》。

五、黄土汤

黄土汤，中医方剂名，为理血剂，具有温阳健脾、养血止血之功效。主治脾阳不足、脾不统血证。症见：大便下血，先便后血，以及吐血、衄血、妇人崩漏，血色暗淡，四肢不温，面色萎黄，舌淡苔白，脉沉细无力。临床常用于治疗消化道出血及功能性子宫出血等属脾阳不足者。

方剂1

【处方】甘草、干地黄、白术、附子（炮）、阿胶、黄芩各9g，灶中黄土25g。

【主治功效】温阳健脾，养血止血。治脾虚阳衰，大便下血及吐血、衄血、妇人血崩，血色黯淡，四肢不温，面色萎黄，舌淡苔白，脉沉细无力。

【用法用量】上七味，用水16L，煮取3L，分2次温服。

【备注】方中灶心黄土温中止血为君；白术、附子（炮）温脾阳而补中气，助君药以复统摄之权为臣；出血量多，阴血亏耗，而辛温之术、附又易耗血动血，故用干地黄，阿胶滋阴养血，黄芩清热止血为佐；甘草调药和中为使。诸药配合，寒热并用，标本兼治，刚柔相济，温阳而不伤阴，滋阴而不碍阳。

【来源】《金匮要略》卷中。

方剂2

【处方】净黄土60g，广藿香6g，生木香2.4g，宣木瓜6g，陈橘皮3g，紫厚朴2.4g，白扁豆9g，活水芦根60g。

【主治功效】霍乱吐泻，转筋霍乱。

【用法用量】长流水煎。

夏月，加香薷3g；三秋，加蓼花根30g；虚，加冬白术4.5g（土炒）；实，加鸡心槟榔3g；寒，加理中丸15g；热，加四苓散15g；干霍乱15g，本方2剂加炒盐30g，童便一小碗多服，以手指按舌根探吐，得吐即泻，吐泻后去炒盐、童便，照常煎服。

【注意】忌稠黏粥食。

【各家论述】用净黄土为主，加广藿香、生木香之芳香以解秽浊，宣木瓜和胃舒筋以杜转筋，陈橘皮调畅气机，紫厚朴、白扁豆消暑去湿，活水芦根致胃清和。犹是地浆之意，而胜于墙阴之不洁远矣。

【来源】《医略十三篇》卷十一。

方剂3

【处方】伏龙肝半升，甘草90g，白术90g，阿胶90g，干姜90g，黄芩90g。

【主治功效】卒吐血及衄血。

【用法用量】上（咬）咀。以水10L，煮取3L，去滓下胶，分3次服。

【来源】《千金》卷十二。

方剂4

【处方】伏龙肝（即灶心黄土）。

【制法】上为细末。

【主治功效】赤疹瘙痒，烦躁昏闷。

【用法用量】每服6g，生姜蜜汤调下。

【来源】《普济方》卷一〇八引《旅舍方》。

方剂5

【处方】当归90g，甘草90g（炙），芍药90g，黄芩90g，芎劳90g，桂心30g，干地黄480g，釜月下焦黄土（如鸡子大）1枚（碎，绵裹），青竹皮150g。

【制法】上切。

【主治功效】去五脏热结。主鼻衄或吐血。

【用法用量】以水13L，煮竹皮，减3L，去滓，纳诸药，煮取3L，分4次服。

【注意】忌海藻、菘菜、生葱。

【来源】《外台》卷三引《深师方》。

方剂6

【处方】黄土适量。

【主治功效】小儿急惊，慢惊。

【用法用量】煎汤，饮之。

【临床应用】《钱仲阳传》：元丰中，皇子仪国公病瘛疭，国医未能治。长公主朝，因言钱乙起草野，有异能。立召入，进黄土汤而愈。神宗皇帝召见褒谕，且问黄土汤所以愈疾状，乙对曰：以土制水，木得其平，则风自止；且请医所治垂愈，小臣适当其愈。天子悦其对，擢大医丞，赐紫衣金鱼。

【来源】《增补内经拾遗》卷四引钱仲阳方。

方剂7

【别名】伏龙肝汤、伏龙肝散、黄土散。

【处方】甘草90g，干地黄90g，白术90g，附子90g（炮），阿胶90g，黄芩90g，灶中黄土240g。

【主治功效】温阳健脾，养血止血。主脾虚阳衰，大便下血，或吐血，衄血，妇人崩漏，血色黯淡，四肢不温，面色萎黄，舌淡苦白，脉沉细无力者。

【用法用量】上㕮咀。以水9L，煮取3L，去滓，下胶煮消，下发灰，分3

次服。

【来源】伏龙肝汤（《三因》卷九）、伏龙肝散（《脉因症治》卷上）、黄土散（《何氏济生论》卷二）。

【各家论述】

1.《金匮玉函经二注》：欲崇土以求类，莫如黄土，黄者，土之正色，更以火烧之，火乃土之母，其得母燥而不湿，血就温化，则所积者消，所溢者止；阿胶益血，以牛是土畜，亦是取物类；地黄补血，取其象类；甘草、白术养血补胃和平，取其味类；甘草缓附子之热，使不潜上。是方之药，不唯治远血而已，亦可治久吐血，胃虚脉迟细者，增减用之。盖胃之阳不化者，非附子之善走，不能通诸经脉，散血积也；脾之阴不理者，非黄芩之苦，不能坚其阴以固其血之走也；黄芩又制黄土、附子之热，不令其过，故以二药为使。

2.《金匮要略论注》：以附子温肾之阳，又恐过燥，阿胶、地黄壮阴为佐；白术健脾土之气，土得水气则生物，故以黄芩、甘草清热；而以经火之黄土与脾为类者引之入脾，使脾得暖气，如冬时地中之阳气而为发生之本。

3.《金匮要略心典》：黄土温燥入脾，合白术、附子以复健行之气；阿胶、生地黄、甘草以益脱竭之阴，又虑辛温之品，转为血病之厉，故又以黄芩之苦寒，防其太过，所谓有制之师也。

4.《血证论》：方用灶土、草、术健补脾土，以为摄血之本；气陷则阳陷，故用附子以振其阳；血伤则阴虚火动，故用黄芩以清火；而阿胶、熟地又滋其既虚之血。合计此方，乃滋补气血，而兼用清之品以和之，为下血崩中之总方。

【现代应用】常用于治疗消化道出血及功能性子宫出血等属脾阳不足者。

【方歌】黄土汤用芩地黄，术附阿胶甘草尝；温阳健脾能摄血，便血崩漏服之康。

六、易黄汤

【药物组成】炒山药30g，炒芡实30g，盐水炒黄柏6g，酒炒车前子3g，白果十枚（12g）。

【主治功效】肾虚湿热带下。带下黏稠量多，色黄如浓茶汁，其气腥秽，舌红，苔黄腻者。固肾止带，清热祛湿。

【方解】肾与任脉相通，肾虚有热，损及任脉，气不化津，津液反化为湿，循经下注于前阴，故带下色黄、黏稠量多，其气腥秽。治宜固肾清热，祛湿止带。方中重用炒山药、炒芡实补脾益肾，固涩止带。《本草求真》谓"山药之补，本有过于芡实，而芡实之涩，更有甚于山药"，故共为君药。傅青主认为，此二药"专补任脉之虚，又能利水"。白果收涩止带，兼除湿热，傅青主谓其能引药"入任脉之中"，使止带之功"更为便捷"，故为臣药。肾与任脉相通，用黄柏清肾中之火，以解任脉之热；再以车前子清热利湿，二药合用则热邪得清，湿有去路，共为佐药。诸药合用，重在补涩，辅以清利，使肾虚得复，热清湿祛，则带下自愈。

【用法用量】水煎服。

按：完带汤主要针对带下清稀色白而设，易黄汤则用于黄带。本方主治湿热带下，以带下色黄、气味腥秽、舌苔黄腻为主要依据。若湿甚者，加土茯苓、薏苡仁以祛湿；带下不止者，再加鸡冠花、墓头回以止带；湿热化毒者，加蒲公英、败酱草以清热解毒。总之，临证时应谨察病机，灵活化裁。

【现代应用】常用于治疗宫颈炎、阴道炎等属脾虚湿郁，湿热下注者。

【来源】《傅青主女科》。

【方歌】易黄汤中芡山药，黄柏白果车前子，湿热带下夹气虚，补气清热与利湿。

七、清带汤

【药物组成】生山药30g、生龙骨18g捣细，生牡蛎18g捣细，海螵蛸12g，去净甲，捣细；茜草9g。

【主治功效】主治脾虚带下证，妇女赤白带下，清稀量多，腰酸体乏，舌淡苔白，脉细缓而沉。功效健脾止带。

【方解】方用龙骨、牡蛎以固脱，茜草、海螵蛸以化滞，更用生山药以滋真阴固元气。至临证时，遇有因寒者，加温热之药；因热者，加寒凉之药，此方中意也。单赤带，加白芍、苦参各6g；单白带，加鹿角霜、白术各9g。

【用法用量】水煎，1日2次，温服。

【现代研究】研究表明清带汤水提物能降低感染和非感染性发热大鼠体

温，显著抑制乙酸、热板等所致的小鼠扭体次数并提高痛阈值。清带汤水提物有一定的解热和镇痛作用。现代临床主要用于治疗带下病、慢性盆腔炎、慢性前列腺炎等病症。

【来源】《医学衷中参西录》。

【方歌】清带汤中海螵蛸，龙牡山药加茜草，带下清稀色赤白，益脾固肾自然好。

八、固冲汤

【药物组成】白术（炒）30g，生黄芪18g，龙骨（煅，捣细）、牡蛎（煅，捣细）、山萸肉（去净核）各24g，生杭芍、海螵蛸（捣细）各12g，茜草9g，棕边炭6g，五倍子（轧细）1.5g。

【主治功效】固冲摄血，益气健脾。治疗脾肾亏虚，冲脉不固证。猝然血崩或月经过多，或漏下不止，色淡质稀，头晕肢冷，心悸气短，神疲乏力，腰膝酸软，舌淡，脉微弱。

【方解】本方为治肾虚不固，脾虚不摄，冲脉滑脱所致崩漏而设。脾为后天之本，脾气健旺，气血生化有源，则冲脉盛，血海盈；肾为先天之本，肾气健固，封藏有司，则月事能按期而来，适度而止。若脾虚而不摄，肾虚而不固，以致冲脉滑脱，则血下如崩，或漏下难止。气血既虚，故见头晕肢冷、心悸气短、神疲腰酸诸症。舌淡脉弱，亦为气血不足之象。张锡纯说："然当其血大下之后，血脱而气亦随之下脱……此证诚至危急之病也"（《医学衷中参西录》上册），当急治其标，固冲摄血为主，辅以健脾益气。山萸肉甘酸而温，既能补益肝肾，又能收敛固涩，故重用以为君药。龙骨味甘涩，牡蛎咸涩收敛，合用以"收敛元气，固涩滑脱，治女子崩带"（《医学衷中参西录》中册），龙、牡煅用，收涩之力更强，共助君药固涩滑脱，均为臣药。张锡纯每以此三药同用，成为收敛止血，或为救元气欲脱的常用配伍组合；脾主统血，气随血脱，又当益气摄血，白术补气健脾，以助健运统摄；生黄芪既善补气，又善升举，尤善治流产崩漏，二药合用，令脾气旺而统摄有权，亦为臣药。生杭芍味酸收敛，功能补益肝肾，养血敛阴；棕边炭、五倍子味涩收敛，善收敛止血；海螵蛸、茜草固摄下焦，既能止血，又能化瘀，使血止而无留瘀之弊，以上共为佐药。诸药合用，共奏固冲摄血，益气健脾之功。本方的配伍特点有二：一是用众多敛涩药固涩滑脱为主，配伍补气药以助固摄为辅，意在急则治标；二是用大量收涩止血药配伍小量化瘀止血之品，使血止而不留瘀。因本方有固冲摄血作用，故名"固冲汤"。

【用法用量】上药煎汤，用五倍子末15g和服。

【现代应用】现代临床常用于治疗功能性子宫出血、产后出血过多等属脾气虚弱，冲任不固者。

【来源】《医学衷中参西录》上册。

【方歌】固冲汤中用术芪，龙牡芍黄茜草施，倍子海蛸棕榈炭，崩中漏下总能医。

九、逍遥散

【药物组成】甘草（炙微赤）15g、当归（去苗，锉，微炒）、茯苓（去皮，白者）、芍药（白）、白术、柴胡（去苗）各30g、薄荷少许、烧生姜1块

【主治功效】疏肝养血，健脾和中。治肝郁血虚，五心烦热，或往来寒热，肢体疼痛，头目昏重，心悸颊赤，口燥咽干，胸闷胁痛，减食嗜卧，月经不调，乳房作胀，脉弦而虚者。

【方解】逍遥散为肝郁血虚，脾失健运之证而设。肝为藏血之脏，性喜条达而主疏泄，体阴用阳。若七情郁结，肝失条达，或阴血暗耗，或生化之源不足，肝体失养，皆可使肝气横逆，胁痛，寒热，头痛，目眩等证随之而起。"神者，水谷之精气也"（《灵枢·平人绝谷》）。神疲食少是脾虚运化无力之故。脾虚气弱则统血无权，肝郁血虚则疏泄不利，所以月经不调，乳房胀痛。此时疏肝解郁，固然是当务之急，而养血柔肝，亦是不可偏废之法。本方既有柴胡疏肝解郁，使肝气得以条达，为君药；亦有当归甘辛苦温，养血和血；芍药（白）酸苦微寒，养血敛阴，柔肝缓急，为臣药。白术、茯苓健脾去湿，使运化有权，气血有源，炙甘草益气补中，缓肝之急，为佐药。用法中加入薄荷少许，疏散郁遏之气，透达肝经郁热；烧生姜温胃和中，为使药。

【用法用量】每服6g，用水300ml，加烧生姜1块切破，薄荷少许，同煎至200ml，去滓热服，不拘时候。

【现代应用】现代主要用于治疗慢性肝炎、肝硬化、更年期综合征、经前期紧张症、盆腔炎等证属肝郁血虚脾弱者。

【来源】《太平惠民和剂局方》卷九。

【方歌】逍遥散用当归芍,柴苓术草加姜薄,疏肝健脾和营血,肝郁血虚效验方。

十、四逆散

【药物组成】甘草(炙)、枳实(破,水渍,炙干)、柴胡、芍药各等分。

【主治功效】疏肝和脾,解郁透热。治少阴病,阳郁于里,致患热厥;以及肝失条达,气郁致厥,手足厥冷,或咳,或悸,或小便不利,或腹中痛,或泄痢下重,脉弦细。

【方解】四逆者,乃手足不温也。其证缘于外邪传经入里,气机为之郁遏,不得疏泄,导致阳气内郁,不能达于四末,而见手足不温。此种"四逆"与阳衰阴盛的四肢厥逆有本质区别。正如李中梓云:"此证虽云四逆,必不甚冷,或指头微温,或脉不沉微,乃阴中涵阳之证,唯气不宣通,是为逆冷。"故治宜透邪解郁,调畅气机为法。方中取柴胡入肝胆经,升发阳气,疏肝解郁,透邪外出,为君药。芍药敛阴养血柔肝为臣,与柴胡合用,以补养肝血,条达肝气,可使柴胡升散而无耗伤阴血之弊。佐以枳实理气解郁,泄热破结,与柴胡为伍,一升一降,加强舒畅气机之功,并奏升清降浊之效;与芍药相配,又能理气和血,使气血调和。使以甘草,调和诸药,益脾和中。综合四药,共奏透邪解郁,疏肝理脾之效,使邪去郁解,气血调畅,清阳得升,四逆自愈。原方用白饮(米汤)和服,亦取中气和则阴阳之气自相顺接之意。由于本方有疏肝理脾之功,所以后世常以本方加减治疗肝脾气郁所致胁肋脘腹疼痛诸症。

【用法用量】上四味,捣筛为细末。白饮和服3g,1日3次。

咳者,加五味子、干姜,并主下利;悸者,加桂枝;小便不利者,加茯苓;腹中痛者,加附子;泄利下重者,加薤白。

【现代应用】研究表明,四逆散复方对平滑肌和心血管系统的作用较明显,对巨噬细胞机能有较明显的促进作用,对兔肠管有明显抑制作用和抗痉挛作用,可升高血压,使心肌收缩力加强,心搏加快。认为四逆散对上述平滑肌及心血管系统的作用，与其中所含枳实有关。现代临床常用于治疗慢性肝炎、胆囊炎、胆石症、胆道蛔虫症、肋间神经痛、胃溃疡、胃炎等属肝胆气郁，肝胃不和者。

【来源】《伤寒论》。

【方歌】四逆散里用柴胡，芍药枳实甘草须，此是阳邪成郁逆，敛阴泄热平剂扶。

十一、参苓白术散

【药物组成】莲子肉（去皮）、薏苡仁、缩砂仁、桔梗（炒令深黄色）各500g、白扁豆（姜汁浸，去皮，微炒）750g、白茯苓、人参（去芦）、甘草（炒）、白术、山药各1000g。

【主治功效】健脾益气，和胃渗湿。主脾胃虚弱，食少便溏，四肢乏力，形体消瘦，胸脘痞塞，腹胀肠鸣，面色萎黄，舌苔白腻，脉细缓。

【方解】本方证是由脾虚不运，湿浊内阻所致。脾虚不运，饮食不化；湿浊内阻，气机不畅，清浊不分，故见胸脘痞闷，肠鸣泄泻；脾虚气血生化不足，肢体肌肤失于濡养，故四肢无力、形体消瘦、面色萎黄；舌淡，苔白腻，脉虚缓皆为脾虚湿盛之象。治宜补益脾胃，兼以渗湿止泻。方中人参、白术、白茯苓益气健脾渗湿为君药。配伍山药、莲子肉助君药以健脾益气，兼能止泻；并用白扁豆、薏苡仁助白术、白茯苓以健脾渗湿，均为臣药。更用缩砂仁醒脾和胃，行气化滞，是为佐药。桔梗宣肺利气，通调水道，又能载药上行，培土生金，为佐药；炒甘草健脾和中，调和诸药，为使药。综观全方，补中气，渗湿浊，行气滞，使脾气健运，湿邪得去，则诸症自除。本方是在四君子汤基础上加山药、莲子肉、白扁豆、薏苡仁、缩砂仁、桔梗而成。两方均有益气健脾之功，但四君子汤以补气为主，为治脾胃气虚的基础方；参苓白术散兼有渗湿行气作用，并有保肺之效，是治疗脾虚湿盛证及体现"培土生金"治法的常用方剂。《古今医鉴》所载参苓白术散，较本方多陈皮一味，适用于脾胃气虚兼有湿阻气滞者。

【用法用量】上药共为细末。每服6g，大枣汤调下。小儿量岁数酌减。

【现代应用】现代研究表明，参苓白术散主要有调节胃肠运动，改善代谢和提高免疫等作用。

1.调节胃肠运动：本方煎剂小剂量对肠管有兴奋作用，能解除肾上腺素对肠管的部分抑制；大剂量则抑制肠管的收缩，并能拮抗氯化钡和毛果芸香碱引起的肠管收缩，能增强肠管对水和氯离子的吸收。

2.改善代谢：该方治疗脾气虚之肠病（慢性胃炎、慢性结肠炎、胃或十二指肠溃疡），治疗前，患者尿中肌酐、尿酸、尿素氮均明显低于正常值，治疗后明显升高，并可提高患者的免疫功能和改善血液流变学的指标。

现用于慢性胃肠炎、糖尿病、贫血、小儿消化不良、营养不良性水肿、慢性肝炎，慢性肾炎、蛋白尿久不转阴及其他消耗性疾病，辨证属脾胃气虚挟湿者。亦可用于慢性支气管炎、肺结核等脾虚痰多者。

【来源】《太平惠民和剂局方》卷三。

【方歌】参苓白术扁豆陈，山药甘莲砂薏仁，桔梗上浮兼保肺，枣汤调服益脾神。

十二、痛泻要方

【药物组成】炒白术90g、白芍（炒）60g、陈皮（炒）45g、防风60g。

【主治功效】补脾泻肝。治肝旺脾虚，肠鸣腹痛，大便泄泻，泻必腹痛，舌苔薄白，脉两关不调，弦而缓。

【方解】痛泻之证由土虚木乘，肝脾不和，脾运失常所致。《医方考》说："泻责之脾，痛责之肝，肝责之实，脾责之虚，脾虚肝实，故令痛泻。"其特点是泻必腹痛。治宜补脾抑肝，祛湿止泻。方中炒白术苦甘而温，补脾燥湿以治土虚，为君药。白芍酸寒，柔肝缓急止痛，与炒白术相配，于土中泻木，为臣药。陈皮辛苦而温，理气燥湿，醒脾和胃，为佐药。配伍少量防风，具升散之性，与术、芍相伍，辛能散肝郁，香能舒脾气，且有燥湿以助止泻之功，又为脾经引经之药，故兼具佐使之用。四药相合，可以补脾胜湿而止泻，柔肝理气而止痛，使脾健肝柔，痛泻自止。本方在原书中无方名，现据《医学正传》卷二补。

【用法用量】或煎、或丸、或散皆可用。久泻者，加炒升麻18g。

【现代应用】松弛胃肠平滑肌，抑制胃酸分泌，抗溃疡等作用。临床常用于治疗急性肠炎、慢性结肠炎、肠易激综合征等属于肝旺脾虚者。

【来源】《丹溪心法》卷二。

【方歌】痛泻要方用陈皮，术芍防风共成剂，肠鸣泄泻腹又痛，治在泻肝与实脾。

十三、左金丸

【药物组成】黄连180g、吴茱萸30g 或15g。

【主治功效】清肝泻火，降逆止呕。治肝火犯胃，胁肋及脘腹胀痛，呕吐口苦，吞酸嘈杂，嗳气，口干，舌红苔黄，脉弦数。

【方解】本方证乃肝郁化火犯胃所致。肝经布于胁肋，肝气郁滞则胁肋胀痛；肝火犯胃，胃失和降，故嘈杂吞酸，呕吐；肝火循经上炎，故口苦；舌红苔黄，脉象弦数，乃肝郁而化火之征。证属肝郁化火，横逆犯胃。治宜清泻肝火，降逆止呕。方中重用苦寒之黄连为君药，一则清心火以泻肝火，即所谓"实则泻其子"，肝火得清，自不横逆犯胃；二则清胃热。胃火降则其气自降，如此标本兼顾，对肝火犯胃之呕吐吞酸尤为适宜。吴茱萸辛苦而温，入肝、脾、胃、肾经，辛能入肝散肝郁，苦能降逆助黄连降逆止呕之功，温则佐制黄连之寒，使黄连无凉遏之弊，且能引领黄连入肝经，为佐药。二药辛开苦降，寒热并用，泻火而不凉遏，温通而不助热，使肝火得清，胃气得降，则诸症自愈。

【用法用量】上为末，水丸或蒸饼为丸。白汤下50丸。

【现代应用】现代多用于急慢性胃炎、胃溃疡等证属肝火犯胃者。研究表明，其对大鼠胃黏膜损伤具有明显的保护作用，具有清肝和胃之功。

【来源】《丹溪心法》卷一。

【方歌】左金黄连与吴萸，胁痛吞酸悉能除，再加芍药名戊己，专治泻痢痛在脐。

十四、龙胆泻肝汤

【药物组成】酒炒龙胆草6g、炒黄芩9g、酒炒栀子9g、泽泻12g、木通9g、车前子9g、酒洗当归8g、酒炒生地黄20g、柴胡10g、甘草6g。

【主治功效】泻肝胆实火，清肝经湿热。治肝胆实火引起的胁痛，头痛，目赤口苦，耳聋耳肿，以及肝经湿热下注之阳痿阴汗，小便淋浊，阴肿阴痛，妇女带下。

备注：方中龙胆草善泻肝胆之实火，并能清下焦之湿热为君药，黄芩、栀子、柴胡苦寒泻火，车前子、木通、泽泻清利湿热，使湿热从小便而解，均为臣药；肝为藏血之脏，肝经有热则易伤阴血，故佐以生地、当归养血益阴；甘草调和诸药为使。配合成方，共奏泻肝胆实火、清肝经湿热之功。

【方解】本方治证是由肝胆实火，肝经湿热循经上扰下注所致。上扰则头巅耳目作痛，或听力失聪；旁及两胁则为痛且口苦；下注则循足厥阴肝经所络阴器而为肿痛、阴痒。湿热下注膀胱则为淋痛等症。故方用龙胆草大苦大寒，上泻肝胆实火，下清下焦湿热，为本方泻火除湿两擅其功的君药。黄芩、栀子具有苦寒泻火之功，在本方配伍龙胆草，为臣药。泽泻、木通、车前子清热利湿，使湿热从水道排除。肝主藏血，肝经有热，本易耗伤阴血，加用苦寒燥湿，再耗其阴，故用生地黄、当归滋阴养血，以使标本兼顾。方用柴胡，是为引诸药入肝胆而设，甘草有调和诸药之效。综观全方，是泻中有补，利中有滋，以使火降热清，湿浊分清，循经所发诸证乃克相应而愈。

【用法用量】作水剂煎服，根据病情轻重决定用药剂量。也可制成丸剂，每服6~9g，1日2次，温开水送下。

【来源】《医方集解》引《太平惠民和剂局方》。

【现代应用】研究显示龙胆泻肝汤能增加幼鼠胸腺重量，产生不同类型的T细胞，从而释放巨噬细胞活化因子，并使巨噬细胞吞噬功能显著加强，致使激活的巨噬细胞又可释放淋巴激活因子，刺激淋巴细胞转化后调节抗体产生，这样有利于疾病的治愈。现用于高血压病、急性结膜炎、急性中耳炎、鼻前庭及外耳道疖肿属于肝胆实火者。亦用于甲状腺功能亢进、急性胆囊炎、尿路感染、急性前列腺炎、外生殖器炎症、急性盆腔炎、带状疱疹等属于肝胆湿热者。

【方歌】龙胆泻肝栀芩柴，生地车前泽泻揩，木通甘草当归合，胆经湿热力能排。

第二章 临床药学基础

第一节 药证与方证

一、药证

"完带汤"是治疗白带增多的著名方剂，由清代医家傅山（字青主）所创制，载于其所著《傅青主女科》一书。白带是女性阴道排出的一种黏稠的液体。中医认为正常的白带是女子在肾气旺盛，性机能成熟的条件下，阴液通过"任脉"下注于胞宫而形成，能使阴道保持"津津常润"的状态，属于生理现象。如果带下量明显增多，或色、质、气味发生异常，则属于病态，称之为带下病。

另外在《辨证录》《辨证奇闻》两书中，所载方均有半夏一钱，可供参酌应用。方中突出白术、山药两味之甘以补脾，一温一平，相互协同以健脾土；苍术温阳升散，燥湿和胃；再以人参补益中气，甘草和中，陈皮醒脾理气，得此则湿邪有制，中州之气陷自举；稍佐舒肝之品以解肝郁，故方中仅用柴胡六分，黑芥穗五分，以取两味气味清芬舒肝达郁，升提肝木之气；肝为刚脏，不宜升散太过，故以白芍之酸以养血柔肝；为使邪有出路，故用车前子以分消水气。观其全方，重"湿"字，其补、散、升、消，都是为湿邪开路，所谓健脾和胃，舒肝达木，无非是使风木不闭，地气升腾，而使湿气自消。方中药虽十味，但各药用量轻重悬殊，主次分明，佐使有制。究其根源，完带汤实系平胃散合参苓白术散化裁而来。

综观全方：取平胃散的燥湿运脾，去厚朴者，一则避其燥烈，二则本证无腹胀；取参苓白术散的健脾祛湿，方中以车前子易茯苓，为增其渗湿利水之功；陈皮易砂仁以加强其健脾祛湿之力；因彼在止泻，此重在祛湿，故减去止泻的扁豆、莲子、薏苡仁；桔梗载药上行，今带下病在下焦，故弃而不用；增白芍之平肝，使肝不侮土，土健则湿除。此方药极平淡而配伍严谨，紧扣白带脾虚湿盛之病机，故屡用屡验。

二、方证

现代医学用该方剂治疗阴道炎及宫颈糜烂，中医学用之治疗"脾虚肝郁，湿浊带下"。从现代医学对方剂中各味中药药理分析看，该方剂具有广谱抗病原微生物作用，抗炎、抗氧化、免疫促进和调节作用，对宫颈糜烂、阴道炎具有一定治疗作用。该方剂"补脾疏肝，化湿止带"，现代医学分析发现其有强大的保肝、抗肝硬化、抗胃溃疡和调节修复胃肠功能的作用，同时具有强心、改善心功能、改善循环及血液流变学功能作用，对神经、内分泌功能也有强大的调节作用，尤其是该方剂中5味中药均作用于下丘脑—垂体—肾上腺皮质轴，使其兴奋，且促进糖皮质激素的分泌，因而更加强了其抗炎作用。该方剂除对阴道炎、宫颈糜烂有治疗作用外，对于肝胆、胃肠道疾病，以及某些心血管疾病也可以试用。

第二节　现代药理研究

一、白术

【史载】陶弘景曰：术乃有两种，白术叶大有毛而作桠，根甜而少膏，可作丸散用；赤术叶细无桠，根小苦而多膏，可作煎用。东境术大而无气烈，不任用。《清异录》：潜山产善术，以其盘结丑怪，有兽之形，因号为狮子术。《本草图经》：术，今处处有之，以嵩山、茅山者为佳。春生苗青色无桠。一名山蓟，以其叶似蓟也，茎作蒿干状，青赤色，长三、二尺以来，夏开花紫碧色，亦似刺蓟，花或有黄白花者；入伏后结子。

【产地】现全国各地多有栽培，以浙江栽培的产量最多。

【别名】山蓟、杨抱蓟（《尔雅》），术（《本经》），山芥、天蓟（《吴普本草》），山姜（《广雅》），乞力伽（《南方草木状》），山精（《神药经》），山连（《别录》），冬白术（《得配本草》）。

【来源】为菊科植物白术的根茎。霜降至立冬采挖，除去茎叶和泥土，烘干或晒干，再除去须根即可。烘干者称"烘术"；晒干者称"生晒术"，亦称"冬术"。

【植物形态】多年生草本，高30~80cm。根茎粗大，略呈拳状。茎直立，上部分枝，基部木质化，具不明显纵槽。单叶互生；茎下部叶有长柄，叶片3深裂，偶为5深裂，中间裂片较大，椭圆形或卵状彼针形，两侧裂片较小，通常为卵状披针形，基部不对称；茎上部叶的叶柄较短，叶片不分裂，椭圆形至卵状披针形，长4~10cm，宽1.5~4cm，先端渐尖，基部渐狭下延成柄状，叶缘均有刺状齿，上面绿色，下面淡绿色，叶脉凸起显著。头状花序顶生，直径2~4cm；总苞钟状，总苞片7~8列，膜质，覆瓦状排列；基部叶状苞1轮，羽状深裂，包围总苞；花多数着生于平坦的花托上；花冠管状，下部细，淡黄色，上部梢膨大，紫色，先端5裂，裂片披针形，外展或反卷；雄蕊5，花药线形，花丝离生；雌蕊1，子房下位，密被淡褐色绒毛，花柱细长，柱头头状，顶端中央有1浅裂缝。瘦果长圆状椭圆形，微扁，长约8mm，径约2.5mm，被黄白色绒毛，顶端有冠毛残留的圆形痕迹。花期9~10月，果期10~11月。

【生境分布】原生于山区丘陵地带，野生种在原产地几已绝迹。现广为栽培，安徽、江苏、浙江、福建、江西、湖南、湖北、四川、贵州等地均有，而以浙江栽培的数量最多。主产浙江、安徽。此外，湖南、湖北、江西、福建等地亦产。以浙江嵊县、新昌地区产量最大；于潜所产品质最佳，特称为"于术"。

【性状】干燥的根茎，呈拳状团块，有不规则的瘤状突起，长5~8cm，直径2~5cm。表面灰黄色至棕黄色，有浅而细的纵皱纹。下部两侧膨大似如意头，俗称"云头"。向上则渐细，或留有一段地上茎，俗称"白术腿"。在瘤状突起的顶端，常有茎基残迹或芽痕，须根痕也较明显。质坚硬，不易折断，断面不平坦。烘术的断面淡黄白色，角质，中央时有裂隙。生晒术的断面皮部类白色，本质部淡黄色至黄色，有油点。气香，味甜微辛，略带黏液性。

以个大、表面灰黄色、断面黄白色、有云头、质坚实、无空心者为佳。野于术是产于浙江于潜、吕化、天目山一带的野生白术，一名为"天生术"，该种商品早已绝迹。现售之于术，系将新昌的白术种子，播种在于潜山区的栽培品，折断面黄白色，有黄色放射状纹理。气清香，甜味强而辣味少。一般认为于潜白术的品质较新昌白术为佳。

【药材性状】根茎规则的肥厚团块，长3~13cm，直径1.5~7cm。表面灰黄构或灰棕色，有瘤状突起及断续的纵皱和沟纹，并有须根痕，顶端有殖留茎基和芽痕。质坚硬，不易折断；断面不平坦，黄白色至淡棕色，有棕黄色的点状油室散在，烘干者断面角质样，色较深或有裂隙。气清香，味甘、微辛，嚼之略带黏性。

【化学成分】根茎含挥发油，内有 α– 及 β– 葎草烯（humu-lene），β– 榄香醇（β-elemol），α– 姜黄烯（α-curcumene），苍术酮（α-tractlone），3β– 乙酰氧基苍术酮（3β-acetoxyatractylone），芹子二烯酮[selina-4（14），7（11）-diene-8-one]，桉叶醇（eudesmol），棕榈酸（palmiticacid），茅术醇（hinesol），β– 芹子烯（β-selinene）等。还含倍半萜内酯化合物：苍术内酯（atractylenolide）- Ⅰ、-Ⅱ、-Ⅲ 及8β-乙氧基苍术内酯 -Ⅱ（8β-ethoxyatractylenolide-Ⅱ）。又含多炔类化合物：14-乙酰基 -12- 千里光酰基 -8- 顺式折术三醇（14-acetyl-12-senecioyl-2E，8Z，10E-atracetylentriol），14-乙酰基各里光酰基 -8- 反式白术三醇（14-acetyl-12-senecioyl-2E，8E，10E-atractylentriol），12- 千里光光酰基 -8- 顺式白术三醇（12-senecioyl-2E，8Z，10E-atracetylentriol），12- 千里光酰基 -8- 反式白术三醇（12-senecioyl-2E，8E，10E-atractylentriol），12α– 甲基丁酰基 -14- 乙酰基 -8- 顺式白术三醇（12α-methylbutyryl-14-acetyl-2E，8Z，10E-atractylentriol），12α– 甲基丁酰基 -14- 乙酰基 -8- 反式白术三醇（12α-methylbutyryl-14-acetyl-2E，8E，10E-atractylentriol），14α– 甲基丁酰基 -8- 顺式白术三醇（14α-methylbutyryl-2E，8Z，10E-atractylentriol），14α– 甲基丁酰基 -8- 反式白术三醇（14α-methylbutyryl-2E，8E，10E-atractylentriol）。另含东莨菪素（scopoletin），果糖（fructose），菊糖（inulin），具免疫活性

的甘露聚糖AM-3，以及天冬氨酸（asparticacid），丝氨酸（serine），谷氨酸（glutamicacid），丙氨酸（alanine），甘氨酸（glycine），缬氨酸（valine），异亮氨酸（isoleucine），亮氨酸（leucine），酪氨酸（tyro-sine），苯丙氨酸（phenylalanine），赖氨酸（lysine），组氨酸（histidine），精氨酸（arginine），脯氨酸（proline）等氨基酸。

【显微鉴别】根茎横切面：木栓层为1~5列木栓细胞，其间夹有1~2列断续的石细胞带。皮层、韧皮部及射线中散有油室，长径180~370μm，短径135~200μm。表成层环明显。木质部外侧的导管1~3列径向排列，基旁无木纤维束，内侧的导管周围有较发达的木纤维束。薄壁细胞中含草酸钙会晶和菊糖。

【理化鉴别】

1. 取本品粉末1g，加乙醚5ml，振摇浸出15min，滤过。取滤液2ml，置蒸发皿中，待乙醚挥散后，加含5%对二甲氨基苯甲醛的10%硫酸溶液1ml，则显玫瑰红色；再于100℃烘5min即变成紫色。

2. 薄层色谱按苍术顶下的方法进行薄层色谱，喷显色剂后苍术酮即显红色，烘后变紫色。

【品质标志】

1. 本品总灰分子得过5.0%。

2. 色度取本品最粗粉，精密称取2g，置100ml玻璃烧瓶中，加55%乙醇50ml，用稀盐酸调节pH值至2~3，连续振摇1h，用4000r/min的离心机，离心15min，吸取上清液10ml，置比色管中，与此同时量的对照液（取比以用三氯化铁液5ml，加比色用氯化钴液3ml与比色用硫酸铜液0.6ml，用水稀释至10ml制成），同置白纸上，自上面透视，显色不得较深。

【炮制】

土白术：取白术片，用伏龙肝细粉炒至表面挂有土色，筛去多余的土。每100kg白术片，用伏龙肝细粉20kg。

炒白术：将蜜炙麸皮撒入热锅内，待冒烟时加入白术片，炒至焦黄色、逸出焦香气，取出，筛去蜜炙麸皮。每100kg白术片，用蜜炙麸皮10kg。

1.《本草蒙筌》："白术咀后，人乳汁润之，制其性也，润过陈壁土和炒。"

2.《本草备要》："白术，用糯米泔浸，陈壁土炒，或蜜水炒，人乳拌炒。"

【性味】苦甘，温。

1.《本经》："味苦，温。"

2.《别录》："甘，无毒。"

3.《药性论》："味甘辛，无毒。"

【归经】入脾、胃经。

1.《汤液本草》："入手太阳、少阴，足阳明、太阴，少阴、厥阴经。"

2.《本草蒙筌》："入心、脾、胃、三焦四经。"

【主治功效】补脾，益胃，燥湿，和中，安胎。治脾胃气弱，不思饮食，倦怠少气，虚胀，泄泻，痰饮，水肿，黄疸，湿痹，小便不利，头晕，自汗，胎气不安。

1.《本经》："主风寒湿痹死肌，痉疸，止汗，除热，消食。"

2.《别录》："主大风在身面，风眩头痛，目泪出，消痰水，逐皮间风水结肿，除心下急满，及霍乱吐下不止，利腰脐间血，益津液，暖胃，消谷嗜食。"

3.《药性论》："主大风顽痹，多年气痢，心腹胀痛，破消宿食，开胃，去痰涎，除寒热，止下泄，主面光悦，驻颜去䵟，治水肿胀满，止呕逆，腹内冷痛，吐泻不住，及胃气虚冷痢。"

4.《唐本草》："利小便。"

5.《日华子本草》："治一切风疾，五劳七伤，冷气腹胀，补腰膝，消痰，治水气，利小便，止反胃呕逆，及筋骨弱软，痃癖气块，妇人冷癥瘕，温疾，山岚瘴气，除烦长肌。"

6.《医学启源》："除湿益燥，和中益气，温中，去脾胃中湿，除胃热，强脾胃，进饮食，和胃，生津液，主肌热，四肢困倦，目不欲开，怠惰嗜卧，不思饮食，止渴，安胎。"

7. 李杲："去诸经中湿而理脾胃。"

8. 王好古："理中益脾，补肝风虚，主舌本强，食则呕，胃脘痛，身体重，心下急痛，心下水痞，冲脉为病，逆气里急，脐腹痛。"

9.《本草衍义补遗》："有汗则止，无汗则发，能消虚痰。"

【用法用量】内服：煎汤，4.5~9g；熬膏或入丸、散。

【注意事项】注意阴虚燥渴，气滞胀闷者忌服。

1.《本草经集注》："防风、地榆为之使。"

2.《药品化义》："凡郁结气滞，胀闷积聚，吼喘壅塞，胃痛由火，痈疽多脓，黑瘦人气实作胀，皆宜忌用。"

【药理作用】

1. 利尿作用：具有明显而持久的利尿作用，对各种动物如大鼠、兔、犬都有作用。对不麻醉犬静脉注射煎剂0.05~0.25g/kg，尿量增加可在9倍以上，并在用药5h后仍高于正常；灌胃给药1~3g/kg，尿量较用药前可增加2~6倍，而且多数于用药6~7h后仍多于正常，白术煎剂和流浸膏1.0g/kg给大鼠静脉注射，兔1.0g/kg灌胃或腹腔注射，均能产生明显而持久的利尿作用。白术不仅增加水的排泄，也促进电解质特别是钠的排出，并且钠的排泄还胜于水的排泄。但其不影响垂体后叶激素的抗利尿作用，因此白术增加水的排泄可能主要不是影响水的主动性重吸收，而是续发于电解质重吸收的减少，既有汞撒利样排泄氯、钠的作用；又有增高尿中二氧化碳容量、pH值以及增加钾排泄，减少铵排泄的醋唑磺胺样的特点。对人的利尿作用有少数试验，不能最后肯定。

2. 降血糖作用：家兔灌胃煎剂或浸膏，血糖稍有降低。大鼠灌胃煎剂有加速体内葡萄糖的同化因而降低血糖。小鼠内服煎剂有保护肝脏，防止四氯化碳引起的肝糖原减少作用。

3. 强壮作用：白术煎剂灌胃1mol或6g/kg，能促进小鼠体重增加和增强游泳耐力，白术能增强网状内皮系统的吞噬功能，对小鼠网状内皮系统呈活化作用，促进小鼠腹腔巨噬细胞的吞噬功能，使巨噬细胞的吞噬百分率，吞噬指数及其溶酶体消化平均较对照组显著增加。在白细胞减少症时，白术有升白细胞的作用。白术还能提高淋巴细胞转化率和自然玫瑰花形成率，促进细胞免疫功能，且IgG抗体（immunoglobulin G）明显增高。说明白术有健脾胃、壮身体和提高抗病能力的作用。

4. 抗凝血作用：白术对血小板聚集有明显的抑制作用，白术煎剂0.5g/kg灌胃1~4周，能显著延长大鼠凝血酶原的时间。其作用较双香豆素弱，但较

Butadion 为强。根的作用比茎强。健康人服用5% 根煎剂，每次1汤匙，每天3次，4天后凝血酶原时间及凝血时间均显著延长，停药后10天上述指标恢复到给药前的水平，酒精浸出液也有效果，但维持时间较短。

5. 对心血管系统的作用：白术有血管扩张作用。对心脏呈抑制作用，剂量过大时可致停搏，麻醉犬静脉注射煎剂0.1g/kg，血压轻度下降，0.25g/kg 时，血压急剧下降，3~4h 内未见恢复。

6. 抗肿瘤作用：体外试验表明，白术挥发油中之中性油对食管癌细胞有明显抑制作用。10μg/ml 时，于24h 内可使癌细胞全部脱落；5μg/ml 时，可使大部分癌细胞脱落，残存的小片细胞或散在细胞呈核固缩，核仁模糊不清，泡质多空泡。白术挥发油50~100mg/kg 腹腔注射对艾氏腹水癌有显著抑制作用。全身给药时，对实质性实体癌的疗效则报道不一致。对358种植物药、中药单方和复方进行筛选时，白术挥发油对小鼠肉瘤 –180的抑制作用最强（抑制率为31%~49%）。另有报道对 S–180，S–37，U–14和 W–256，以及白血病模型（L615）均无明显作用。最近报道，白术对 Metha 肿瘤的中如活性比对照组明显增加，并显著增强 Metha 肿瘤的迟发性超敏反应，还促进植物血细胞凝集素 –P 和脂多糖诱导的幼若化反应。

7. 对胃肠平滑肌的作用：过去报道，白术对胃肠道功能（如胃酸的胃液分泌，推进性肠蠕动等）无影响，亦无抗溃疡、抗炎和镇痛作用，不影响正常体温，对中枢神经系统无明显抑制作用，后者被认为可以作为与苍术相区别的依据。最近报道，白术对家兔离体小肠自发活动的影响多不相同，白术能增强兔离体小肠自发性收缩活动，使其收缩幅度加大，白术油抑制肠管的自发运动，或白术对家兔离体小肠的自发运动影响不明显。白术对乙酰胆碱、二氯化钡所致的家兔离体小肠强直性收缩有明显的拮抗作用，对加入肾上腺素所致的离体家兔小肠活动的抑制，白术可以拮抗此作用。但亦有报道没有明显的拮抗作用。白术煎剂每天10g（生药）/kg 连续给小鼠灌胃能明显促进小肠蛋白质的合成。白术提取物50mg 和200mg/kg 灌胃给药，对动物水浸束缚应激性溃疡，有显著抑制效果。

8. 抗菌作用：水浸液在试管内对絮状表皮癣菌、星形奴卡氏菌有抑制作用。煎剂对脑膜炎球菌亦有抑制作用。最近报道，白术煎剂和四君子汤对伤寒杆菌、甲型副伤寒杆菌、福氏痢疾杆菌、大肠杆菌、绿脓杆菌等均有不同程度的抑菌作用，而无杀菌作用。

9. 促进造血功能：白术煎剂1g/kg，0.2ml/只皮下注射能促进小鼠骨髓红系造血祖细胞（CFU-E）的生长。对于用化学疗法或放射疗法引起的白血球下降，有使其升高的作用。

10. 促进蛋白质合成：白术煎剂10g/kg灌胃，连续7天，明显促进小鼠小肠蛋白质的合成。

11. 其他作用：白术对呼吸有短暂的兴奋作用，另外白术对家兔、豚鼠、大鼠和小鼠的子宫平滑肌有明显抑制作用，白术煎剂对小鼠因四氧化碳引起的肝损伤有保护作用。白术乙酸乙酯提取物，大白鼠十二指肠给药，可明显增加胆汁分泌。少量挥发油有镇静作用。

【毒性】

1. 小鼠腹腔注射煎剂半数致死量为13.3 ± 0.7g/kg。麻醉后静脉注射煎剂0.25g/kg，多数血压急剧下降，平均降低至原水平的52.8%，3~4h内未见恢复。

2. 大鼠每日灌服煎剂0.5g/kg，共2月，未见任何明显的毒性反应。但在用药14天后，有中等度白细胞减少，主要是淋巴细胞减少；服药2月，有轻度贫血，脑、心肌及肝组织无任何变化。某些动物个别肾小管上皮细胞有轻度颗粒变性，肾小球则无任何改变。

二、山药

【史载】山药原名薯蓣，唐代宗名李豫，因避讳改为薯药；北宋时因避宋英宗赵曙讳而更名山药。河南怀庆府（今博爱，武陟，温县）所产最佳，谓之"怀山药"。"怀山药"曾在1914年巴拿马万国博览会上展出，遂蜚声中外，历年来向英、美等十多个国家和地区出口。《本草纲目》载山药有补中益气，强筋健脾等滋补功效。

【产地】山药，作为药食两用的中药材，受区域气候特征、地质特点、生长习性等因素的影响，具有不同的产地特征。山药主产地河南博爱、武陟、温县等地，山西、陕西、山东、河北、浙江、湖南、四川、云南、贵州、广西等地也有栽培。以广西、河北、河南等地为主的几大产地构成了国内主要山药栽培区。

【别名】薯蓣、土薯、山薯蓣、怀山药、淮山、白山药、水山药、毛山药、光山药。

【来源】本品为薯蓣科（Dioscoreaceae），薯蓣属多年生缠绕性藤本薯蓣（*Dioscorea oppsita* Thunb）的根茎。冬季茎叶枯萎后采挖，切去根头，洗净，除去外皮及须根，用硫黄熏后，干燥；也有选择肥大顺直的干燥山药，置清水中，浸至无干心，闷透，用硫黄熏后，切齐两端，用木板搓成圆柱状，晒干，打光，习称"光山药"。

注：同属植物野山药 Dioscorea japonica Thunb，野生于我国各地。其根亦作山药入药，功效类同。

【植物形态】山药为薯蓣科草质藤本，根茎棒状，长33~66cm，最长在100cm以上，根少分枝，白色根着生许多须根，黏性，断面茎细长，可达丈余。叶对生，叶形多变化，常为心脏形或剪形掌状，叶脉6~9出，叶腋间生有株芽（称零余子，也叫山药豆，山药蛋）可供繁殖材料，也可食用。白色小单生花，蒴果。

【生长环境】山药要求肥沃的、排水良好的沙质土壤，喜温暖向阳地方，但怕霜冻，忌连作。

【地理分布】原产亚洲，我国自古栽培，南北各地均有栽培，并有野生分布，主产于河南、广西、河北、山西、山东、陕西等地。

【性状】毛山药：呈圆柱形，弯曲而稍扁，长15~30cm，直径1.5~6cm，表面黄白色或棕黄色，有明显纵皱及未除尽之栓皮，并少数根痕。质较硬，断面白色，颗粒状，粉质。气微，微甘味酸，嚼之发黏。光山药：呈平滑的圆柱形，长10~20cm，直径2~4cm。表面淡黄白色，光滑。质坚硬，不易折断，断面白色，粉质。气微，微甘味酸，嚼之发黏。以质坚实，粉性足，色洁白者为佳。主产河南。此外，湖南、湖北、山西、云南、河北、陕西、江苏、浙江、江西、贵州、四川等地亦产。一般以河南博爱、沁阳、武陟、温县等地（古怀庆所属）所产质量最佳，习称怀山药。除上述正品山药外，在少数地区尚有以日本薯蓣（长江以南各省多有野生，其块茎习称野山药，土山药，原植物参见风车儿条）、三角叶薯蓣（分布云南、四川、西藏）等多种薯蓣属植物的块茎也作山药使用。

【化学成分】山药块茎含薯蓣皂甙元（diosgenin）0.012%，多巴胺（dopamine），盐酸山药碱（batatasine hydrochloride），多酚氧化酶（polyphenoloxidase），尿囊素（allantoin），止权素（abscisin）Ⅱ。又含糖蛋白（glucoprotein），水解得：赖氨酸（lysine），组氨酸（histidine），精氨酸（arginine），天冬氨酸（asparticacid），苏氨酸（threonine），丝氨酸（serine），谷氨酸（glutamicacid），脯氨酸（proline），甘氨酸（glycine），丙氨酸（alanine），缬氨酸（valine），亮氨酸（leucine），异亮氨酸（isoleucine），酪氨酸（tyrosine），苯丙氨酸（phenylalanine）和蛋氨酸（methionine）。还含包括上述氨基酸和胱氨酸（cystine），γ-氨基丁酸（γ-aminobutyricacid）在内的自由氨基酸，另含具降血糖作用的多糖，并含有甘露糖（mannose），葡萄糖（glucose）和半乳糖（galactose），按摩尔比6.45∶1∶1.26构成的山药多糖，又含钡、铍、铈、钴、铬、铜、镓、镧、锂、锰、铌、镍、磷、锶、钍、钛、钒、钇、镱、锌、锆以及氧化钠、氧化钾、氧化铝、氧化铁、氧化钙、氧化镁等。根茎含多巴胺、儿茶酚胺（catecholamine），以及胆甾醇（cholesterol），麦角甾醇（ergosterol），菜油甾醇（campesterol），豆甾醇（stigmasterol），β-谷甾醇（β-sitosterol）。黏液中含植酸（phyticacid），甘露多糖（mannan）Ia，Ib和Ic；有人说黏液含多糖40%，蛋白质2%，磷3%和灰分24%，多糖部分由80%的甘露糖和少量的半乳糖，木糖（xylose），果糖（fructose）及葡萄糖所组成。珠芽（零余子）含5种分配性植物生长调节剂，命名为山药素（batatasin）Ⅰ、Ⅱ、Ⅲ、Ⅳ、Ⅴ。还含止权素，多巴胺和多种甾醇：胆甾烷醇（cholestanol），（24R）-α-甲基胆甾烷醇（24R）-α-methylcholestanol，（24S）-β-甲基胆甾烷醇（24S）-β-methylcholestanol，（24R）-α-乙基胆甾烷醇（24R）-α-ethylcholestanol，胆甾醇，菜油甾醇，（24S）-β-甲基胆甾醇（24S）-β-methylcholestanol，24-亚甲基胆甾醇（24-methylenecholesterol），β-谷甾醇，豆甾醇，异岩藻甾醇（isfucosterol），X桐甾醇（clerosterol），24-亚甲基-25-甲基胆甾醇

（24-emthylene-25-methylcholesterol），7-胆甾烯醇（lathosterol），8（14）-胆甾烯醇 cholest-8（14）-enol，（24R）-α-甲基-8（14）-胆甾烯醇（24R）-α-methylcholest-8（14）-enol，（24S）-β-甲基-8（14）-胆甾烯醇（24S）-β-methylcholest-8（14）-enol，（24R）-α-乙基-8（14）-胆甾烯醇（24R）-α-ethylcholest-8（14）-enol。同属植物日本薯蓣块茎含三萜皂甙，尿囊素，胆碱（choline），17种氨基酸（比山药块茎所含的自由氨基酸缺 γ-氨基丁酸）及无机化合物（比山药块茎所含的无机化合物缺镧）。又含降血糖活性的日本薯蓣多糖（dioscoran）A、B、C、D、E、F。怀山药中分离出14个化合物，分别为：L-色氨酸，SeguinosidesF，1-methoxycarbonyl-β-carbo-line，HelichrysinA，BungeinA，对苯二酚，Zarzissine，Cyclo-（Pro-Thr），香草醇，烟酰胺，熊果苷，丁香酸甲酯-4-O-β-D-吡喃葡萄糖苷，苯丙氨酸，1,2-benzenedicarboxylicacid，1,2-bis[2-（2-hydroxyethoxy）ethyl]ester。

【显微鉴别】本品粉末类白色。淀粉粒单粒扁卵形、类圆形、三角状卵形或矩圆形，直径8~35μm，脐点点状、人字状、十字状或短缝状，可见层纹；复粒稀少，由2~3分粒组成。草酸钙针晶束存在于黏液细胞中，长约至240μm，针晶粗2~5μm。具缘纹孔、网纹、螺纹及环纹导管直径12~48μm。怀山药淀粉粒多单粒，有黏液细胞，草酸钙针状束及树脂道，断续呈环，参薯中柱鞘右2~4列石细胞断续呈环，有三面增厚石细胞，脚板苕则没有，无中柱鞘石细胞环层，山薯有中柱鞘石细胞环层，其草酸钙棱晶，有色素细胞，石细胞1~2列。

【理化鉴别】聚丙酰胺凝胶电法（PAGE）蛋白质电泳分析，通凝胶电泳的差异鉴别山药的种类。

【炮制】

1.山药：除去杂质，分开大小个，泡润至透，切厚片，放于焙笼中烘干（明代李中立著《本草原始》云："凡药晒干者极多，古人何必独加干字于山药之上"）。

2.麸炒山药：取净山药片，照麸炒法炒至黄色。

3.《本草衍义》："山药入药，其法，冬月以布裹手，用竹刀子剐去皮，于屋檐下风径处，盛竹筛中，不得见日色，一夕乾五分，俟全乾收之，唯风紧则干速。"

【性味】味甘，性温、平，无毒。

1.《本经》："味甘，温。"

2.《别录》："平，无毒。"

3.《药性类明》："味甘，性凉而润。"

4.《药品化义》："生者性凉，熟则化凉为温。"

【归经】入肺、脾、肾经。

1.《汤液本草》："手太阴经。"

2.《伤寒蕴要》："入手、足太阴二经。"

3.《得配本草》："入手、足太阴经血分，兼入足少阴经气分。"

【主治功效】主治中焦脾胃之气损伤，补虚弱，除寒热邪气，益气力，长肌肉，滋补肾阴。久食薯蓣，令人耳聪目明、轻身不饥、延年益寿。还可去头晕目眩、头面游风（头面部浮肿，瘙痒起皮，渗液结痂），下气，止腰痛，治虚劳羸瘦，充五脏，除烦热，补五劳七伤，祛冷风，镇心神，安魂魄，补心气不足，开通心窍，增强记忆，还可强筋骨，治泄清健忘。益肾气，健脾胃，止泄痢，化痰涎，润肤养发。把薯蓣捣碎后贴硬肿毒，能使其消散。

1.《本经》："主伤中，补虚，除寒热邪气，补中益气力，长肌肉，久服耳目聪明。"

2.《别录》："主头面游风，风头眼眩，下气，止腰痛，治虚劳羸瘦，充五脏，除烦热，强阴。"

3.《药性论》："补五劳七伤，去冷风，止腰痛，镇心神，补心气不足，患人体虚羸，加而用之。"

4.《食疗本草》："治头疼，助阴力。"

5.《日华子本草》："助五脏，强筋骨，长志安神，主泄精健忘。"

6.朱震亨："生捣贴肿硬毒，能消散。"

7.《伤寒蕴要》："补不足，清虚热。"

8.《纲目》："益肾气，健脾胃，止泄痢，化痰涎，润皮毛。"

9.《医经溯洄集》:"干山药,虽独入手太阴经,然其功亦能强阴,且手太阴为足少阴之上原,原既有滋,流岂无益。"

10.《本草正》:"山药,能健脾补虚,滋精固肾,治诸虚百损,疗五劳七伤。第其气轻性缓,非堪专任,故补脾肺必主参、术,补肾水必君茱、地,涩带浊须破故同研,固遗泄仗菟丝相济。诸丸固本丸药,亦宜捣末为糊。总之性味柔弱,但可用力佐使。"

11.《药品化义》:"山药,温补而不骤,微香而不燥,循循有调肺之功,治肺虚久嗽,何其稳当。因其味甘气香,用之助脾,治脾虚腹泻,怠惰嗜卧,四肢困倦。又取其甘则补阳,以能补中益气,温养肌肉,为肺脾二脏要药。土旺生金,金盛生水,功用相仍,故六味丸中用之治肾虚腰痛,滑精梦遗,虚怯阳痿。但性缓力微,剂宜倍用。"

12.《本草求真》:"山药,本属食物,古人用入汤剂,谓其补脾益气除热。然气虽温而却平,为补脾肺之阴,是以能润皮毛、长肌肉,不似黄芪性温能补肺阳,白术苦燥能补脾阳也。且其性涩,能治遗精不禁,味甘兼咸,又能益肾强阴,故六味地黄丸用此以佐地黄。然性虽阴而滞不甚,故能渗湿以止泄泻。生捣敷痈疮,消肿硬,亦是补阴退热之意。至云补阳消肿,补气除滞,理虽可通,语涉牵混,似非正说。至入汤剂以治火虚危症,难图近功,必多用之方愈,以其秉性和缓故耳。入滋阴药中宜生用,入补脾宜炒黄用。"

【用法用量】内服:煎汤,3~6g;或入丸、散。外用:捣敷。

【注意事项】有实邪者忌服。

1.薯蓣中的淀粉含量较高,胸腹胀满、大便干燥、便秘者最好少吃。

2.薯蓣是偏补之药,甘平且偏热,体质偏热、容易上火的人也要慎食。

3.糖尿病者不可一次吃过量的薯蓣,食用量较大时应适当减少主食的量。

4.薯蓣中的薯蓣皂苷可以合成荷尔蒙,如睾丸激素和雌激素,男性前列腺癌患者、女性乳腺癌患者都不宜食用。

5.消化性溃疡和肝硬化患者,应选用蒸、炖等烹饪方法,忌爆炒和醋熘。

6.胃肠道不好的人吃薯蓣时,不要同时服用小苏打片等碱性药物,以免小苏打使薯蓣中的淀粉酶失效。

7. 薯蓣皮中所含的皂角素或黏液里含的植物碱，少数人接触会引起薯蓣过敏而发痒，处理薯蓣时应避免直接接触。

8. 不宜生吃，生薯蓣里有一定的毒素。

【食用禁忌】

1.《本草经集注》："紫芝为之使，恶甘逆。"

2.《汤液本草》："二门冬为之使。"

3. 薯蓣忌与鲤鱼、甘遂同食，互为相克。

4. 薯蓣与猪肝。薯蓣富维生素 C，猪肝中含铜、铁、锌等金属微量元素，维生素 C 遇金属离子，则加速氧化而破坏，降低了营养价值，故食猪肝后，不宜食薯蓣。

5. 薯蓣与黄瓜、南瓜、胡萝卜、笋瓜。黄瓜、南瓜、胡萝卜、笋瓜中皆含维生素 C 分解酶，若薯蓣同食，维生素 C 则被分解破坏。

6. 薯蓣与海味。一般海味（包括鱼虾藻类）除含钙、铁、磷、碘等矿物质外，都含有丰富的蛋白质，而山楂、石榴等水果，都含有鞣酸，若混合食用会化合成鞣酸蛋白，这种物质有收敛作用，会形成便秘，增加肠内毒物的吸收，引起腹痛、恶心、呕吐等症状。

【药理作用】

薯蓣是山中之药、食中之药。不仅可做成保健食品，而且具有调理疾病的药用价值。《本草纲目》指出：薯蓣治诸虚百损、疗五劳七伤、去头面游风、止腰痛、除烦热、补心气不足、开达心孔、多记事、益肾气、健脾胃、止泻痢、润毛皮，生捣贴肿、硬毒能治；《医学衷中参西录》中的玉液汤和滋培汤，以薯蓣配黄芪，可治消渴、虚劳喘逆，常用枸杞子、桑椹子等这些药食同源的中药材做茶泡饮，可补肾强身，增强抵抗力，可以起到较好的保健养生功效。现代医学研究认为，薯蓣有如下作用：

1. 降血压：中药六味地黄丸、八味地黄丸、归芍地黄丸等，都是有薯蓣配成的有名方剂，不仅用于治疗肾虚病症，还用于治疗高血压、糖尿病、哮喘、神经衰弱和腰痛等病证。

2. 延缓衰老：山药可增加人体 T 淋巴细胞，增强免疫功能，延缓细胞衰老。含薯蓣的八味地黄丸，主治产后虚汗不止。保元清降汤、保元寒降汤，可治吐血和鼻出血；寒淋汤和膏淋汤，可治淋虫。薯蓣还可治肺结核、伤寒及妇女病等，这都有利于延年益寿。

3. 抗肿瘤作用：薯蓣块茎富含多糖，可刺激和调节人类免疫系统。因此常作增强免疫能力的保健药品使用。薯蓣多糖对环磷酰胺所导致的细胞免疫抑制有对抗作用，能使被抑制的细胞免疫功能部分或全部恢复正常。薯蓣还能加强白细胞的吞噬作用。如六味地黄丸可治疗慢性肾炎、高血压、糖尿病、神经衰弱等病症；知柏地黄丸可治疗强直性脊椎炎和妇科胎漏、阴痒、经闭等阴虚火旺症。归芍地黄丸可治疗耳痛耳鸣，阴虚自汗等。

4. 可治皮肤病：薯蓣中所含的尿囊素具有抗刺激、麻醉镇痛、消炎抑菌、麻醉镇痛的作用，可促进上皮生长、消炎和抑菌，常用于治疗手足皲裂、鱼鳞病和多种角化性皮肤病。尿囊素还能修复上皮组织，促进皮肤溃疡面和伤口愈合，具有生肌作用，可用于治疗胃及十二指肠溃疡。

5. 预防心血管病：山药几乎不含脂肪，而且所含的黏蛋白能预防心血管系统的脂肪沉积，防止动脉过早地发生硬化。山药含有皂苷能够降低胆固醇和甘油三酯，对高血压和高血脂等病症有改善作用。

6. 抗肝昏迷：山药所含的胆碱是与学习记忆有关的神经传递物质—乙酰胆碱的物质基础，研究发现山药具有镇静作用，可以抗肝昏迷。

7. 降血糖作用：山药皂苷属于薯蓣皂苷中的一类，由糖元和异戊二烯多聚体连接而成，在降血糖方面有促进作用。

【主要营养价值】

营养成分：薯蓣，是人类食用最早的植物之一。早在唐朝诗圣杜甫的诗中就有"充肠多薯蓣"的名句。薯蓣块茎肥厚多汁，又甜又绵，且带黏性，生食热食都是美味。根据山东省农科院对薯蓣的化验结果，其块茎中平均含粗蛋白质14.48%，粗纤维3.48%，淀粉43.7%，糖1.14%，钾2.62%，磷0.2%，钙0.2%，镁0.14%，灰分5.51%，铁53.57ppm，锌29.22ppm，铜10.58ppm，锰5.38ppm。人类所需的18种氨基酸中，薯蓣中含有16种。山药肉质细嫩，含有极丰富的营养保健物质。《神农本草经》谓之"主健中补虚、除寒热邪气、补中益气力、长肌肉、久服耳聪目明";《日华子本草》说其"助五脏、活筋骨、长志安神、主治泄精健忘";《本草纲目》认为山药能"益肾气、健脾胃、止泻痢、化痰涎、润毛皮"。近年来研究表明，山药具有诱导产生干扰素，增强人体免疫功能的作用。其所含胆碱和卵磷脂有助于提高人的记忆力，常食之可健身强体、延缓衰老，是人们所喜爱的保健佳品。以山药为主、辅以魔芋做成的仿生食品，具有营养丰富、滋补健身、养颜美容之功效，是不可多得的健康营养美食。

营养功效：薯蓣肉质洁白，含有蛋白质、维生素、淀粉、钙磷等人体必需的营养素，据药理研究薯蓣中的黏多糖，可以刺激和调节人体的免疫系统，有抗肿瘤、抗病毒、抗衰老的作用。黏液多糖与无机盐类结合，可以形成骨质，使软骨有一定的弹性。薯蓣最大的特点是含大量的黏蛋白，这是一种多糖蛋白质的混合物，对人体有特殊的保健作用，能防止脂肪沉积在心血管上，保持血管的弹性，阻止动脉粥样硬化的过早发生。薯蓣中的皂苷可以调节血压、降血糖、降血脂、抑制肿瘤。同时也有利于胃部的保护，黏液所特有的黏稠质地可以对胃壁形成一层保护，减轻胃黏膜的压力。薯蓣中含有的尿囊素有麻醉作用，可以促进上皮生长，起到消炎抑菌的效果，用于辅助治疗手足皲裂，鱼鳞病等。

【食疗作用】

1.预防心血管疾病：冬季，室内温差比较大，加上气温普遍较低，是心血管疾病病发的高峰季之一，而薯蓣含有大量的黏液蛋白、维生素及微量元素，能有效阻止血脂在血管壁的沉淀，预防心血管疾病，有降血压、安稳心神的功效。

2.健脾益胃、助消化：薯蓣含有淀粉酶、多酚氧化酶等物质，有利于脾胃消化吸收功能，是一味平补脾胃的药食两用之品。不论脾阳亏或胃阴虚，皆可食用。临床上常与胃肠饮同用治脾胃虚弱、食少体倦、泄泻等病症。

3.益肺止咳：冬季干燥，冬季人们很容易会喉咙干燥甚至疼痛，薯蓣含有皂甙、黏液质，这两种成分都有润滑，滋润的作用，可益肺气，养肺阴，治疗肺虚、痰嗽、久咳等症状。

【保健作用】

1.女性吃薯蓣的好处：女性最容易出现贫血，体虚的症状。常吃薯蓣有益气养血的作用。手脚发凉常对女性情有独钟，中医认为，手脚冰凉与体质虚弱有着密切关系，然而薯蓣乌鸡汤和龙眼薯蓣羹均具有很好的补中益气、养血的作用，非常适合手脚发凉人群食用。

2.男性吃薯蓣的好处：薯蓣可防止"老胃病"复发。在"老胃病"人群中，有很多属于溃疡病，而秋冬季节是溃疡病最容易发生或复发的季节。根据现代药理研究证实，薯蓣中所含的尿囊素有助于胃黏膜的修复。当今社会，男性同胞的责任比较大，面对各种生活压力和工作压力，饮食不规律最容易患胃病。因此可经常用薯蓣制成薯蓣扁豆糕或小米薯蓣糕，蒸熟后食用。

3.儿童吃薯蓣的好处：薯蓣可防治儿童腹泻。每年8~12月是小孩腹泻的多发季节，这时可用薯蓣粉来治疗儿童腹泻的症状，效果非常好。而且薯蓣粉有助于小孩子消化吸收，没有任何副作用。具体做法如下：将薯蓣研细磨粉与米粉按1：2的比例给小孩混合服用，每天喂食2~3次即可。

4.老人吃薯蓣的好处：薯蓣具有补益中气防感冒的作用。薯蓣的功效比较多，健胃消食是它最突出的特点。因此，多汗、经常感冒的气虚患者在秋季应该适度的增加薯蓣的摄入量，这样可以有效增强老人的抵抗能力，从而预防感冒。

【薯蓣食谱】

1.薯蓣萝卜粥：原料：糯米、大米、薯蓣、萝卜、香菇、姜片两片。做法：糯米和大米洗净浸泡10min。薯蓣去皮切段水浸泡，萝卜去皮切小块，香菇洗净切小粒。锅中水烧开，放萝卜和香菇焯烫，大米、萝卜、香菇放入内胆。放薯蓣，加热水，内胆放入电压锅中加盖煮粥。加盐调味，滴几滴香油拌匀，盛碗中撒上葱花即可。

2.玫瑰薯蓣泥：原料：薯蓣500g，玫瑰花茶1小把，奶粉2大勺，细砂糖2大勺。做法：薯蓣入锅蒸熟，蒸熟的薯蓣放入盆中。趁热放入干玫瑰花，放入适量奶粉，再放入适量细砂糖调味，最后把薯蓣碾成泥，搅拌均匀，用模具造型。

3. 薯蓣大枣粥：薯蓣30g，大枣10枚，薏苡仁20g，糯米30g，干姜3片，红糖15g。按常规煮粥服食。每日3次，连服半月至愈。用于脾胃虚弱所致的慢性腹泻久泻不愈，时发时止，大便溏稀，四肢无力等。

4. 薯蓣莲实糕：薯蓣、莲子肉、芡实、茯苓各120g，大米粉、糯米粉、白糖各250g，花生油少许。将上药烤干，研细粉，加入米粉及白糖，加水拌和均匀，揉为粉团成糕，上笼蒸熟。每天200g，分2~3次空腹食用。具有健脾益肾、固精止带的功效。用于脾虚泄泻、遗精、白浊、崩漏、带下的食疗。

【应用选方】

1. 脾虚腹泻（包括慢性肠炎，消化及吸收不良）：山药250g，莲子、芡实各120g，共研细粉。每次以2~3调匙，加白糖适量，蒸熟作点心吃，每日1~2次，连续服用，有效。

2. 遗精：鸡皮糙山药，芡实，麦冬各15g，人参10g，五味子3g，水煎取汁，每日一剂，分2次服。益气养心，健脾固涩。适用于遗精。

3. 糖尿病，口渴，尿多，善饥：山药15g，黄连6g，水煎服。或山药、天花粉等量，每日30g，水煎分服。

4. 冻疮，丹毒，痈疽肿毒初起：鲜山药捣烂涂敷于患部，干即更换，数次即消。（或加蓖麻子仁数粒一同捣烂外敷更好）。

5. 咳嗽痰喘（包括慢性气管炎，老人慢性支气管炎）：鲜山药捣烂，与甘蔗汁半杯混匀，炖热服之，一日2次。

6. 项后结块，赤肿硬痛（包括淋巴结炎肿、项背痈疽等）：鲜山药一段（去皮），蓖麻子2~3粒（去壳），同捣烂研细和匀，贴于患部，一日更换2次。

7. 肾虚梦遗，脾虚便溏，老年阳虚，小便频数：山药零余子（山药藤上所结的珠牙）30~60g，煮熟去皮，加白糖少许，临睡前服之，胜如山药。

8. 肺病发热咳喘，自汗，心悸，便溏：山药60~120g，煮汁饮服，或每日适量煮食。

三、人参

【史载】在中国，人参历来被视为百草之王。在西方，人参堪称PANAXC.A.MEYER GINSENG，"PANAX"来源于希腊语，意思是"包治百病"，古地质学家和古生物学家推断，人参是地球上最古老的孑遗植物之一。在地球上被孑植物极为繁盛的第三纪（距今6500万年～距今180万年），人参在植物界广为繁衍。世界范围内公认人参分布在北纬33°～48°。我国本草文献记载证实，中国人参的分布与古地质学史、古生物史是相吻合的。《神农本草经》是现存最早的中药学专著，记载着中国4000年前就已经形成的人参药用的精髓："人参，味甘，主补五脏、安精神、定魂魄、止惊悸、除邪气、明目、开心、益智。久服轻身延年。一名人衔，一名鬼盖，生山谷"。中国是世界上最早应用人参并用文字记载人参的国家。《甲骨文合集》中查到刻在甲面上的"参"字，这是个典型的象形文字。该字为上下结构，上部为人参地上部分的集中表现，茎上生着多个核果状浆果，这是人参最主要的植物学特征，下部则代表着人参的根茎，主根，侧根等。甲骨文始于商殷时代，距今有3000年以上的历史。在3000年前我国就已经创造出生动形象的"参"字，并有准确可靠的记载。

公元121年，东汉许慎撰《说文解字》："参，人参，药草，出上党。"这是文献中对人参产地的最早记载。《晋书·石勒传》："初勒家园中生人参，葩茂甚。"可见人参栽培在当时已经开展。

【产地】人参的主要产地在中国东北三省，分布在辽宁东部山区，吉林的长白山脉及近地山区，黑龙江的大小兴安岭一带的林区。

【别名】棒槌、地精、老山参、山参、神草、血参、野山参、园参、高丽参、吉林参、人衔生、晒参、野人参、圆参、人衔、鬼盖、地精、土精、玉精、黄参、黄丝、白物、海艘雏石还丹、百尺杆、金井玉兰、孩儿参等。明清以来有人按产地赐名，如：紫团参、辽参等。近代通称东北产的为吉林人参、山林里自然生长的称为山参、人工栽培的称为国参。

【来源】本品为五加科植物人参 Panax ginseng C。掌状复叶轮生茎端，一年生为1片三出复叶。二年生有1片五出复叶，以后每年递增1片。4~6年生有3~5片五出复叶。

【植物形态】人参为多年生宿根草本，人参主根高30~60cm，主根肥厚，肉质，黄白色，圆柱形或纺锤形，下面稍有分枝；根状茎（芦头）短，直立。人参茎直立，圆柱形，不分枝；一年生植株茎顶只有一叶，叶具三小叶，俗名"三花";二年生茎仍只一叶,但具5小叶,叫"巴掌";三年生者具有二个对生的5小叶的复叶,叫"二甲子";四年生者增至3个轮生复叶,叫"灯台子";五年生者增至4个轮生复叶,叫"四匹叶";六年生者茎顶有5个轮生复叶,叫"五匹叶"。人参复叶掌状,小叶3~5片,中间3片近等大,有小叶柄;小叶片椭圆形或微呈倒卵形,长4~15cm,宽2~6.5cm,先端渐尖,基部楔形,边缘有细锯齿,上面脉上散生少数刚毛,下面无毛,最下1对小叶甚小,无小叶柄。人参夏季开花,伞形花序单一顶生叶丛中,总花梗长达30cm,每花序有4~40余花,小花梗长约0.5cm。苞片小,条状披针形;萼钟形,与子房愈合,裂片5,绿色;花瓣5,卵形,全缘,淡黄绿色;雄蕊5,花丝短;雌蕊1,子房下位,2室,花柱2,上部分离,下部合生。人参浆果扁圆形,成熟时鲜红色,内有两粒半圆形种子。

【生长环境】人参多生长在具有1月平均温度 –23℃ ~5℃,7月平均温度20℃ ~26℃的气候条件下,耐寒性强,可耐 –40℃低温,生长适宜温度为15℃ ~25℃。一般生长在气候条件为年积温2000℃ ~3000℃,无霜期125~150d,积雪20~44cm,年降水500~1000mm 的地方。人参喜冷凉湿润气候。喜斜射及漫射光,忌强光和高温。土壤要求为排水良好、疏松、肥沃、腐殖质层深厚的棕色森林土或山地灰化棕色森林土,土的 pH 值5.5~6.2为宜。

【地理分布】人参多生长在我国东北三省,分布于辽宁东部、吉林东半部和黑龙江东部,河北、山西、山东有引种。俄罗斯、朝鲜和日本也多有栽培。

【性状】生晒参:主根呈纺锤形或圆柱形,长3~15cm,直径1~2cm,表面灰黄色,上部或全体有疏浅断续的粗横纹及明显的纵皱,下部有支根2~3条,并着生多数细长的须根,须根上常有不明显的细小疣状突起。根茎(芦头)长1~4cm,直径0.3~1.5cm,多拘挛而弯曲,具不定根和稀疏的凹窝状茎痕(芦碗)。质较硬,断面淡黄白色,显粉性,形成层环纹棕黄色,皮部有黄棕色的点状树脂道及放射状裂隙。香气特异,味微苦、甘。有完整的根茎及须根者,称"全须生晒参"。

野山参:又名山参。主根短粗,与根茎等长或较短,多具两个主要支根,形似人体。上端有细而深的横环纹。根茎细长,一般长3~9cm,上部扭曲,习称"雁脖芦"，芦碗密集，下部无芦碗而较光滑，俗称"圆芦"。须根稀疏，长为主根的1~2倍，柔韧不易折断，有明显的疣状突起（珍珠点）。全体呈淡黄白色，皮细、光润。气香浓厚，味甘微苦。根状茎上部四面密生芦碗，根状茎下部具有较长的圆芦。主根上端有细而深的密螺旋纹。中部及下部一般无纹。须根稀疏而长，不易折断。其上有明显疣状突起。

白人参：性状同糖参，形体较好，和野山参相似，但多为顺直体，根茎较红参长，须根分散，短而脆。

白干参：主根表皮均已除去，体表淡黄色或类白色，上端横纹不明显，但可见浅纵皱及支根痕。其他性状与生晒参近似。

红参：主根长5~20cm，直径0.7~2cm。表面棕红色，半透明，有大纵皱，环纹不明显，有支根痕。根茎土黄色，上有碗状茎痕4~6个。质硬而脆，断面平坦，角质，棕红色，中有浅色圆心。气香，味微苦。

掐皮参：主根长6~15cm，直径1.2~2.5cm，表面淡黄色，上端环纹不明显，但可见许多加工所致的凹点。支根浅棕色，支根与须根用线扎成牛尾状。断面白色。气香，味甘微苦。

边条参：性状同红参，一般以根茎较长，身长径圆，支根较长为特点。

有机人参：无农残、无化肥、无转基因。最大限度保留了人参的成分与功效。

参须：以红参须为多见，性能与红参相似，但效力较小而缓和。

园参：根状茎一面或两面生芦碗，无圆芦。主根上端有粗横纹，不呈螺旋状，有时全体皆可见横纹。须根如扫帚状，较短而脆，其上有不很明显的疣状突起。

大力参：主根长5~15cm，表面淡黄色，半透明，有明显纵皱，上端有棕色横纹。细支根及须根均已除去。质硬而脆。断面平坦，透明角质状。气香，味苦。

移山参：体形似野山参，但主根下部往往较肥大，纹粗而浅，常延续到主根中部，须根珍珠点较少。

朝鲜人参：产于朝鲜的人参，又名别直参、高丽参。商品有朝鲜红参、朝鲜白参之分，而以红者为优。

朝鲜红参：加工法与国产红参相同。体较足壮，上生双马蹄芦与肩齐，单芦的名"独碗芦"，中部皆深陷，边缘甚整齐，质坚硬。主根长6~10cm，直径1~2cm。表面红棕色，有顺纹，上部或显黄衣，全体显纵棱。支根多弯曲交叉。质坚体重。断面角质发亮，有菊花纹。香气浓厚，味甘微苦。

朝鲜白参：芦头与园参相似，体呈圆柱形。表面黄白色，有浅棕色细纹。须根大部除去，质松泡。断面有圆心。稍有香气，味甘微酸。

【化学成分】根中含人参皂苷0.4%，少量挥发油。油中主要成分为人参烯（panacen，$C_{15}H_{24}$）0.072%。据报道，从根中分离出皂苷类：人参皂苷 A、B、C、D、E 和 F（panaxosideA、B、C、D、E、F）等。人参皂苷 A（$C_{42}H_{72}O_{14}$）为人参皂苷 Rg1（ginsenosideRg1）。人参皂苷 B 和 C 水解后产生人参三醇（panaxatriol）皂苷元。人参皂苷 D、E 和 F 水解后得20－表人参二醇（20－epiprotopanaxo-diol）皂苷元。又自乙醚提取物的低沸点部分分离出β－榄香烯（β－elemene，$C_{15}H_{24}$）。高沸点部分分离出人参炔醇（panaxynol，$C_{17}H_{26}O$）。此外尚含有单糖类：葡萄糖、果糖、蔗糖；三种三糖：葡萄糖－果糖－果糖、三聚葡萄糖，葡萄糖－葡萄糖－果糖，人参酸（为软脂酸、硬脂酸及亚油酸的混合物），多种维生素（B_1、B_2、烟酸、烟酰胺、泛酸），多种氨基酸、胆碱、酶（麦芽糖酶、转化酶、酯酶），精胺（spermine）及胆胺（cholamine）。人参的地上部分含黄酮类化合物，称人参黄苷（panasenoside）、三叶苷（trifolin）、山奈醇、人参皂苷、β－谷甾醇及糖类。

鉴定一支人参的质量标准是：芦（头）圆长，皮老黄，纹细密，体形美，鞭条须、珍珠节多等。完全具备这些条件的，是罕见的珍品。

【显微鉴别】本品横切面：木栓层为数列细胞。皮层窄，韧皮部外侧有裂隙，内侧薄壁细胞排列较紧密，有树脂道散在，内含黄色分泌物。形成层成环。木质部射线宽广，导管单个散在或数个相聚，断续排列成放射状，导管旁偶有非木化的纤维。薄壁细胞含草酸钙簇晶。生晒参粉末淡黄白色。树脂道碎片易见，含黄色块状分泌物。草酸钙簇晶直径20~68μm，棱角锐尖。木栓细胞类方形或多角形，壁薄，细波状弯曲。网纹及梯纹导管直径10~56μm。淀粉粒甚多，单粒类球形、半圆形或不规则多角形，直径4~20μm，脐点点状或裂缝状；复粒由2~6分粒组成。

【理化鉴别】取本品粉末1g，加氯仿40ml，加热回流1h，弃去氯仿液，药渣挥干溶剂，加水0.5ml拌匀湿润后，加水饱和的正丁醇10ml，超声处理30min，吸取上清液，加3倍量氨试液，摇匀，放置分层，取上层液蒸干，残渣加甲醇1ml使溶解，作为供试品溶液。另取人参对照药材1g，同法制成对照药材溶液。再取人参皂苷Rb、Re、Rg对照品，加甲醇制成每1ml各含2mg的混合溶液，作为对照品溶液。照薄层色谱法试验，吸取上述三种溶液各1~2μl，分别点于同一硅胶G薄层板（厚500μm）上，以仿 – 醋酸乙酯 – 甲醇 – 水（15：40：22：10）10℃以下放置的下层溶液为展开剂，展开，取出，晾干，喷以10%硫酸乙醇溶液，在105℃加热至斑点显色清晰，分别置日光及紫外光灯（365nm）下检视。供试品色谱中，在与对照药材色谱相应的位置上，分别显相同颜色的斑点或荧光斑点；在与对照品色谱相应的位置上，日光下显相同的三个紫红色斑点，紫外光灯（365nm）下，显相同的一个黄色和两个橙色荧光斑点。

【炮制】生晒参：连须根一起挖出，除净泥土，晒干。

红参：取园参水子剪去支根及须根，洗刷干净，蒸2~3h，至参根呈黄色，皮呈半透明状为宜，取出烘干或晒干。主要成品有红参、边条参等。

糖参：取鲜参洗刷干净，置沸水中浸泡3~7min，捞出，再入凉水中浸泡10min左右，取出晒干，再经硫黄熏过。然后用特制的针沿参体平行及垂直的方向扎小孔，浸于浓糖汁（100ml水溶135g糖）中24h。取出后暴晒1天，再用湿毛巾打潮，使其软化，进行第2次扎孔，浸于浓糖汁中24h。取出后，冲去浮糖，晒干或烤干。主要成品有白人参（为园参水子或移山参水子的加工品）、糖参（为各种鲜参的加工品）等。

大力参：取鲜参在沸水中浸煮片刻后晒干。

掐皮参：加工法与糖参相似，一般将参体浸沸水中3次，每次1~2min，约三成熟时，再将支根置沸水中约20min。参体经扎孔后放入较稀的糖汁中浸3次，取出微火烘烤，使皮与内部分离，再用竹刀轻扎外皮，使成点状即成。

【性味】味甘、微苦，性温、平。归脾、肺经、心经。

1.《本经》："味甘，微寒。"

2.《别录》："微温，无毒。"

3.《本草备要》："生，甘苦，微凉；熟，甘，温。"

【归经】入脾、肺经。

1.《本草衍义补遗》："入手太阴。"

2.《本草汇言》："入肺、脾二经。"

3.《药品化义》："入脾、胃、肺三经。"

【功效】大补元气，复脉固脱，补脾益肺，生津，安神。

【主治】体虚欲脱，肢冷脉微，脾虚食少，肺虚喘咳，津伤口渴，内热消渴，久病虚羸，惊悸失眠，阳痿宫冷；心力衰竭，心源性休克。用于气短喘促，心悸健忘，口渴多汗，食少无力，一切急慢性疾病及失血后引起的休克、虚脱。大补元气，固脱生津，安神。治劳伤虚损，食少，倦怠，反胃吐食，大便滑泄，虚咳喘促，自汗暴脱，惊悸，健忘，眩晕头痛，阳痿，尿频，消渴，妇女崩漏，小儿慢惊，及久虚不复，一切气血津液不足之证。

1.《本经》："主补五脏，安精神，止惊悸，除邪气，明目，开心，益智。"

2.《别录》："疗肠胃中冷，心腹鼓痛，胸肋逆满，霍乱吐逆，调中，止消渴，通血脉，破坚积，令人不忘。"

3.《药性论》："主五脏气不足，五劳七伤，虚损瘦弱，吐逆不下食，止霍乱烦闷呕哕，补五脏六腑，保中守神。消胸中痰，主肺痿吐脓及痫疾，冷气逆上，伤寒不下食，患人虚而多梦纷纭，加而用之。"

4.《日华子本草》："调中治气，消食开胃。"

5.《珍珠囊》："养血，补胃气，泻心火。"

6.《医学启源》："治脾胃阳气不足及肺气促，短气、少气，补中缓中，泻肺脾胃中火邪。"

7.《主治秘要》："补元气，止泻，生津液。"

8.《滇南本草》："治阴阳不足，肺气虚弱。"

9.《本草蒙筌》："定喘嗽，通畅血脉，泻阴火，滋补元阳。"

10.《本草纲目》："治男妇一切虚证，发热自汗，眩晕头痛，反胃吐食，痃疟，滑泻久痢，小便频数，淋沥，劳倦内伤，中风，中暑，痿痹，吐血，嗽血，下血，血淋，血崩，胎前产后诸病。"

【用法用量】内服：煎汤，5~15g，大剂15~50g；亦可熬膏，或入丸、散。

【禁忌】

1. 实证、热证忌服。

2. 服人参当天或24h内忌萝卜，忌茶及辛辣或者刺激性食物。

3.《药性论》："马蔺为使，恶卤咸。"

4.《医学入门》："阴虚火嗽吐血者慎用。"

5.《月池人参传》："忌铁器。"

6.《药品化义》："若脾胃热实，肺受火邪，喘嗽痰盛，失血初起，胸膈痛闷，噎膈便秘，有虫有积，皆不可用。"

7.《本草经集注》："茯苓为使，恶溲疏，反藜芦。"

8.《药对》："畏五灵脂，恶皂荚、黑豆，动紫石英。"

9. 忌与葡萄同吃营养受损，葡萄中含有鞣酸，极易与人参中的蛋白质结合生成沉淀，影响吸收而降低药效。

10. 忌用五金炊具。

【经济价值】

1. 美容：人参自古誉为"百草之王""滋阴补生，扶正固本"之极品，含多种皂苷和多糖类成分，浸出液可被皮肤缓慢吸收且无不良刺激，能扩张皮肤毛细血管，促进皮肤血液循环，增加皮肤营养，调节皮肤的水油平衡，防止皮肤脱水、硬化、起皱，人参活性物质抑制黑色素的还原性能，使皮肤洁白光滑，能增强皮肤弹性，使细胞获得新生，是护肤美容的极品。将人参直接浸入50%甘油，10日后甘油搓脸，或将人参煎成浓汁，用含人参的甘油搓脸或人参水洗脸，能让皮肤滋润。

2. 药用：人参的肉质根为著名强壮滋补药，适用于调整血压、恢复心脏功能、神经衰弱及身体虚弱等症，也有祛痰、健胃、利尿、兴奋等功效。按产地可分成美国、中国东北、朝鲜人参。同一品种由于气候不同，前者的参面横纹比后者更明显，进口人参有效成分含量也较高．

【药理作用】

1. 中枢神经系统的作用：人参对中枢神经系统具有兴奋作用，而量大时反而有抑制作用。能加强动物高级神经活动的兴奋和抑制过程，并能增强机体对一切非特异性刺激的适应能力，能减少疲劳感（人参的根、茎、叶均能延长小白鼠游泳的持续时间）。人参能调节中枢神经系统兴奋过程和抑制过程的平衡。通过人参对动物脑电活动影响的研究，结果表明：其对兴奋和抑制两种神经过程均有影响，但主要加强大脑皮层的兴奋过程。由于同时作用于抑制过程，故使抑制趋于集中，使分化加速且更完全。人参可调节神经功能，使紧张造成紊乱的神经过程得以恢复。人参皂苷 Rb 类有中枢镇静作用，Rb1、Rb2、Rc 混合皂苷具有安定作用；Rg 类有中枢兴奋作用。人参皂苷对中枢的影响为小剂量兴奋，大剂量抑制。人参水浸剂5g/kg 腹腔注射能明显减少小鼠的自发活动。人参水浸剂亦能对抗可卡因、士的宁及戊四氮所致惊厥，并能降低惊厥死亡率。有报告指出，人参粗制中性皂苷既有镇静安定作用，亦有镇痛、肌松和降温作用。

2. 促进学习和记忆功能

大量研究表明，人参中增强学习和记忆的有效成分为人参皂苷，其中人参皂苷 Rb1 和 Rg1 对学习和记忆功能均有良好影响。Rg1能促进学习辨别作用，Rb1不同剂量时对小鼠记忆获得性障碍有不同程度的改善。其机制之一可能是 Rg1提高小鼠皮层和海马组 CHAT 活性，且对乙酰胆碱酯酶具明显抑制作用，使脑内乙酰胆碱含量升高，从而改善小鼠学习记忆能力。人参茎叶皂苷能对抗由休克所致的小鼠记忆障碍和提高大鼠在 MG-2型迷宫中条件性回避反应的出现率与分辨学习的正确率。

3. 可以防治缺氧的急性、慢性高原病：在海拔7000m 极度缺氧的条件下，对急性缺氧条件下的大白鼠脑皮层超微结构的变化有明显的保护脑皮层神经元的超微结构免受缺氧损害作用；实验也曾观察到人参皂苷确有明显的抑制内源性糖元的利用作用。同时，它能增强组织呼吸，促进无氧糖酵解，在缺氧条件下提高产能，降低机体耗氧量，所以能保护神经元及心血管系统，提高对缺氧的耐受能力。临床验证，人参苷防治急性、慢性高原病有效。

4. 人参能提高脑摄氧能力：人参对脑血流量和脑能量代谢亦有明显的影响。人参制剂可增加兔脑葡萄糖的摄取，同时减少乳酸、丙酮酸和乳酸 / 丙酮酸的比值，并可使葡萄糖的利用从无氧代谢转变为有氧代谢。人参亦可使大脑皮层中自由的无机磷增加25%。人参果皂苷能提高脑摄氧能力。人参总皂苷、人参根总皂苷对脑缺血 / 再灌注损伤均有保护作用。总之，人参能使动物大脑更合理地利用能量物质葡萄糖，氧化产能，合成更多的 ATP 供学习记忆等活动之用。

5. 人参高原合剂具有抗高原缺氧的能力：通过急性减压缺氧实验，证明人参高原合剂能明显减低小白鼠的死亡率，提高耐急性缺氧能力。人参高原合剂抗缺氧的机制有待进一步研究，可能与它改善心、脑、肺等血液循环，改善心肌代谢，抗血栓形成，溶栓、改善血液流变性及适应原样作用有关。人参高原合剂有待投入临床，检验其抗高原缺氧的疗效。

6. 抗疲劳作用：人体实验证明，人参抗疲劳作用的机制可能与其升高血脂和促进蛋白质、RNA 合成有关。研究表明：人参皂苷 Rg1的抗疲劳作用显著，中性皂苷（Rb1、Rb2、Rc 等）无抗疲劳作用。分离出人参皂苷后剩下的亲脂成分，亦能增加小鼠的自发运动，显示抗疲劳作用。人参能使糖原、高能磷酸化物的利用更经济，防止乳酸与丙酮酸的堆积，并使其代谢更加完全。人参亦可阻止大鼠长时间运动引起的组织中糖原和肾上腺中胆固醇耗竭。研究表明：人参具有中枢拟胆碱活性和拟儿茶酚胺活性，能增强胆碱系统功能，增加 Ach 的合成和释放，同时提高中枢 M－胆碱受体密度。实验证明：人参能促进蛋白质的合成、RNA 的合成及 DNA 的合成。人参易化记忆的作用可能主要与脑内核酸和蛋白质合成有关。Rg1能使脑内蛋白质含量显著增加，而 Rb1则无此作用。有报告认为，人参茎叶皂苷能显著增加小鼠脑内 RNA 含量。人参茎叶皂苷、二醇组皂苷及三醇组皂苷对小鼠脑内 γ－氨基丁酸的正常水平无明显改变，但对异烟肼所引起的脑内 γ－氨基丁酸水平降低有非常明显的对抗作用。

7. 提高机体的适应性：人参可改变机体的反应性，与刺五加、北五味子等相似，具有"适应原"样作用，能增强机体对各种有害刺激的反应能力，加强机体适应性。作为机体功能的调节剂，人参茎叶皂苷和根皂苷对物理性的（寒冷、过热、剧烈活动、放射线）、生物学性的（异体血清、细菌、移植肿瘤）、化学性的（毒物、麻醉药、激素、抗癌药等）种种刺激引起的应激反应均有保护作用，能使紊乱的机能恢复正常，有人称其为适应原性物质（一种增强人体非特异性抵抗能力的物质）。犬在大量失血或窒息而处于垂危状态时，立即注入人参制剂，可使降至很低水平的血压稳固回升，延长动物存活时间，乃至促进动物恢复健康。人参能防止肾上腺由 ACTH 引起的肥大和强的松引起的萎缩；防止甲状腺由甲状腺素引起的机能亢进和6–甲基硫氧嘧啶导致的机能不足；能降低饮食性的高血糖，亦能升高胰岛素引起的低血糖；对皮下注射牛奶引起的白细胞增多可使之下降，对痢疾内毒素引起的白细胞减少则使之升高。长期服用人参的家兔，可防止由静脉注射疫苗引起的发热反应。对维生素 B_1、维生素 B_2 缺乏引起的症状及过敏性休克，有某些良好影响等。但无明显的抗肾上腺素或抗组胺的作用。其作用原理，可能与人参对机体在"应激过程"中的反应，特别是对神经–垂体–肾上腺皮质系统的影响有关。有报告指出，人参茎叶皂苷腹腔注射可明显减少小鼠在高温（46℃）和低温（–9℃）条件下的死亡率，具有抗高温和抗低温的作用；与人参根皂苷相比，二者作用相似。茎叶皂苷灌胃给药连续3天，对烫伤性休克有保护作用。由于人参能加强机体对有害因素的抵抗力，因此，对许多传染病的治疗，具有重要意义。

8. 对心血管系统的作用

①对心脏功能的作用：人参对多种动物的心脏均有先兴奋后抑制、小量兴奋，大量抑制的作用。其对心脏的作用与强心苷相似，能提高心肌收缩力。大剂量则减弱收缩力并减慢心率。实验表明：红参的醇提取液和水浸液对离体蛙心，可使其收缩加强，最后停止于收缩期；对犬、兔、猫在位心，亦可使其收缩增强，心率减慢。这些作用主要是直接兴奋心肌所致。对动物大量失血而发生急性循环衰竭（心率慢、心力弱），人参可使心跳幅度异常加大，心率显著增快。人参皂苷具有较强的抗氯化钡诱发的大鼠心律失常作用，对

所产生的心动过速有较强的纠正作用，能使心律恢复到正常水平。有报道指出，人参果皂苷或人参根皂苷可对抗肾上腺素导致的实验性心律失常。人参皂苷对心肌细胞内 cAMP 及 cGMP 含量具双向调节作用，故维持 cAMP 和 cGMP 的平衡也是对抗在应激状态下心律失常的一个因素。人参茎叶总皂苷对兔实验性窦房结功能损伤有保护作用。

②对心肌的作用：人参对心肌有保护作用。人参皂苷能降低小鼠在严重缺氧情况下大脑和心肌的乳酸含量，能恢复缺氧时心肌 cAMP/cGMP 比值，并具有保护心肌毛细血管内皮细胞及减轻线粒体损伤的作用。从人参茎叶、芦头、果及主根等部位所提取的皂苷，对异丙基肾上腺素造成的大鼠心肌坏死，均有明显的心肌保护作用，可使病损减轻，尤以人参果皂苷作用为佳。人参不同部位皂苷与心得安有相似的作用效果。人参芦头总皂苷能促进体外培养乳鼠心肌细胞的 DNA 合成，对缺糖缺氧损伤性培养的心肌细胞有一定的保护作用。研究认为，人参总皂苷抗心肌缺血和再灌注损伤的机制，是促进心肌生成和释放前列腺素，抑制血栓素 A2 的生成，并通过抗氧自由基和抗脂质过氧化作用而保护心肌细胞。

③对血管的作用：人参对血管的作用，一般认为其为血管扩张药，但亦有小剂量收缩，大剂量扩张或先收缩后扩张的报告。人参对血管的作用因血管种类或机体状态不同而表现不同。人参对兔耳血管和大鼠后肢血管有收缩作用。但对整体动物冠状动脉、脑血管、眼底血管有扩张作用。静脉注射总皂苷能降低犬后肢血管和脑血管阻力，但却能增加大鼠肾血管阻力。人参皂苷 Rg1、Re 对犬血管亦呈扩张作用，效果分别为罂粟碱的1/20和1/50，Rc、Rb2的作用很弱，而 Rb1无效。人参影响血管功能的有效成分和作用机制的研究表明：人参皂苷 Rb1 和 Rc 对血管的扩张作用是非选择性的，而 Rg1仅选择性对抗 Ca^{++} 引起的血管收缩，其作用机制尚有待进一步研究。有人认为，人参对不同类别、不同生理状态下血管的不同的调节作用可能是人参双向调节血压的原因。

④对血压的作用：大多数的资料表明：动物在正常或高血压状态，人参有降低血压的作用，但亦有使血压升高的报道。人参对麻醉动物的血压，小

剂量升压，大剂量降压。治疗剂量对病人血压无明显影响。人参的升压作用可能与肾、脾体积缩小、内脏血管收缩有关。而降压则是由于释放组胺所致。麻醉犬对人参的降压作用有快速耐受现象。人参皂苷 Rb1、Rb2、Rc、Rd、Re、Rf 对血压有先微升后下降的双向作用，以 Rg1 最强，Rb1 大剂量时升压。但是其对血压的作用不受阿托品、苯海拉明、酚唑啉和心得安的影响。人参醚提取物 40mg/kg 静脉注射，可使氟烷轻度麻醉的犬心率减慢，中心静脉压降低。值得注意的是：静脉注射人参浸膏，能使呼吸已经停止、血压下降、反射完全消失的猫从濒死状态复苏。一般认为，人参降压作用的机制是：人参有拟胆碱作用；红参乙醚提取物开始出现的短暂降压作用，与组胺释放有关，而后出现的持久降压作用，属其他原因；人参可导致血管内 Ca^{++} 减少，其降压作用是人参对血管平滑肌作用的结果，人参皂苷 Rb1 具有持久降压作用；由于切除动物大脑或用神经节阻滞剂后均可消除人参的降压作用，故人参的降压作用，可能有中枢神经及反射机制的参与。

⑤对耐缺氧能力的作用：人参或其提取物，能显著地提高动物耐缺氧的能力，使耗氧速度减慢，存活时间延长，并能使心房在缺氧条件下收缩时间延长。红参提高耐缺氧的能力比生晒参强。人参提高机体耐缺氧能力的作用机制可能与降低心肌耗氧量，增加冠脉血流量，增加红细胞内 2，3-DPG 含量，调节心肌的环核苷酸代谢及糖代谢等因素有关。实验证明：10% 人参提取液给小鼠腹腔注射，能显著提高小鼠耐常压缺氧能力，亦能提高小鼠耐亚硝酸钠中毒缺氧的能力。人参果皂苷能明显减少动物的耗氧量，增强小鼠在低压和常压缺氧条件下的耐受力，明显延长脑循环障碍性缺氧和组织中毒性缺氧时小鼠的生存时间，这与人参根的作用一致。人参尚有降低心肌耗氧量或增加冠脉血流量的作用，此与提高机体的耐缺氧能力亦有一定关系。人参总皂苷使小鼠在缺氧时，组织中乳酸含量降低，心肌中 cAMP 及 cGMP 含量降低，cAMP/cGMP 比值接近正常。人参总皂苷对缺氧缺糖心肌细胞可防止无氧酵解，促进糖原合成，而对缺氧、缺糖心肌细胞起保护作用。

⑥对造血功能的作用：人参或其提取物对骨髓的造血功能有保护和刺激作用，能使正常和贫血动物红细胞数、白细胞数和血红蛋白量增加。对贫血

病人也能使红细胞数、血红蛋白和血小板增加。当外周血细胞减少或骨髓受到抑制时，人参增加外周血细胞数的作用更加明显。人参是通过增加骨髓 DNA、RNA、蛋白质和脂质的合成，促进骨髓细胞有丝分裂，刺激造血功能。

⑦对血小板功能的作用：人参具有抑制血小板聚集的作用。给健康成人空腹口服红参粉1.5g，服后1h和3h抽血测定血小板聚集，结果与服药前相比，其对花生四烯酸、ADP、凝血酶和肾上腺素等诱发的血小板聚集有显著的抑制作用，同时由花生四烯酸和凝血酶诱导的血小板丙二醛的生成也受到抑制。比较红参和白参的70%甲醇提取物在体外对兔血小板聚集的抑制作用，结果红参提取物的作用较白参提取物强。通过对人参抑制血小板聚集作用机制的研究发现，人参皂苷能兴奋血小板膜上的腺苷酸环化酶并抑制磷酸二酯酶的活性，使血小板内 cAMP 水平显著提高。由于人参皂苷在体内抑制 ADP、花生四烯酸和胶原诱发的血小板聚集的时效曲线和使血小板内 cAMP 水平升高的时效曲线是一致的，因此，人参皂苷使血小板内 cAMP 水平升高，可能是人参皂苷抑制家兔血小板聚集的机制之一。人参皂苷显著升高血小板内 cAMP 含量，但不影响 cGMP 含量。实验提示，人参对血小板环氧酶或 TXA2 合成酶有直接作用，人参抑制血小板功能与 PG 代谢有关。研究结果表明：人参或人参皂苷对血小板确有抑制作用。其作用机制可能与阻滞 PG 代谢，提高血小板内 cAMP 含量及 Ca^{++} 拮抗等作用有关。

⑧降血脂和抗动脉粥样硬化作用：人参特别是人参皂苷 Rb2能改善血脂，降低血中胆固醇、甘油三酯、升高血清高密度脂蛋白胆固醇，降低动脉硬化指数，对于高脂血症、血栓症和动脉硬化有治疗价值。人参皂苷对正常动物的脂质代谢有促进作用，能使胆固醇及血中脂蛋白的生物合成、分解转化、排泄加速，最终可使血中胆固醇降低，而当动物发生高胆固醇血症时，人参皂苷均能使其下降。人参茎叶皂苷和人参多糖对高脂血症大鼠亦有降血脂作用。红参粉、人参皂苷 Rb2、Rc、Rg1、Rb1，特别是 Rb2使血中高密度脂蛋白胆固醇升高，有较好的抗动脉粥样硬化作用。人参皂苷亦有预防实验性动脉粥样硬化的作用。人参皂苷 Rb2对高胆固醇饲料喂养的大鼠，能使其总胆固醇、游离胆固醇、低密度脂蛋白胆固醇降低，高密度脂蛋白胆固醇升高，

动脉硬化指数改善，一次腹腔注射即有效果，多次用药作用更显著。研究证明：人参皂苷 Rb2对胆固醇有异化作用和促进排泄作用，对甘油三酯则促进其转入脂肪组织中。人参对健康人及高血脂病人均有降血脂作用。对5名健康人和6名高脂血症患者口服红参粉1周后，血清胆固醇无明显降低，但血清高密度脂蛋白胆固醇明显增加，动脉粥样硬化指数显著下降。对高甘油三酯血症患者，也能使血清甘油三酯明显降低。

⑨人参对心肌及血管有直接作用，一般在小剂量时兴奋，大剂量时抑制。10%人参浸液1ml/kg给猫（或兔）灌胃，对心肌无力有一定的改善作用。复温期间有相当程度的恢复。亦有抗过敏性休克及强心的作用。人参对大鼠心肌细胞膜三磷酸腺苷酶活性有抑制作用。

9.抗休克作用：人参能减轻豚鼠血清诱发的过敏性休克，而延长其生存时间。对烫伤性休克小鼠，能明显延迟其死亡。对失血性和窒息性垂危状态中的犬，有促进恢复正常生命活动的作用。对失血性急性循环衰竭动物，人参能使心搏振幅及心率显著增加。在心功能衰竭时，强心作用更为显著。预先给予人参果皂苷可使出血性休克犬存活时间明显延长，能防止失血性休克心肌细胞的肌膜、核膜、线粒体的损伤，有保护休克动物心、脑、肾和肝的作用。人参果皂苷和人参芦头皂苷对失血性休克亦有保护心、肝和肺等组织的作用。人参提取物（红参、糖参、20%乙醇渗漉，1∶1浓缩）有抗胰岛素休克作用，而人参总皂苷有促进胰岛素休克作用。参麦注射液（人参、麦冬）治疗小鼠及大鼠实验性内毒素休克有良效，使腹泻、发热症状减轻，外周血象及网状内皮系统功能改善。提示其是一个良好的网状内皮系统功能激活剂。

10.对肝脏的作用：人参能增加肝脏代谢各物质的酶活性，使肝脏的解毒能力增强，从而增强机体对各种化学物质的耐受力。实验表明：人参能增加肝内乙醇脱氢酶的活性，可缩短乙醇对家兔和犬的麻醉时间，使家兔血中乙醇水平很快降低。有报告指出，人参既能增强肝脏的解毒功能，亦有抗肝损伤的作用。人参皂苷对四氯化碳引起的肝损伤转氨酶血症有减轻作用。亦有报道，人参皂苷除能降低四氯化碳引起家兔血清谷草转氨酶活性的升高外，对其他毒物，如硫代乙酰胺引起家兔肝组织的变化，人参皂苷亦可使之减轻。

对人参皂苷的抗肝毒作用和某些结构－功效关系的研究结果发现，红参很可能比白参有更强的抗肝毒活性。人参对乙醇的解毒作用十分明显，它不仅能缩短乙醇麻醉的持续时间和加快恢复正常的时间，还能降低血清中 GOT、GPT、ALP 和胆红素等含量，而且能增加与乙醇代谢有关的醇脱氢酶和醛脱氢酶的活性，同时将乙醇代谢所产生的有毒物质乙醛迅速地排出体外，还由于过量的氢参与皂苷合成从而有效地保护乙醇中毒的肝脏。

11. 对内分泌系统的作用。一般认为人参本身不具有皮质激素作用，但亦有人提出它能兴奋肾上腺皮质。研究表明：人参对垂体－肾上腺皮质系统有刺激作用，其有效成分是人参皂苷。各种人参皂苷因其化学结构不同，使其刺激作用亦有所不同。人参皂苷的作用部位在垂体水平以上，人参皂苷并非直接作用于垂体前叶分泌 ACTH 的生化过程，其作用必须通过第二信使 cAMP 才能实现。人参能使正常和切除一侧肾上腺大鼠的肾上腺肥大；使豚鼠尿中17－酮类固醇含量降低；使大鼠嗜酸性粒细胞增多，肾上腺皮质中维生素 C 及胆固醇减少，尿中 ACTH 增加。在低压缺氧状态等应激条件下，人参能使大鼠肾上腺中维生素 C 含量不减低。人参能提高小鼠耐受高温低温的能力，但摘除肾上腺后，这一效应消失。人参中多种人参皂苷能增加肾上腺皮质激素分泌活性，其中以人参皂苷 Rb 最强。α－受体拮抗剂酚妥拉明、β－受体阻断剂心得安、神经阻断剂六甲双胺及催眠药戊巴比妥钠腹腔注射均不能拮抗，给大鼠腹腔注射人参皂苷7mg/100g，30min 后所引起的血浆中皮质酮水平的升高。人参皂苷刺激肾上腺皮质能使血浆内皮质酮水平升高。长期给予人参皂苷后，可使大鼠肾上腺重量增加。人参皂苷主要作用于肾上腺皮质，使皮质增生变厚。由于皮质激素分泌增加，因此在肾上腺重量增加的同时亦能使胸腺萎缩。有报告认为，人参皂苷刺激肾上腺皮质激素分泌增加的机制是：人参皂苷刺激肾上腺皮质功能是通过释放垂体 ACTH，而 ACTH 对肾上腺皮质的刺激又必须通过第二信使 cAMP 才能实现。实验证明：肾上腺内 cAMP 浓度的增加与人参皂苷的剂量有关。给大鼠腹腔注射人参皂苷，剂量在5mg/kg 以上时，给药组动物肾上腺内 cAMP 浓度明显高于对照组。与此同时，大鼠血浆中17－羟皮质类固醇浓度亦明显升高，而肾上腺内皮质激素则呈减少趋势，此可能系皮质激素释放入血的结果。从而进一步证明给大鼠腹腔注射人参皂苷后，其血浆中 ACTH 的变化与皮质酮的变化相平行。有报告指出，人参皂苷的作用部位在垂体或垂体以上部位。对于切除脑垂体的大鼠，人参对血中 ACTH 和肾上腺内 cAMP 含量的影响则不存在。人参二醇和人参皂苷 Rd 对大鼠有升高肾上腺 cAMP 水平的作用，但人参皂苷 Rb2 和人参三醇无效，垂体切除术可解除 Rd 和人参二醇对肾上腺 cAMP 含量的影响。人参对小鼠有抗利尿作用，且在去势、切除垂体或肾上腺后显著减弱，认为人参作用于垂体后叶通路上。人参根及茎叶的20%醇提取物的抗利尿作用与剂量间有近似正比关系，去垂体或松果体或用戊巴比妥钠麻醉动物仍然不失抗利尿效果，但可为螺旋内酯所拮抗，可以认为此作用是促进肾上腺皮质分泌盐皮质激素所致；亦发现在抗利尿作用出现前有血钾明显升高，推测血钾升高可能是刺激醛固酮分泌的结果。

12. 对物质代谢的影响

①实验证明：人参对正常血糖及因注射肾上腺素和高渗葡萄糖引起的高血糖病均有抑制作用。对雄性大鼠的四氧嘧啶性糖尿病，有控制血糖水平的作用，但不能阻止其发病和死亡。对小鼠的四氧嘧啶糖尿病，亦有效果。对犬实验性糖尿病高血糖，有一定的抑制作用，但不能完全纠正其代谢障碍。亦有报告指出，人参的不同皂苷单体都能对抗肾上腺素、ACTH 和胰高血糖素的作用而增强胰岛素对糖代谢的影响。实验表明：人参提取物、人参多糖、人参多肽、人参茎叶多糖、人参非皂苷部分均有降血糖作用，可用于糖尿病的治疗。人参提取物对四氧嘧啶性糖尿病有降低血糖值、减少酮体、促进糖吸收的作用。人参多肽30mg/kg 和60mg/kg 给家兔静脉注射，可明显降低血糖和肝糖原含量。人参茎叶多糖50mg/kg 和100mg/kg 给小鼠腹腔注射或静脉注射，可明显对抗肾上腺素和四氧嘧啶的高血压。人参多糖50mg/kg–200mg/kg 给小鼠腹腔或皮下注射可引起血糖和肝糖原含量降低，肾上腺切除术不影响其作用。人参多肽50mg/kg、10mg/kg 和200mg/kg 给大鼠一次静脉注射或小鼠多次皮下给药，能降低正常血糖和肝糖原。同时对肾上腺素、四氧嘧啶及葡萄糖引起的高血糖均有抑制作用，并能增强肾上腺素对肝糖原的分解。

对人参降糖机制的研究发现，人参多肽降血糖作用除了其促进糖原分解或抑制乳酸合成肝糖原作用外，主要由于刺激了琥珀酸脱氢酶和 CCD 的活性使糖的有氧氧化作用增强的缘故。人参多糖亦可使丙酮酸含量增加，并抑制乳酸脱氢酶活性使乳酸减少。人参多糖还可增强琥珀酸脱氢酶和细胞色素氧化酶的活性。人参能刺激小鼠游离胰岛释放胰岛素，并能使胰岛素合成量明显增加，对链脲酶素造成的糖尿病小鼠的血糖、胰岛素、胰高糖素水平无明显影响。人参总皂苷可以刺激分离的大鼠胰岛释放胰岛素，并可促进葡萄糖引起的胰岛素释放。给正常人及糖尿病人一次顿服红参粉3~6g 或皂苷成分，血糖出现降低趋势；血中胃泌素增加；皮质酮值在糖尿病人有下降，而在正常人有上升趋势；儿茶酚胺值有下降趋势。儿茶酚胺能激活细胞膜上的腺苷酸环化酶，使 cAMP 升高，促进糖原异生，红参能使儿茶酚胺含量降低，从而限制了糖原异生，导致对糖代谢的调节。人参对糖代谢有双向调节作用，既能使葡萄糖性的高血糖症的血糖降低，又可使胰岛素引起的低血糖症的血糖升高。

②人参对因肾上腺素引起的高血糖动物有降低血糖的作用；对糖尿病患者除能自觉改善症状外，还有轻微的降血糖作用，并与胰岛素有协同作用。

③人参能促进动物的性腺功能，小白鼠吃小量人参，能产生举尾现象。

④人参在适当剂量对家兔也能增加体重，使血浆白蛋白与球蛋白的比值上升。

⑤人参刺激造血器官，有改善贫血的作用。

⑥人参长期服用小量，可使网状内皮系统机能亢进；剂量过大，则呈相反作用。

13. 加强机体对有害因素的抵抗力

①人参能使感染疟原虫的鸡免于急性死亡，且鸡的体重还逐渐增加。

②人参能抑制实验动物由于注射牛奶或疫苗所引起的发热反应。

③人参能增强人体适应气温变化的能力。

④犬在大量失血或窒息而处于垂危状态时，立即注射人参制剂，可使降至很低水平的血压稳固回升。

⑤人参能延长受锥虫感染的小鼠的存活时间。

⑥人参能抑制注射松节油或由于兔耳壳冻伤而引起的全身炎症反应。

⑦人参促进某些实验性损伤的愈合。

⑧人参有抗维生素 B_1、B_2 缺乏症的作用。

⑨人参能加速家兔实验性角膜溃疡的愈合作用。

⑩人参能减弱某些毒物（苯、四乙铅、三甲酚磷酸等）对机体的作用。

14. 抗肿瘤作用

人参及其不同药用部位所含的多种皂苷、人参多糖和人参挥发油均显示有抗肿瘤作用。人参皂苷可能直接作用于癌细胞，使其生长受到抑制或诱导再分化，也可能是通过代谢的影响和对免疫功能的调节作用，使肿瘤的生长受到抑制。此外，人参多糖可通过调整机体的免疫功能使荷瘤宿主增强抗肿瘤能力而显示其抗肿瘤作用，人参挥发油可能通过抑制癌细胞的核酸代谢、糖代谢及能量代谢而发挥作用。

【保存方法】人参因含有较多的糖类、黏液质和挥发油等，所以容易出现受潮、泛油、发霉、变色、虫蛀等变质现象。人参的贮藏方法有几种：

1. 常规保存法：对确已干透的人参，可用塑料袋密封以隔绝空气，置阴凉处保存即可。

2. 吸湿剂干燥法：在可密闭的缸、筒、盒的底部放适量的干燥剂，如生石灰、木炭等，再将人参用纸包好放入，加盖密闭。

3. 低温保存法：这是较理想的方法。人参在收藏前要晒干，最佳的暴晒时间以上午9时至下午4时为宜，但人参不宜长时间暴晒，同时供药用的人参须达到一定的干燥程度。一般只需将人参在午后翻晒1~2h 即可。待其冷却后，用塑料袋包好扎紧袋口，置于电冰箱冷冻室里，能保存较长时间。

四、白芍

【史载】白芍，来源于芍药科植物芍药及其变种毛果芍药栽培品的根。9~10月采挖3~5年生的根，除去地上茎及泥土，经过水洗，放入开水中煮5~15min 至无硬心，取出用竹刀刮去外皮，晒干，露出白茎，故名曰"白芍"。早在魏晋时期，亳州栽培芍药就闻名于世了，据史书记载："芍药著于三代之际，风雅所流咏也，今人贵牡丹而贱芍药，不知牡丹初无名，依芍药得名”。这里是说芍药风靡称著的时候，"花中之王"的牡丹还是"无名之辈"，后来靠芍药才起家得名的，因此有"四月余容赛牡丹"之句。到了清末，亳州栽培白芍达到极盛。因亳州白芍质地优良，药用价值高，亳州遂成了全国闻名的白芍集散地。

【产地】分布安徽、黑龙江、吉林、辽宁、河北、河南、山东、山西、陕西、内蒙古等地。全国各地均有栽培。杭白芍，主产于浙江省东阳、临安、余姚等地。亳白芍，主产于安徽省亳县、涡阳等地。川白芍，主产于四川省中江、渠县、垫江等地。此外湖南、山东、河南、河北、湖北、陕西、贵州、云南、甘肃等地均有生产。

【别名】白芍药，芍药，金芍药，离草根，可离根，将离根，余容根，其积根，解仓根，犁食根，蜓根，没骨花根，婪尾春根，天斗玉斗，天魁，玉魁，伏丁，伏贡，伏王，艳友，冠芳，殿春客。

【来源】本品为毛茛科植物芍药 *Paeonialactiflora Pall* 的干燥根。夏、秋二季采挖，洗净，除去头尾及细根，置沸水中煮后除去外皮或去皮后再煮，晒干。

【植物形态】多年生草本，高50~80cm。根肥大，通常圆柱形或略呈纺锤形。茎直立，光滑无毛。叶互生；具长柄；2回3出复叶，小叶片椭圆形至披针形，长8~12cm，宽2~4cm，先端渐尖或锐尖，基部楔形，全缘，叶缘具极细乳突，上面深绿色，下面淡绿色，叶脉在下面隆起，叶基部常带红色。花甚大，单生于花茎的分枝顶端，每花茎有2~5朵花，花茎长9~11cm；萼片3，叶状；花瓣10片左右或更多，倒卵形，白色、粉红色或红色；雄蕊多数，花药黄色；心皮3~5枚，分离。菁葖果3~5枚，卵形，先端钩状向外弯。花期5~7月。果期8月。

【生长环境】芍药，生于山坡草地和林下；毛果芍药，生于山地灌木丛中。芍药是长日照植物，在秋冬短日照季节分化花芽，春天长日照下开花。花蕾发育和开花，均需在长日照下进行。若日照时间过短（8~9h），会导致花蕾发育迟缓，叶片生长加快，开花不良，甚至不能开花。芍药是深根性植物，所以要求土层深厚，又是粗壮的肉质根，适宜疏松而排水良好的沙质土壤，在黏土和砂土中生长较差，土壤含水量高、排水不畅，容易引起烂根，以中性或微酸性土壤为宜，盐碱地不宜种植；以肥沃的土壤生长较好，但应注意含氮量不可过高，以防枝叶徒长，生长期可适当增施磷钾肥，以促使枝叶生长苗壮，开花美丽。芍药是肉质根，根系呼吸强度大，不耐水涝，喜地势高敞，较为干燥的环境，不需经常灌溉。积水6~10h，常导致烂根，芍药种植地必须设置清沟进行排水。

【地理分布】在我国分布于东北、华北、陕西及甘肃南部。在东北分布于海拔480~700m的山坡草地及林下，在其他各省分布于海拔1000~2300m的山坡草地。在我国四川、贵州、安徽、山东、浙江等省及各城市公园也有栽培。在朝鲜、日本、蒙古国及俄罗斯西伯利亚地区也有分布。

【性状】本品干燥根呈圆柱形，粗细均匀而平直或稍弯曲，两端平截，长10~20cm，直径1~1.8cm。表面淡红棕色或粉白色，平坦，或有明显的纵皱及须根痕，栓皮未除尽处有棕褐色斑痕，偶见横向皮孔。质坚实而重，不易折断。断面灰白色或微带棕色，木部放射线呈菊花心状。气无，味微苦而酸。以根粗长、匀直、质坚实、粉性足、表面洁净者为佳。

芍药名称，初载《本经》，从陶弘景开始，分为白芍药、赤芍药两种。目前药材，白芍药多为栽培种，赤芍药则多为野生种，但在个别地区，如陕西所产的宝鸡白芍，亦系野生种而作为白芍使用者。根条细瘦弯曲，大小不等，栓皮及须根痕较多，质松，粉性小，断面射线不明显，品质为次。

【化学成分】化学成分根含芍药苷（paeoniflorin），氧化芍药苷（oxy-paeoniflorin），苯甲酰芍药苷（benzoylpaooniflorin），白芍苷（albiflorin），芍药苷无酮（paeoniflorigenone），没食子酰芍药苷（galloylpaeoniflorin），β-蒎-10-烯基-β-巢菜苷（z-1s，5R-β-pinen-10-yl-β-vicianoside），芍药新苷（lacioflorin），芍药内酯（paeoni-lactone）A、B、C，β-谷甾醇（β-siiosierol），胡萝卜苷（daucosterol）。还从根的鞣质中分得1，2，3，6-四没食子酰基葡萄糖（1，2，3，6-tetra-O-galloyl-β-D-glucose），1，2，3，4，6-五没食子酰基葡萄糖（1，2，3，4，6-penta-O-galloyl-β-D-glucose）及相应的六没食子酰基葡萄糖和七没食子酰基葡萄糖等。又含右旋儿茶精（catechin）及

挥发油。挥发油主要含苯甲酸（benzoicacid），牡丹酚（paeonol）及其他醇类和酚类成分共33个。

【显微鉴别】白芍根（直径约1.5cm）横切面：木栓层偶有残存。栓内层系切向延长的薄壁细胞，常被刮去而残缺。韧皮部主要由薄壁细胞组成。形成层环微波状弯曲。木射线宽十至数十列细胞；木质部束窄，导管径向排列成1~3行，并有多数导管间断地相聚成群。初生木质部不明显。薄壁细胞中含草酸钙簇晶和糊化的淀粉粒团块。粉末特征：①草酸钙簇晶直径10~39μm，存在于薄壁细胞中，常排列成行，或一个细胞含数个簇晶。②纤维管胞长梭形，直径约至44μm，壁厚，微木化，具缘纹孔不明显，纹孔口斜裂缝状，孔沟明显；有的胞腔内充塞细颗粒状草酸钙结晶，③导管主要为网状或梯状具缘纹孔导管，直径30~80μm。④具缘纹孔管胞末端斜尖，具缘纹孔1~2行。⑤薄壁细胞，壁略成连珠状增厚，纹孔隐约可见。⑥淀粉粒多已糊化。

【理化鉴别】1.本品横切面加三氯化铁显蓝色，尤其在形成层及木薄壁细胞部分较为显着（鞣质反应）。

2.薄层层析样品制备：取粉末0.5g加乙醇10ml冷浸24h，离心。吸取上清液50μl点样。吸附剂：硅胶（青岛海洋化工厂，200目）、煅石膏、水（9：1：26）制板。展开剂：氯仿－甲醇－乙酸乙酯（8：4：1），氨气熏，展距18cm。显色剂：茴香醛试剂：新鲜配制茴香醛－甲醇－硫酸（5：80：15），喷雾后90℃烤5min，芍药苷显深紫色。

【商品规格】亳白芍分四等。一等：长8cm以上，中部直径1.7cm以上，无芦头、花麻点、裂口、夹生、杂质等。二等：长6cm以上，中部直径1.3cm以上，间有麻花点，余同一等品。三等：长4cm以上，中部直径0.8cm以上，间有花麻点，余同一等品。四等：长短粗细不分，间有夹生、破条、花麻点、碎节或未去净栓皮。杭白芍根较长，分七个等级，一、二、三等：长8cm以上，中部直径分别为2.2，1.8，1.5cm以上；四、五等：长7cm以上，中部直径1.2，0.9cm以上；六、七等：长短不一，直径0.8，0.5cm以上。其他地区的白芍均按4个等级分等。

【炮制】1.白芍《金匮玉函经》载："刮去皮。"《雷公炮炙论》："于日中晒干，以竹刀刮上粗皮并头上了，锉之。"《世医得效方》："去芦，铡碎。现行，取原药材，除去杂质，分开大小条，浸至六、七成透，闷润至透，切薄片，干燥。"

2. 炒白芍《经效产宝》载："炒黄。"《妇人良方》："微炒""炒焦黄。"现行，取白芍片置锅内，用文火加热，炒至表面微黄色，取出放凉。炒用性缓，柔肝，和脾，止泻。

3. 酒白芍《扁鹊心书》载："酒炒。"《汤液本草》："酒浸。"《炮炙大法》："酒浸蒸切片。"《本草崇原》："切片，酒润，覆盖过宿。"现行，取白芍片，喷淋黄酒拌匀，稍闷后，置锅内用文火加热，炒干，取出放凉。每白芍片100kg，用黄酒10kg。酒制行经，止中寒腹痛。

4. 醋白芍《纲目》载："醋炒。"现行，取白芍片，用米醋拌匀，稍闷后置锅内，用文火加热，炒干，取出放凉。每白芍片100kg，用米醋15kg，醋炒敛血、止血。

5. 土炒白芍《时病论》载："土炒。"现行，取灶心土（伏龙肝）细粉置锅内，用中火炒热，倒入白芍片，炒至表面挂土色，微显焦黄色时，取出，筛去土粉，放凉。每白芍片100kg，用灶心土20kg。

6. 白芍炭《丹溪心法》载："炒成炭""烧灰存性。"《医学纲目》："煅存性。"现行，取白芍片，置锅内，用武火加热，炒至焦黑色，喷淋清水少许灭尽火星，取出，晾干，凉透。制炭止血。此外，还有煨白芍、盐白芍、麸炒白芍。

【饮片性状】白芍为类圆形或椭圆形的薄片，直径10~25mm，表面类白色或微带棕红色，平滑，角质样；中间类白色有明显的环纹和放射状纹理。周边淡棕红色或粉白色，有皱纹。质坚脆。气微，味微苦、酸。炒白芍形如白芍，表面微黄色，偶有黄斑。酒白芍形如白芍，黄色，微有酒气。醋白芍形如白芍，微有醋气。土炒白芍形如白芍，土黄色，微有焦土气。白芍炭形如白芍，表面焦黑色。

【性味】苦，酸，微寒。

1.《本经》："味苦，平。"

2.《吴普本草》："桐君：甘，无毒。岐伯：咸。李氏：小寒。雷公：酸。"

3.《别录》："酸，平微寒，有小毒。"

【归经】入肝、脾经。

1.《品汇精要》:"行手太阴、足太阴经。"

2.《本草经疏》:"手足太阴引经药,入肝、脾血分。"

【主治功效】养血和营,缓急止痛,敛阴平肝。主治月经不调,经行腹痛,崩漏,自汗,盗汗,胁肋脘腹疼痛,四肢挛痛,头痛,眩晕。

1.《本经》:"主邪气腹痛,除血痹,破坚积,治寒热疝瘕,止痛,利小便,益气。"

2.《别录》:"通顺血脉,缓中,散恶血,逐贼血,去水气,利膀胱、大小肠,消痈肿,(治)时行寒热,中恶腹痛,腰痛。"

3.《药性论》:"治肺邪气,腹中疠痛,血气积聚,通宣脏腑拥气,治邪痛败血,主时疾骨热,强五脏,补肾气,治心腹坚胀,妇人血闭不通,消瘀血,能蚀脓。"

4.《唐本草》:"益女子血。"

5.《日华子本草》:"治风补痨,主女人一切病,并产前后诸疾,通月水,退热除烦,益气,治天行热疾,瘟瘴惊狂,妇人血运,及肠风泻血,痔瘘发背,疮疥,头痛,明目,目赤,胬肉。"

6.《医学启源》:"安脾经,治腹痛,收胃气,止泻利,和血,固腠理,泻肝,补脾胃。"

7. 王好古:"理中气,治脾虚中满,心下痞,胁下痛,善噫,肺急胀逆喘咳,太阳鼽衄,目涩,肝血不足,阳维病苦寒热,带脉病苦腹痛满,腰溶溶如坐水中。"

8.《滇南本草》:"泻脾热,止腹疼,止水泻,收肝气逆疼,调养心肝脾经血,舒经降气,止肝气疼痛。"

【用法用量】内服:煎汤,5~12g;或入丸、散。大剂量可用15~30g。注意虚寒之证不宜单独应用。反藜芦。

1.《本草经集注》:"恶石斛、芒硝。畏消石、鳖甲、小蓟。反藜芦。"

2.《本草衍义》:"血虚寒人,禁此一物。古人有言曰,减芍药以避中寒,诚不可忽。"

3.《本草经疏》:"白芍药酸寒,凡中寒腹痛,中寒作泄,腹中冷痛,肠胃中觉冷等证忌之。"

4.《本草正》:"若脾气寒而痞满难化者忌用。"

5.《药品化义》:"痧子忌之。"

6.《得配本草》:"脾气虚寒、下痢纯血、产后三者禁用。"

【药理作用】

1.中枢抑制作用:白芍有明显镇痛作用,芍药水煎剂0.4g(生药)/10g灌胃能显著抑制小鼠醋酸扭体反应。白芍总苷5~40mg/kg,肌内或腹腔注射,呈剂量依赖性地抑制小鼠扭体、嘶叫和热板反应,并在50~125mg/kg腹腔注射时抑制大鼠热板反应。小鼠扭体法的ED50为27mg/kg,热板法的ED50为21mg/kg。作用高峰在给药后的0.5~1h。此外尚可分别加强吗啡、可乐宁抑制小鼠扭体反应的作用。总苷的镇痛作用可能有高级中枢参与,但不受纳洛酮的影响。白芍有镇静作用,1g/kg腹腔注射能抑制小鼠自发活动,增强环己巴比妥钠的催眠作用,芍药注射液皮下注射也能延长戊巴比妥钠的催眠时间。芍药苷1mg/只,脑室内注入,使大鼠镇静,5~10mg引起睡眠和肌肉松弛。芍药苷单用镇静作用较弱,与甘草成分FM100合用有协同作用。白芍有较弱的抗戊四氮惊厥作用,芍药浸膏能对抗士的宁惊厥。芍药苷对小鼠正常体温和人工发热动物有较弱的降温和解热作用。

2.解痉作用:芍药或芍药苷对平滑肌有抑制或解痉作用,能抑制豚鼠离体小肠的自发性收缩,使其张力降低,并能对抗氯化钡引起的豚鼠和兔离体小肠的收缩,对乙酰胆碱所致离体小肠收缩无明显影响,但加用甘草后有显著抑制作用。白芍的水煎醇沉液2g(生药)/kg静脉注射对胃肠生物电有明显抑制作用,使麻醉猫的胃电和肠电慢波幅度减小,周期延长。平滑肌解痉作用机制可能是直接作用或抑制副交感神经末梢释放乙酰胆碱。也有报道白芍煎剂使离体兔肠自发性收缩的振幅加大,并有剂量相关性。此外,芍药或芍药苷对支气管和子宫平滑肌也有一定抑制作用,并能对抗催产素所致子宫收缩。芍药提取物对小鼠离体子宫低浓度兴奋,高浓度抑制。

3.抗炎、抗溃疡作用:芍药或芍药苷有较弱的抗炎作用,对酵母性、角叉菜胶性和右旋糖酐性足跖肿胀有不同程度抑制作用，与甘草成分FM100合用有协同作用，对腹腔毛细血管通透性也有较弱抑制作用。白芍提取物对大鼠蛋清性急性炎症和棉球肉芽肿均有抑制作用。白芍总苷50mg/kg，每日1次，连续11日，对大鼠实验性佐剂性关节炎有明显抑制作用。芍药中所含牡丹酚、苯甲酰芍药苷及氧化芍药苷也有抗炎作用。芍药苷对大鼠应激性溃疡有预防作用，在幽门结扎大鼠与FM100合用在抑制胃液分泌方面有协同作用，但芍药提取液使胃液酸度轻度上升。

4. 对机体免疫功能的影响：白芍在体内和体外均能促进巨噬细胞的吞噬功能。白芍煎剂0.4g/只灌胃，每日1次，连续5日，使小鼠腹腔巨噬细胞的吞噬百分率和吞噬指数均有显著提高。1.2g/只，每日1次，连续8日，可使免疫抑制剂环磷酰胺所致小鼠外周血酸性。α-乙酸萘酯酶（ANAE）阳性淋巴细胞的降低恢复正常，并使溶血素生成显著增加。实验表明：白芍对细胞免疫和体液免疫均有增强作用。白芍总苷（TGP）对大鼠佐剂性关节炎（AA）有抗炎和机能依赖性免疫调节作用。50mg/kg灌胃，每日1次，连续11日，对AA明显抑制的同时，使AA大鼠腹腔巨噬细胞升高的过氧化氢（H_2O_2）和白介素1（IL-1）水平降低，并使AA大鼠低下的胸腺细胞有丝分裂原反应及脾淋巴细胞产生IL-2的能力恢复正常。白芍总苷0.09~11.25μg/ml对酵母多糖诱导的腹腔巨噬细胞释放H_2O_2，0.5~12.5μg/ml对脂多糖诱导的IL-1合成和0.5~62.5μg/ml对刀豆球蛋白A（ConA）诱导的大鼠脾细胞产生IL-2，均有浓度依赖性双向调节作用，低浓度增强，高浓度抑制，量效曲线呈"∧"形。白芍总苷200mg/kg灌胃，每日1次，连续8日，对小鼠迟发型超敏反应（DTH）有增强作用，5mg/kg腹腔注射，每日1次，连续5~8日，对环磷酰胺所致DTH增强和抑制及溶血素生成量的减少均有显著对抗作用，但对地塞米松所致DTH抑制无明显影响。用单克隆抗体间接免疫荧光法实验表明，白芍总苷对免疫功能双向调节作用的机制与调节辅助性T细胞（TH）抑制性T细胞（Ts）的比值有关。

5. 对心血管系统的影响和耐缺氧作用：白芍和芍药苷有扩张血管，增加器官血流量的作用。芍药煎剂能扩张蟾蜍内脏和离体兔耳血管。白芍注射液

2g（生药）/kg静脉注射立即使麻醉猫内脏血流量大幅度增加，并对心脏活动略有加强。芍药苷能扩张犬冠状血管和肢体血管，对豚鼠有剂量相关性降血压作用。白芍总苷能显著提高动物的耐缺氧能力，5~40mg/kg腹腔注射，能依赖性地延长小鼠常压缺氧存活时间，20mg/kg可延长减压缺氧存活时间；2.5~5mg/kg侧脑室注射可明显延长常压缺氧存活时间，表明与中枢有关；40mg/kg能减少小鼠氰化钾中毒性缺氧的死亡率，表明能直接改善细胞呼吸；H1受体阻断药氯苯那敏能显著拮抗侧脑室注射白芍总苷的耐缺氧作用，表明与H1受体有关；此外耐缺氧作用也可能与白芍的降温作用有关。

6. 对血液系统的影响：芍药提取物5mg/kg和25mg/kg腹腔注射，使大鼠血清尿素氮（BUN）显著降低，其有效成分1，2，3，4，6- 五没食子酰基葡萄糖1mg/ 只、2.5mg/ 只或5mg/ 只就有显著作用。白芍提取物凝聚素（agglutinins）能改善急性失血所致家兔贫血，醋酸泼尼松龙可拮抗此作用。芍药苷在体外或静脉注射，对 ADP 诱导的大鼠血小板聚集有抑制作用，苯甲酰芍药苷也有抑制血小板聚集的作用。

7. 抗菌作用：白芍的抗菌作用较强，抗菌谱较广。在试管内对金黄色葡萄球菌、溶血性链球菌、草绿色链球菌、肺炎链球菌、伤寒杆菌、乙型副伤寒杆菌、痢疾杆菌、大肠杆菌、绿脓杆菌、变形杆菌、百日咳杆菌、霍乱弧菌等有不同程度的抑制作用。白芍在体外对堇色毛癣菌、同心性毛癣菌、许兰黄癣菌、奥杜盎小芽孢癣菌、铁锈色小芽孢癣菌、羊毛状小芽孢癣菌、腹股沟表皮癣菌、红色表皮癣菌和星形奴卡菌等皮肤真菌也有不同程度的抑制作用。此外，芍药煎剂1∶40在试管内对京科68-1病毒和疱疹病毒有抑制作用。芍药中所含1，2，3，4，6- 五没食子酰基葡萄糖有抗病毒活性。

8. 保肝和解毒作用：白芍提取物对 D- 半乳糖胺和黄曲霉毒素 B_1 所致大鼠肝损伤与 ALT 升高，对后者所致乳酸脱氢酶（SLDH）及其同工酶的总活性升高，均有明显抑制作用。用鸭雏黄曲霉毒素 B_1 解毒试验表明，白芍提取物在一定时限内有破坏黄曲霉毒素的作用。白芍乙醇提取液在体外对黄曲霉毒素 B_1 有一定降解作用。白芍提取物250mg/kg灌胃，对小鼠 T-2毒素中毒有明显解毒作用。

9. 抗诱变与抗肿瘤作用：白芍提取物能干扰 S9 混合液的酶活性，并能使苯并汪（BAP）的代谢物失活而抑制 BAP 的诱变作用。没食子酸（GA）和五没食子酰基葡萄糖（PGG）能使 BAP 的代谢物失活，PGG 能抑制 S9 混合液的酶活性。以小鼠 P-388 白血病细胞实验表明白芍提取物能增强丝裂霉素 C 的抗肿瘤作用，此外尚能抑制丝裂霉素 C 所致的白细胞减少。

10. 其他作用：白芍成分芍药苷元酮0.04％对小鼠膈神经膈肌的神经肌肉接头有去极化型抑制作用。芍药在体外对大鼠眼球晶体的醛糖还原酶（RLAR）活性有抑制作用，其有效成分四 -O- 没食子酰基 - β -D- 葡萄糖和五 -O- 没食子酰基 - β -D- 葡萄糖1μg/ml 对 RLAR 的抑制率分别为77.6％和61.0％。芍药治疗糖尿病性神经病可能与其对外周神经的 RLAR 抑制作用有关。白芍水提取物64mg/ml 对大鼠胰淀粉酶活力有显著抑制作用，浓度为≤16mg/ml 时不影响酶活力，却可使八肽胆囊收缩素诱导的大鼠离体胰腺腺泡分泌淀粉酶的效价降低10倍，但不影响促胰液素刺激的酶分泌，表明白芍可拮抗胰腺腺泡细胞膜上的胆囊收缩素受体。白芍提取物对脑啡肽受体、α- 肾上腺素受体、血管紧张素 Ⅱ 受体，β- 羟基 - β - 甲基戊二酸辅酶 A、补体系统、胆囊收缩素和嘌呤系统转化酶等有不同程度的抑制作用。芍药提取物25mg/ml 对化合物48/80诱导的肥大细胞组胺释放有明显抑制作用。

【毒性】芍药的甲醇提取物6g/kg腹腔注射，大鼠和小鼠自发运动抑制、竖毛、下痢、呼吸抑制后大鼠半数死亡，小鼠在2日内全部死亡。灌胃给药未见异常。芍药苷小鼠静脉注射的 LD50为3.53g/kg，腹腔注射为9.53g/kg，灌胃不死。白芍总苷小鼠和大鼠腹腔注射的 LD50分别为125mg/kg 和301mg/kg。另报道小鼠静脉和腹腔注射的 LD50分别为159mg/kg 和230mg/kg，灌胃＞2500mg/kg，无明显中毒症状，也无死亡。亚急性毒性：给大鼠灌胃芍药甲醇提取物每日1.5g/kg 和3.0g/kg，连续21日。低剂量组可见尿蛋白升高；高剂量组体重明显减轻，血液中红细胞、血红蛋白、血细胞比容均显著下降，平均红细胞体积和红细胞分布有显著增加，提示可能为巨红细胞性贫血，两剂量组脾脏均肿大，其增重与剂量有关，可见脾窦扩张和充血。肺重量也显著增加。长期毒性：白芍总苷50mg/kg，1000mg/kg 和2000mg/kg给大鼠灌胃，每日1次，连续90日，除血小板数升高外，未见明显异常。致突变试验：经鼠伤寒沙门菌 Ames 试验，中国仓鼠肺细胞染色体畸变试验和 ICR 小鼠骨髓微核试验表明：白芍总苷无致突变活性。

五、车前子

【史载】当道（《本经》）、芣（《诗疏》）、车轮菜（《救荒》），时珍曰：按《尔雅》云：芣，马舄。马舄，车前。陆玑《诗疏》云：此草牛马迹中，故有车前、当道、马舄、牛遗之名。舄，足履也。幽州人谓之牛舌草。蛤蟆喜藏伏于下，故江东称为蛤蟆衣。又《韩诗外传》言：直曰车前；瞿曰芣，恐亦强说也生于两旁者。

【产地】产于黑龙江、吉林、辽宁、内蒙古、河北、山西、陕西、甘肃、新疆、山东、江苏、安徽、浙江、江西、福建、台湾、河南、湖北、湖南、广东、广西、海南、四川、贵州、云南、西藏。生于草地、沟边、河岸湿地、田边、路旁或村边空旷处，海拔3~3200m。朝鲜、俄罗斯（远东）、日本、尼泊尔、马来西亚、印度尼西亚也有分布。

【别名】车前实（《神仙服食经》），虾蟆衣子（《履巉岩本草》），猪耳朵穗子（《青海药材》），凤眼前仁（《中药材手册》）。

【来源】为车前草科植物车前或平车前的种子。秋季果实成熟时，割取果穗，晒干后搓出种子，簸去果壳杂质。

【植物形态】多年生草本，连花茎高达50cm，具须根。叶根生，具长柄，几与叶片等长或长于叶片，基部扩大；叶片卵形或椭圆形，长4~12cm，宽2~7cm，先端尖或钝，基部狭窄成长柄，全缘或呈不规则波状浅齿，通常有5~7条弧形脉。花茎数个，高12~50cm，具棱角，有疏毛；穗状花序为花茎的2/5~1/2；花淡绿色，每花有宿存苞片1枚，三角形；花萼4，基部稍合生，椭圆形或卵圆形，宿存；花冠小，胶质，花冠管卵形，先端4裂，裂片三角形，向外反卷；雄蕊4，着生在花冠筒近基部处，与花冠裂片互生，花药长圆形，2室，先端有三角形突出物，花丝线形；雌蕊1，子房上位，卵圆形，2室（假4室），花柱1，线形，有毛。蒴果卵状圆锥形，成熟后约在下方2/5处周裂，下方2/5宿存。种子4~8枚或9枚，近椭圆形，黑褐色。花期6~9月。

果期7~10月。

【生长环境】车前草适应性强,耐寒、耐旱,对土壤要求不严,在温暖、潮湿、向阳、沙质沃土上能生长良好,20℃~24℃范围内茎叶能正常生长,气温超过32℃则会出现生长缓慢,逐渐枯萎直至整株死亡,土壤以微酸性的沙质冲积壤土较好。

【地理分布】车前生于山野、草地、沟谷、路旁、田埂、河边等阴湿处,分布几遍全国。平车前生于山坡草地、灌丛中、田野、路旁、河边或村庄附近,分布几遍全国。

【性状】大粒车前:为车前的种子。呈椭圆形或不规则长圆形,稍扁,长2mm,宽1mm。表面棕褐色或黑棕色。放大镜下观察,可见细密网纹,种脐淡黄色,椭圆凹窝状。气味无,嚼之带黏液性。以粒大、色黑、饱满者为佳。主产江西、河南,此外,东北、华北、西南及华东等地亦产。小粒车前:为平车前的种子。呈椭圆形或不规则长圆形,稍扁,长1~1.5mm,宽不足1mm,余与上种相似。主产黑龙江、辽宁、河北等地;此外,山西、内蒙古、吉林、陕西、甘肃、青海、山东等地亦产。

【化学成分】含多量黏液质、桃叶珊瑚苷,并含车前子酸、胆碱、腺嘌呤、琥珀酸、树脂等。

【显微鉴别】1. 车前粉末深黄棕色。种皮外表皮细胞断面观类方形或略切向延长,细胞壁黏液质化。种皮内表皮细胞表面观类长方形,直径5~19μm,长约83μm,壁薄,微波状,常作镶嵌状排列。内胚乳细胞壁甚厚,充满细小糊粉粒。

2. 平车前(小粒车前):种皮内表皮细胞较小,直径5~15μm,长11~45μm。

3. 大粒车前:种子长圆形稍扁、或类三角形,边缘较薄,长约2mm,宽约1mm。表呈棕黑色至棕色,略粗糙不平,微有光泽,在放大镜下观察,可见细密网纹,背面微隆起,腹略平坦,中央或一端有灰白色或黑色凹陷点状种脐。质坚硬,切面可见乳白色的胚乳及胚。种子放水中有黏液释出。气微,嚼之稍有黏性。此外,尚有同属植物的种子在不同地区当车前子入药。

4. 大车前：为车前科植物大叶车前 P.majorL. 的种子。在陕西、湖北、广西等地区当车前子入药。种子呈扁平不规则倒卵形或类三角形，边缘较薄，长1.2~1.5mm，宽0.5~0.9mm。表面呈黄棕色或棕褐色，在放大镜下可见点状不规则突起，腹面隆起较高，脐点白色，多位于中央或一端，凹陷。

5. 日本车前：为车前科植物日本车前 P.japonica Fr. et.Sav. 的种子。辽宁省当车前子入药。种子呈扁平卵形、类三角形或椭圆形，长1.1~1.4mm，宽0.5~0.8mm。表面呈棕色或深棕色，略具光泽。在放大镜下可见棕黑色波状条纹，背面隆起，边缘有棱角，微卷曲；腹面隆起，种脐白色，呈长椭圆形或卵形凹陷。

【理化鉴别】取本品0.1g，加水3ml，振摇，放置30min，滤过，滤液中加稀盐酸3ml，煮沸1min，放冷，加氢氧化钠试液调至中性，加碱性酒石酸铜试液1ml，置水浴中加热，生成红色沉淀。

【炮制】车前子：拣去杂质，筛去泥屑、空粒。盐车前子：取净车前子，置锅内用文火炒至鼓起，喷淋盐水，再略炒取出，晾干。（每车前子50kg，用盐1.5kg，加适量开水化开澄清）

《纲目》："凡用车前子，须以水淘洗去泥沙，晒干。入汤液炒过用；入丸、散，则以酒浸一夜，蒸熟研烂，做饼晒干，焙研。"

【性味】甘，寒。

1.《本经》："味甘，寒。"

2.《别录》："咸，无毒。"

3.《药性论》："甘，平。"

4.《药品化义》："味淡，性平。"

【归经】入肾、膀胱经。

1.《本草蒙筌》："入膀胱。"

2.《雷公炮制药性解》："入肝、膀胱、小肠三经。"

3.《本草经疏》："入肾、肝、膀胱三经。"

【主治功效】利水，清热，明目，祛痰。治小便不通，淋浊，带下，尿血，暑湿泻痢，咳嗽多痰，湿痹，目赤障翳。

1.《本经》："主气癃、止痛，利水道小便，除湿痹。"

2.《本草经集注》："主虚劳。"

3.《别录》："男子伤中，女子淋沥，不欲食。养肺强阴益精。明目疗赤痛。"

4.《药性论》："能去风毒，肝中风热，毒风冲眼目，赤痛障翳，脑痛泪出，去心胸烦热。"

5.《日华子本草》："通小便淋涩，壮阳。治脱精，心烦。下气。"

6.《医学启源》："主小便不通，导小肠中热。"

7.《滇南本草》："消上焦火热，止水泻。"

8.《纲目》："止暑湿泻痢。"

9.《雷公炮制药性解》："主淋沥癃闭，阴茎肿痛，湿疮，泄泻，亦白带浊，血闭难产。"

10.《科学的民间药草》："镇咳，祛痰，利尿。"

11.《山东中药》："敷湿疮、脓包疮、小儿头疮。"

【用法用量】内服：煎汤，4.5~9g；或入丸、散。外用：煎水洗，或研末撒。

【注意】凡内伤劳倦，阳气下陷，肾虚精滑及内无湿热者，慎服。

1.《日华子本草》："常山为使。"

2.《本草经疏》："内伤劳倦、阳气下陷之病，皆不当用，肾气虚脱者，忌与淡渗药同用。"

3.《本草汇言》："肾虚寒者尤宜忌之。"

【食用价值】幼苗可食。4~5月间采幼嫩苗，沸水轻煮后，凉拌、蘸酱、炒食、做馅、做汤或和面蒸食。

1. 车前竹叶甘草汤：车前叶100g，淡竹叶12g，甘草10g，冰糖适量。将车前叶、淡竹叶、甘草洗净后，共入锅中，水煎去渣取汁1大碗，加入冰糖，入砂锅中稍炖即成。代茶饮用。每日1剂，连用7~10日为一疗程。淡竹叶性味甘淡，微寒。下能导小肠、膀胱之湿热外出，上可清心经之火而除烦，故有利尿通淋、清心除烦之效。

2. 车前叶粥：车前叶50g，小米100g，葱白1茎，食盐、味精少许。将车前叶洗净切碎，葱白切段，备用。小米淘洗干净，入锅中加水煮粥，待熟时下车前叶、葱段和食盐，再炖10min，调入味精即成。晨起空腹食。连用5~7日为一疗程。可清热、祛痰、利尿、明目。适用于小便不利、淋沥涩痛、尿血、水肿、目赤肿痛、咳嗽痰多等症。

3. 车前叶也可换成车前子25g（布包）加入小米中煮粥：先将车前子煎汁后，再同小米煮粥食。功用同上。

【药理作用】车前草为车前草科植物车前及平车前的全株，味甘，性寒。具有祛痰、镇咳、平喘等作用。车前草是利水渗湿中药，主治小便不利、淋浊带下、水肿胀满、暑湿泻痢、目赤障翳、痰热咳喘。车前叶不仅有显著的利尿作用，而且具有明显的祛痰、抗菌、降压效果。

1. 祛痰作用：它能作用于呼吸中枢，有很强的止咳力。能增进气管、支气管黏液的分泌，而有祛痰作用。

2. 利尿作用：正常人内服车前子煎剂10g，有利尿作用，但煎剂总容量及每日入水量均无记载，缺乏严格对照。正常人及家兔服车前草种子煎剂则无明显利尿作用。平车前种子亦无利尿作用。

3. 对关节囊的作用：车前子煎剂少量多次注入兔膝关节腔，先发生滑膜炎症，继则结缔组织增生，因此有使松弛了的关节囊恢复原有紧张的可能，临床上可用于颞下颌关节半脱位。印度产卵叶车前 Plantagoovata 种子含大量胶浆，可用作容积性泻药，对人并有降低血清胆固醇的作用。酒精提取物可降低麻醉犬、猫的血压，抑制离体兔心、蛙心，兴奋兔、大鼠及豚鼠的肠管并能为阿托品所抑制，因此认为有拟胆碱作用。5% 车前子煎剂0.05~0.2ml 注射于家兔膝关节腔内，可促进关节囊滑膜结缔组织增生，从而能使松弛了的关节囊恢复原有的紧张度。

4. 祛痰、镇咳、平喘作用：车前煎剂（1g/kg）给麻醉猫口服，能使其气管分泌物增加，有明显的祛痰作用，其作用强度不如桔梗。车前的祛痰作用时间均维持在6~7h，作用高峰大多在5~6h。车前灌服给药后，除呼吸道分泌增加外，未见有唾液分泌增多及恶心呕吐现象。有报告认为，车前祛痰的机制是车前中的车前甙有兴奋分泌神经的作用且除能促进气管及支气管黏液的分泌外，还能抑制呼吸中枢，使呼吸加深变慢。

六、苍术

【史载】苍术是古老中药。《神农本草经》云："苍术作煎饵，久服轻身延年。"古时刘娟子揉取其精丸之，名守中金丸，可作长生。明代称苍术为"术仙"。《神仙传》记载："陈子皇得饵术要方，服之得仙去，霍山妻疲病，其婿用饵法服之，病自愈安，寿170岁，登山取术重担而归，颜色气力如二十许人。"明代谢肇浙《文海披抄》云："药之有益于人者，服之不辍，皆可长生……林子明服术十一年，身轻。"《本草纲目》《金坛县志》均记载：术产茅山面山石门，切开有朱砂者为珍品。日本《和汉药考》称之为"茅君宝箧"。民间端午节除用艾叶、菖蒲悬挂外，还用苍术、白芷焚烧杀灭虫蛇，芳香辟秽，胜四时不正之气。久旷之屋，宜焚烧此物而后入住，是养生保健之妙法。

【别名】山精（《神药经》）、仙术（《神农本草经》）、赤术（《名医别录》）、赤术、马蓟、青术、矛术、南苍术、仙术、和白术、关苍术。

【来源】为菊科多年生草本植物南苍术 *Atractcodes cance*（Thanb）DC，或北苍术 *Atractcodes chinensis*（DC）Koiclz，或关苍术 *Atractylodes japonica* Koidz.ex Kitam 的干燥根茎。前者药材称南苍术或茅苍术；后二者药材均称北苍术。春秋二季均可采挖，除去泥土残茎、晒干，微火烧去毛须，小浸或用米泔水润透切片，炒至微黄入药。

【植物形态】多年生草本，高达70cm。叶柄长2.5~3cm；茎下部叶片3~5羽裂，侧裂片长圆形、倒卵形或椭圆形，边缘刺齿平伏或内弯，顶裂片较大；茎上部叶3裂至不分裂。头状花序顶生，下有羽裂的叶状总苞一轮，总苞片6~8层；花多数，两性花与单性花多异株；两面性花有羽状长冠毛，花冠白色，细长管状；雄蕊5；子房下位，密被子白色柔毛。长圆形，瘦果被白色。花期8~9月，果期9~10月。

【生境分布】生于山坡、柞林下、灌丛间。南苍术或茅苍术主产浙江、江苏、湖北；北苍术主产河北、内蒙古、山西及东北三省。

【性状】南苍术根茎连珠状或结节状圆柱形，偶有分枝，多弯曲，长3~10cm，直径0.5~2cm。表面灰棕色或黑棕色，有根痕及细小须根，并残留茎痕。质坚实，折断面平坦，黄白色或灰白色，散有多数红棕色油点，习称朱砂点，暴露稍久，多数可析出白色细针状结晶。有浓郁的特异香气，味微甜而苦。

北苍术：呈结节状圆柱形，或呈不规则疙瘩块状，长2~10cm，直径1~3cm，表面黑棕色，有圆形茎痕及根痕，撞去栓皮者表面黄棕色，折断面带纤维性，浅黄白色，有黄棕色油点散在。气香，但较弱，味微苦、辛。

关苍术：多呈结节状圆柱形，长4~12cm，直径1~2.5cm，表面深棕色。质较轻，折断面不平坦，纤维性。气特异，味辛微苦。

以质坚实，断面朱砂点多，香气浓者为佳。

【化学成分】根茎含挥发油，内有（L-phenylalanine）L-苯丙氨酸、（vanillicacid）香草酸、（D-tryptophan）D-色氨酸、（hymecromone）羟甲香豆素、（scopoletin）莨菪亭、（4E，6E，12E）-tetradecatriene-8，10-diyne-1，3-diol、diyne-1，3-diol、eudesm-4（15），7-diene-9α，11-diol、eudesm-4（15），7-diene-11-ol-9-one、7-phenyl-2-heptene-4，6-diyn-1-ol、（atractylenolide Ⅲ）白术内酯Ⅲ、（safrole）黄樟素、（4R，S）-4-isopropyl-trans-bicyclo[4.3.0]-2-nonen-8-one、（atractylenolactam）白术内酰胺、[5-（hydroxymethyl）-2-furancarboxaldehyde]5-羟甲基-2-呋喃甲醛、（diacetyl-atractylodiol）二乙酰苍术素醇、[（1Z）-atractylodin]（1Z）-苍术素、[2-（biphenyl-4-yl）acetaldehyde]2-（联苯基-4-基）乙醛、（4E，6E，12E）-1-acetoxy-3-isovaleryloxytetradeca-4，6，12-trien-8，10-diyn-14-ol、（atractylodin）苍术素、（3β-hydroxyatractylon）3β-羟基苍术酮、（acetylatractylodinol）乙酰苍术素醇、（atractylenolide Ⅱ）白术内酯Ⅱ、8β-ethoxyasterolid、（8β-methoxy-atractylenolideI）8β-甲氧基白术内酯I、（atractylenolideI）白术内酯I、[（6E，12E）-tetradecadiene-8，10-diyne-1，3-diol-diacetate、7-methoxy-2-methyl-2-（4-methylpent-3-enyl）-2H-chromeneselina-4（14）]7（11）-dien-8-one、芹子二烯酮、（furanodienone）呋喃二烯酮、（dibutylphthalate）邻苯二甲酸二丁酯、（4E，6E，12E）-tetradecatriene-8，10-diyne-1，3-diol-diacetate、（atractylone）苍术酮、（quinicacid）奎宁酸、（malicacid）苹果酸、（neochlorogenicacid）新绿原酸、（atractylosideA）苍术苷A、（chlorogenicacid）

绿原酸、（5-O-feruloylquinicacid）5-O-阿魏酰奎宁酸、（cryptochlorogeninacid）隐绿原酸、（dihydrosyrindine）二氢紫丁香苷、（icarisideF2）淫羊藿次苷F2、（coumaroylquinicacids）肉桂酰奎宁酸、（isochlorogenicacidB）异绿原酸B、（3-O-feruloylquinicacid）3-O-阿魏酰奎宁酸、（icarisideD1）淫羊藿次苷D1、（atractylosideH）苍术苷H、（4-O-feruloylquinicacid）4-O-阿魏酰奎宁酸、（atractylosideI）苍术苷I、（syringing）紫丁香苷、（ferulicacid）阿魏酸、（atractylosideF）苍术苷F、（atractylosideE）苍术苷E、（isochlorogenicacidA）异绿原酸A、（nonanedioicacid）壬二酸、（isochlorogenicacidC）异绿原酸C、（atractylosideG2-O-β-D-glucopyranoside）苍术苷G2-O-β-D-glucopyranoside、（atractylosideG）苍术苷G、（palmiticacid）棕榈酸、（9-octadecenoicacid）十八碳-9-烯酸。

【显微鉴别】

1.南苍术根茎（直径0.85cm）的横切面：木栓层有10~40层木栓细胞，其间夹有石细胞带1至数条不等，每一石细胞带约由2~3层类长方形石细胞集成。皮层薄壁组织中散在大型油室，长径225~400~810μm，短径135~225~450μm。韧皮部窄小，细胞壁薄。形成层成环。木质部的内侧有木纤维束，在缢缩部位的横切面，木纤维束较大且多，和导管群相间排列，射线和髓部散有油室。薄壁细胞含有菊糖和细小的草酸钙针晶。

2.北苍术根茎（直径0.6cm）的横切面：木栓层中石细胞带2至多条。皮层有纤维束，由40~120个或更多纤维集成，少数纤维束位于韧皮部外方。皮层、韧皮部、射线和髓部均有油室散在，长径200~300~360μm，短径120~150~270μm。木质部纤维束较大，和导管群相间排列。

3.关苍术根茎（直径1.2cm）的横切面：皮层纤维束较多，油室略小，长径180~200~300μm，短径100~145~225μm。

【理化鉴别】

1.取本品粉末1g，加乙醚5ml，振摇浸出15min，滤过。取滤液2ml，放于蒸发皿内，待乙醚挥散后，加含5%对二甲氨基苯甲醛的10%硫酸溶液1ml，显玫瑰红色，再于100℃烘5min出现绿色，但关苍术油烘后绿色出现不明显。

2. 薄层层析样品制备：取生药粉末50~100g，用挥发油提取器提出挥发油，吸取一定量，用乙酸乙酯稀释成10%溶液，供点样用。吸附剂：硅胶（青岛，180目）3g，加0.5%羧甲基纤维素钠水溶液10ml研磨后，铺于玻璃板上，厚度约0.25mm，晾干后于100℃烘1h。展开剂：苯 – 乙酸乙酯 – 己烷（15：15：70），展距20cm。显色剂：含5%对二甲氨基苯甲醛的10%硫酸溶液。喷后再于100℃烘5min。结果：喷显色剂后，苍术酮立显红色，烘后呈紫色。苍术素、茅术醇、桉油醇于喷显色剂后不显色，烘后苍术素显绿色，茅术醇与桉油醇显棕色在同一位置。关苍术油于喷显色剂后，在相当苍术素位置出现黄色斑点，逐渐变蓝色。

【炮制】

苍术片的制法：取原药材，除去杂质，用水浸泡，洗净，润透，切厚片，干燥，筛去碎屑。

1. 麸制取麸皮，撒在热锅内，加热至冒烟时，加入苍术片，迅速翻动，炒至表面深黄色，取出，筛去麸皮，放凉。每苍术片100kg，用麸皮10kg。

2. 炒制

（1）炒黄取苍术片，置锅内，用文火炒至微黄色，取出。

（2）炒焦取苍术片，置锅内，以武火炒至焦褐色，取出，筛去灰屑。

3. 泔制取苍术片，用米泔水喷洒湿润，置锅内用文火炒至微黄色；或取拣净的苍术，用米泔水浸泡后捞出，置笼屉内加热蒸透，取出，干燥。

4. 土制先将灶心上置热锅内炒松，倒入苍术片，用中火炒至闻到苍术固有香气为度，取出，筛去土，晾凉。每苍术片500g，用灶心土150g。

5. 盐制取苍术用大火炒至外皮焦黑色，加盐水，炒干取出。每苍术1kg，用盐0.05kg，水适量。

6. 制炭取净苍术置锅内加热，用铁耙翻动均匀，炒至黑褐色，及时喷淋清水，取出，置容器内，搅动散热，候烟冒尽，待凉即得。

【历史沿革】

苍术历代沿用的炮制方法有唐代采用米泔制（《银海精微》），醋煮（《仙授理伤续断秘方》）的方法。宋代有炒黄（《太平圣惠方》），米泔浸后麸炒（《重刊本草衍义》），米泔浸后醋炒，皂角煮水后盐水炒（《圣济总录》），米泔水浸后葱白罨再炒黄（《太平惠民和剂局方》），米泔浸后盐炒（《小儿卫生总微方论》），土炒（《校注妇人良方》）等炮制方法。金、元时期增加了用多种辅料制，米泔水浸、椒炒、盐炒、醋煮、酒煮（《儒门事亲》），茴香炒、茱萸炒、猪苓炒、童便浸、东流水浸焙（《世医得效方》），米泔浸后乌头、川楝子同炒焦黄，川椒、破故纸、陈皮、酒浸后炒，酒或醋浸炒（《瑞竹堂经验方》）等方法。明代有了制炭、蒸法、茱萸制（《普济方》），土米泔并制、姜汁炒（《仁术便览》），桑葚取汁制（《景岳全书》），米泔浸后牡蛎粉炒（《济阴纲目》），米泔浸后黑豆、蜜酒、人乳并制（《炮炙大法》），米泔浸后再用土、水浸，并与芝麻、粳米糠拌炒（《本草乘雅半偈》）等方法。清代增加了九蒸九晒法（《医方集解》），炒焦法，土炒炭法（《外科证治全生集》）和烘制（《医方从话》）等方法。现在主要的炮制方法有炒焦、麸炒，2015年版《中国药典》仅收载麸炒法。

【性味】辛、苦，温。

1.《本草衍义》："气味辛烈。"

2.《珍珠囊》："甘辛。"

3.《晶汇精要》："味苦甘，性温，无毒。"

【归经】归脾、胃经。

1.《珍珠囊》："足阳明、太阴。"

2.《纲目》："入足太阴、阳明，手太阴、太阳之经。"

3.《本草新编》："入足阳明、太阳经。"

4.《本草再新》："入脾、肝二经。"

【主治功效】燥湿健脾、祛风散寒、明目。临床常常用来治疗湿阻脾胃所致的脘腹胀满、食欲不振、倦怠乏力、水肿泄泻，寒湿所致的白带，湿热下注所致的脚膝肿痛、痿软无力，风湿痹痛，风寒感冒，夜盲，眼目昏涩。

1.《神农本草经》："主风寒湿痹，止汗，除热，消食，死肌痉疸。作煎饵久服，轻身延年不饥。"

2.《本草经集注》："味苦、甘，温，无毒。主治风寒湿痹，死肌，痉，疸，止汗，除热，消食。主大风在身面，风眩头痛，目泪出，消痰水，逐皮间风水结肿，除心下急满，及霍乱、吐下不止，利腰脐间血，益津液，暖胃，消谷，嗜食。作煎饵。久服轻身，延年，不饥。"

3.《雷公炮制药性论》："味甘辛，性温，无毒，入脾、胃二经。主平胃健脾，宽中散结，发汗祛湿，压山岚气，散温疟。泔浸一宿，换泔浸，炒用。"

4.《玉楸药解》："味甘、微辛，入足太阴脾、足阳明胃经。燥土利水，泻饮消痰，行瘀郁去满，化癖除癥，理吞吐酸腐，辟山川瘴疠，起筋骨之痿软，回溲溺之混浊。"

5.《本草新编》："苍术，气辛，味浓，性散能发汗。入足阳明、太阴经。亦能消湿，去胸中冷气，辟山岚瘴气，解瘟疫尸鬼之气，尤善止心疼。"

6.《本草备要》："燥胃强脾，发汗除湿，能升发胃中阳气，止吐泻，逐痰水，消肿满，辟恶气。散风寒湿，为治痿要药，又能总解痰、火、气、血、湿、食六郁及脾湿下流，肠风带浊。"

7.《本草崇原》："气味苦温，无毒。主治风寒湿痹、死肌、痉疸，除热，消食，作煎饵。久服轻身延年不饥。"

8.《本草便读》："辛苦气温，燥湿强脾能发汗。芳香质壮，宣中解郁并驱邪。破水结之囊，浊痰尽化。平胃中之敦阜，瘴疠全消。"

9.《药性歌括四百味》："苍术苦温，健脾燥湿。发汗宽中，更祛瘴疫。"

10.《冯氏锦囊秘录》："味苦、甘、辛，气温，无毒。苦辛重而甘味轻，故燥烈除湿之功则有余，补中扶脾之功则不足矣。"

11.《药笼小品》："苦温辛烈。燥湿强脾，发汗逐痰，饮辟恶气。总解痰气血湿食五郁燥结。"

12.《中药大辞典》："健脾，燥湿，解郁，辟秽。治湿盛困脾，倦怠嗜卧，脘痞腹胀，食欲不振，呕吐，泄泻，痢疾，疟疾，痰饮，水肿，时气感冒，风寒湿痹，足痿，夜盲。"

13.《中华本草》："燥湿健脾；祛风湿；明目。主湿困脾胃；倦怠嗜卧；脘痞腹胀；食欲不振；哎吐泄泻；痰饮；湿肿；表证夹湿；头身重痛；痹证温性；肢节酸痛重着；痿躄；夜盲。"

14.《外科证治全生集》："治脾胃寒湿，消痰逐水，不伏水土，止泻痢霍乱，久服延年。"

15.《名医别录》："主头痛，消痰水，逐皮间风水结肿，除心下急满及霍乱吐下不止，暖胃消谷嗜食。"

16.《本经逢原》："疏泄阳明之湿而安太阴，辟时行恶气。"

17.《珍珠囊》："能健胃安脾，诸湿肿非此不能除。"

18.《本草纲目》："治湿痰留饮，或挟瘀血成窠囊，及脾湿下流，浊沥带下，滑泻肠风。"

19.《本草求原》："止水泻飧泄，伤食暑泻，脾湿下血。"

20.《医学启源》："苍术，主治与白术同，若除上湿发汗，功最大，若补中焦除湿，力少。"

【用法用量】煎服，3~9g。本品温燥烈，故阴虚内热，气虚多汗者忌用。

1.《本草经集注》："防风、地榆为之使。"

2.《药性论》："忌桃、李、雀肉、菘菜、青鱼。"

3.《医学入门》"血虚怯弱及七情气闷者慎用。误服耗气血，燥津液，虚火动而痞闷愈甚。"

4.《本草经疏》："凡病属阴虚血少、精不足，内热骨蒸，口干唇燥，咳嗽吐痰、吐血，鼻，咽塞，便秘滞下者，法咸忌之。肝肾有动气者勿服。"

5.《本草正》"内热阴虚，表疏汗出者忌服。"

【药理作用】

1. 调整胃肠运动功能：苍术煎剂、苍术醇提取物在一定剂量范围内能明显缓解乙酰胆碱所致家兔离体小肠痉挛，而对肾上腺素所致小肠运动抑制，则有一定的对抗作用。苍术醇提取物还能对抗乙酰胆碱、氯化钡所致大鼠离体胃平滑肌痉挛，而对正常大鼠胃平滑肌则有轻度兴奋作用。苍术丙酮提取物、β 按叶醇及茅术醇对氨甲酰胆碱、Ca^{2+} 及电刺激所致大鼠在体小肠收缩加强，均有明显对抗作用。苍术丙酮提取物对小鼠炭末推进运动则有明显促进作用。对番泻叶煎剂所制"脾虚泄泻"模型大鼠的小肠推进运动亢进，苍术煎剂有明显对抗作用。

2. 抗溃疡：苍术有较强的抗溃疡作用。研究显示，茅苍术及北苍术对幽门结扎型溃疡、幽门结扎阿司匹林溃疡、应激性溃疡有较强的抑制作用，两种苍术均能显著抑制溃疡、动物的胃液量、总酸度、总消化能力及黏膜损害。研究认为，苍术抗溃疡作用机理主要有两个方面：

①抑制胃酸分泌作用：北苍术挥发油中的苍术醇能抑制甾体激素的释放，减轻甾体激素对胃酸分泌的刺激，茅苍术所含 β-桉叶醇有抗 H2 受体作用，能抑制胃酸分泌，并对抗皮质激素对胃酸分泌的刺激作用。

②增强胃黏膜保护作用：北苍术可使胃黏膜组织血流量增加，从苍术中提取的氨基己糖具有促进胃黏膜修复作用，关苍术（A.japonica）还能明显增加氨基己糖在胃液和黏膜中的含量，从而增强胃黏膜保护作用。

3. 保肝：苍术及 β-桉叶醇、茅术醇、苍术酮对 CCL4 及 D-氨基半乳糖诱发的培养鼠肝细胞损害均有显著的预防作用。此外，苍术煎剂对小鼠肝脏蛋白质合成有明显促进作用。

4. 抑菌：苍术提取物具有消除耐药福氏痢疾杆菌 R 质粒的作用，能降低细菌耐药性的产生。利用 95% 乙醇浸泡苍术 10h，取出苍术，放在准备消毒的手术室地面上，点燃，直到苍术化为灰为止，消毒后比消毒前空气中菌落数明显减少。然而，早期体外研究未发现苍术水煎液有明显抗菌作用。

5. 对血糖的影响：苍术煎剂灌胃给药或醇浸剂皮下给药，可使正常家兔血糖水平升高，但对四氧嘧啶性糖尿病家兔则有降血糖作用。苍术水提取物灌胃可使链脉霉素诱发的大鼠高血糖水平降低。有研究认为，苍术有效成分和腺嘌呤核苷酸在同一线粒体上起竞争性抑制作用，从而抑制细胞内氧化磷酸化作用，干扰能量的转移过程。

6. 抗缺氧：对氰化钾所致小鼠缺氧模型，苍术酮提取物 750mg/kg 灌胃，能明显延长小鼠的存活时间，并降低小鼠相对死亡率。苍术抗缺氧的主要活性成分为 β-桉叶醇。

7. 中枢抑制：茅苍术、北苍术、β-桉叶醇、茅术醇对小鼠有镇静作用，能抑制小鼠自发活动。茅苍术提取物和挥发油，小剂量使脊髓反射亢进，较大剂量则呈抑制作用，终致呼吸麻痹而死。茅苍术和北苍术的提取物能增强巴比妥睡眠作用，其药理活性成分主要是 β-桉叶醇和茅术醇。

8. 抗肿瘤：苍术挥发油、茅术醇、β-桉叶醇100mg/ml 在体外对食管癌细胞有抑制作用，其中茅术醇作用较强。

9. 促进骨骼钙化：苍术中含有与钙磷吸收有关的维生素 D，其挥发油具有促进骨骼钙化作用。北苍术挥发油对患佝偻病的白洛克雏鸡，能在一定程度上改善症状。

10. 对心血管系统的影响：苍术对蟾蜍心脏有轻度抑制作用，对蟾蜍后肢血管有轻度扩张作用。苍术浸膏小剂量静脉注射，可使家兔血压轻度上升，大剂量则使血压下降。

【毒性】

现代研究表明：苍术的挥发油既是有效成分，但过量又会产生毒副作用。据实验报道，苍术挥发油对青蛙有镇静作用，并能使脊髓反射机能亢进，高剂量可使中枢神经抑制，最后呼吸麻痹而死，可见过量的苍术挥发油，对生物体有害。苍术经炮制后，当中挥发油部分损失，因而可减低毒副作用。

七、甘草

【史载】蜜甘（《别录》）、蜜草（《别录》）、美草（《别录》）、草（《别录》）、灵通（《记事珠》）、国老（《别录》）。弘景曰：此草最为众药之主，经方少有不用者，犹如香中有沉香也。国老即帝师之称，虽非君而为君所宗，是以能安和草石而解诸毒也。甄权曰：诸药中甘草为君，治七十二种乳石毒，解一千二百般草木毒，调和众药有功，故有国老之号。

【产地】新疆维吾尔自治区、内蒙古自治区、宁夏回族自治区和甘肃省为甘草重点产区。内蒙古鄂托克前旗、杭锦旗、达拉特旗、阿拉善右旗、鄂托克旗、阿拉善左旗、扎鲁特旗等，宁夏盐池、灵武、同心、中宁、平罗等，新疆巴楚、沙雅、阿瓦提、阿图什、新源、乌苏、库尔勒、哈密等，甘肃安西、敦煌、武威、张掖等地为我国传统中药材甘草商品"西草"的主产区；内蒙古东部地区的赤峰，吉林的洮南、通榆、长岭、大安、镇赉等，黑龙江大庆、安达等，河北宣化，山西五台，辽宁朝阳、阜新等为我国传统甘草药材商品"东草"的主产区。

【别名】国老、甜草、乌拉尔甘草、甜根子。

【来源】本品为豆科植物甘草 *Glycyrrhiza uralensis* Fisch. 胀果甘草 *Glycyrrhiza inflate* Bat. 或光果甘草 *Glycyrrhiza glabra*L. 的干燥根。春、秋二季采挖，除去须根，晒干。

【植物形态】多年生草本，根与根状茎粗壮，直径1~3cm，外皮褐色，里面淡黄色。具甜味。茎直立，多分枝，高30~120cm，密被鳞片状腺点、刺毛状腺体及白色或褐色的绒毛。叶长5~20cm，托叶三角状披针形，长约5mm，宽约2mm，两面密被白色短柔毛；叶柄密被褐色腺点和短柔毛；小叶5~17枚，卵形、长卵形或近圆形，长1.5~5cm，宽0.8~3cm，上面暗绿色，下面绿色，两面均密被黄褐色腺点及短柔毛，顶端钝，具短尖，基部圆，边缘全缘或微呈波状，多少反卷。总状花序腋生，具多数花，总花梗短于叶，密生褐色的鳞片状腺点和短柔毛；苞片长圆状披针形，长3~4mm，褐色，膜质，外面被黄色腺点和短柔毛；花萼钟状，长7~14mm，密被黄色腺点及短柔毛，基部偏斜并膨大呈囊状，萼齿5，与萼筒近等长，上部2齿大部分连合；花冠紫色、白色或黄色，长10~24mm，旗瓣长圆形，顶端微凹，基部具短瓣柄，翼瓣短于旗瓣，龙骨瓣短于翼瓣；子房密被刺毛状腺体。荚果弯曲呈镰刀状或呈环状，密集成球，密生瘤状突起和刺毛状腺体。种子3~11，暗绿色，圆形或肾形，长约3mm。花期6~8月，果期7~10月。直立属，叶互生，奇数现状复叶，小叶7~17枚，椭圆形卵状，总状花序腋生，淡紫红色，蝶形花。长圆形夹果，有时呈镰刀状或环状弯曲，密被棕色刺毛状腺毛。扁圆形种子。

【生长环境】甘草多生长在干旱、半干旱的沙土、沙漠边缘和黄土丘陵地带，在引黄灌区的田野和河滩地里也易于繁殖。它适应性强，抗逆性强。甘草喜光照充足、降雨量较少、夏季酷热、冬季严寒、昼夜温差大的生态环境，具有喜光、耐旱、耐热、耐盐碱和耐寒的特性。适宜在土层深厚、土质疏松、排水良好的沙质土壤中生长。

【地理分布】在亚洲、欧洲、美洲等地都有分布（并大都有传统的药用和其他用途）。甘草在我国主要分布于新疆、内蒙古、宁夏、甘肃、山西朔州野生为主。人工种植甘草主产分布在新疆、内蒙古、甘肃的河西走廊和陇西的周边、宁夏部分地区。

【性状】甘草：根呈圆柱形，长25~100cm，直径0.6~3.5cm。外皮松紧不一。表面红棕色或灰棕色，具显著的纵皱纹、沟纹、皮孔及稀疏的细根痕。质坚实，断面略显纤维性，黄白色，粉性，形成层环明显，射线放射状，有的有裂隙。根茎呈圆柱形，表面有芽痕，断面中部有髓。气微，味甜而特殊。

胀果甘草：根及根茎木质粗壮，有的分枝，外皮粗糙，多灰棕色或灰褐色。质坚硬，木质纤维多，粉性小。根茎不定芽多而粗大。

光果甘草：根及根茎质地较坚实，有的分枝，外皮不粗糙，多灰棕色，皮孔细而不明显。

【化学成分】1.甘草根和根茎主含三萜皂甙。其中主要的一种，谷称甘草甜素（glycyrrhizin）的，系甘草的甜味成分，是1分子的18β-甘草次酸（18β-glycyrrhetic acid）和2分子的葡萄醛酸（glucuronic acid）结合生成的甘草酸（glycyrrhizic acid）的钾盐和钙盐。其他的三萜皂甙有：乌拉尔甘草皂甙（uralsaponin）A、B和甘草皂甙（licoricesaponin）A3、B2、C2、D3、E2、F3、G2、H2、J2、K2。又含黄酮素类化合物：甘草甙元（liquiritigenin），甘草甙（liquiritin），异甘草甙元（isoliquiritigenin），异甘草甙（isoliquiritin），新甘草甙（neoliquiritin），亲异甘草甙（neoisoliquiritin），甘草西定（licoricidin），甘草利酮（licoricone），刺芒柄花素（formononetin），5-O-甲基甘草本定（5-O-methyllicoricidin），甘草甙元-4'-芹糖葡萄糖甙[liquiritigenin-4'-qpiofur-anosyl（1-2）glucopyranoside, apioliquiritin]，甘草甙元-7，4'-二葡萄糖甙（liquiritigenin-7，4'-diglucoside），新西兰牡荆甙Ⅱ（vicenin Ⅱ），异甘草黄酮醇（isolicoflanonol），异甘草甙元-4'-芹糖葡萄甙[isoliquiritigenin-4'-apiofuranosyl（1-2）glucopyranoside, licurazid, apioisoliquiritin]。还含香豆精类化合物：甘草香豆精（glycycoum-arim），甘草酚（glycyrol），异甘草酚（isoglycyrol）甘草香豆精-7-甲醚（glycyrin），新甘草酚（neoglycyrol），甘草吡喃香豆精（licopyranocoumarin），甘草香豆酮（licocoumarione）等。又含生物碱：5，6，7，8-四氢-4-甲基喹啉（5，6，7，8-teTCMLIBahydro-4-methylquinoline），5，6，7，8-四氢-2，4-二甲基喹啉（5，6，7，8-teTCMLIBahydro-2，4-dimethylquinoline），3-甲基-6，7，8-三氢

吡咯并 [1，2-a] 嘧啶 -3- 酮（3-methyl-6，7，8-TCMLIBihydropyrrolo[1，2-a] pyrimidin-3-one）。还含甘草苯并呋喃（licobenzofuran），又名甘草新木脂素（liconeolignan），β- 谷甾醇（β-sitosterol），正二十三烷（n-TCMLIBicosane），正二十六烷（n-hexacos-ane），正二十七烷（n-heptacosane）等。另含甘草葡聚糖 GBW（glucan GBW），三种中性的具网状内皮活性的甘草多糖（glycyrrigan）UA、UB、UC，多种具免疫兴奋作用的多糖（polysaccharide）GR-2a、GR-2Ⅱb、GR-2ⅡC 和多糖 GPS 等。甘草的叶含黄酮化合物：新西兰牡荆甙 -Ⅱ，水仙甙（narcissin），烟花甙（nicotiflorin），芸香甙（rutin），异槲皮甙（isoquerciTCMLIBin），紫云英甙（asTCMLIBagalin），乌拉尔醇（uralenol），新乌尔醇（uralenol），新乌拉尔醇（neouralenol），乌拉尔宁（uralenin），槲皮素 -3，3'- 二甲醚（quercetin-3，3'-dimethyl ether），乌拉尔醇 -3- 甲醚（uralenol-3-methylether），乌拉尔素（uralene），槲皮素（quercetin）等。还含乌拉尔新甙（uralenneoside）。甘草的地上部分分离得到东莨菪素（scopoletin），刺芒柄花素，黄羽扇豆魏特酮（lupiwighteone），乙形刺酮素（sigmoidin）B 以及甘草宁（gancaonin）A、B、C、D、E、L、M、N、O、P、Q、R、S、T、U、V。

2. 光果甘草根和根茎含甘草甜素，除分离得到甘草酸、18-β 甘草次酸外，还得到多种三萜类化合物：18α- 羟基甘草次酸（18α-hydroxyglycyrrhetic acid），24- 羟基甘草次酸（24-hydroxyglycyrrhetic acid），24- 羟基 -11- 去氧甘草次酸（24-hydroxy-11-deoxyglycyrrhetic acid），11- 去氧甘草次酸（11-deoxyglycyrrhetic acid），3β- 羟基齐墩果 -11，13（18）- 二烯 -30- 酸 [3β-hydroxyolean-11，13（18）-dien-30-oic acid）甘草萜醇（glycyrrhetol），光果甘草酯（glabrolide），异光果甘草检酯（isoglabrolide），去氧光果甘草内酯（deoxyglabrolide），21α- 羟基异光果甘草内酯（21α-hydroxyisoglabrolide），甘草环氧酸（liquoric acid）等。又含黄酮成分：光果甘草甙（liquiritoside，光果甘草甙元（liquiritogenin），异光果甘草甙（isoliquiritoside），异光果甘草甙元（isoliquiritogenin），新甘草甙，亲异甘草甙，异甘草甙元 -4'- 芹糖葡萄糖甙（licuraside，licurazid），异甘草甙元 -4- 芹糖葡萄糖甙

[neolicuraside, isoliquiritigenin-4-apiofuranosyl（1-2）glucopyranoside], 光果甘草宁（glabranin），光果甘草醇（glabrol）、光果甘草定（glabridin），光果甘草酮（glabrone），光果甘草素（glabreene），7，2'-二羟基-3'，4'-亚甲二氧基异黄酮（glyzaglabrin），7-乙酰氧基-2-甲基异黄酮（glazarin），7-甲氧基-2-甲基异黄酮（7-methyoxy-2-methylisoflavone），7-羟基-2-甲基异黄酮（7-hydroxy-2-methylisoflavone），生松黄烷酮（pinocembrin），樱黄素（prunetin），刺芒柄花素等。又含光果甘草香豆精（liqcoumarin）及水溶性多糖及果胶（pectin）。光果甘草的地上部分分离得到18β-甘草次酸，18α-甘草次酸（18α-glycyrrhetic acid）即是乌热酸（uralenic acid），以及多种黄酮类化合物：槲皮素，异槲皮甙（isoquerciTCMLIBin），槲皮素-3-双葡萄糖甙（quercetin-3-glucobioside），山奈酚（kaempferol），紫云英甙，肥皂草素（saponaretin），甘草甙元，异甘草甙元，芫花素（genkwanin），山奈酚-3-双葡萄甙（kaempferol-3-glucoboside）等。另含多糖9.7%，其中水溶性多糖1.6%。

3. 胀果甘草根含三萜类甜素，甘草次酸-3-芹糖葡萄糖醛酸甙（apioglycyrrhizin），甘草次酸-3-阿拉伯糖葡萄糖醛酸甙（araboglycyrrhizin）。其他三萜成分有：18β-甘草次酸，11-去氧甘草次酸，乌拉尔甘草皂甙A3、G2、H2等。又含黄酮类成分：甘草甙元，甘草甙，异甘草甙元，异甘草甙，芒柄花甙，4'，7-二羟基黄酮（4'，7-dihydroxyflavone），甘草黄酮（licoflavone）A，甘草甙元-4'-芹糖葡萄糖甙，异甘草甙元-4'-芹糖葡萄糖甙，甘草杏耳酮（licochalcone）A、B、C、D，刺毛甘草查耳酮（echinatin），光果甘草酮等。还含二芳基丙二酮类成分：5'-异戊烯基甘草二酮（5'-prenyllicodione），胀果甘草二酮（glycyrdione）A、B及胀果甘草宁（glyinflanin）A、B、C、D。基中胀果甘草二酮A与胀果宁A系同一物质。又含β-谷醇（β-sitosterol）。

4. 粗毛甘草根含三萜类成分：甘草酸，光果甘草内酯等。又含黄酮类成分：甘草甙，异甘草甙，粗毛甘草素（glyasperin）A、B、C、D，熊竹素（kumatakenin），黄宝石羽扇豆素（topazolin），甘草异黄酮（licoisoflavone）B，半甘草异黄酮（semilicoisoflavone）B，甘草异黄烷酮（licoisoflavanone），3'-（γ，γ-二甲基烯丙基）奇维酮 [3'（γ，γ-dimethylallyl）-kievitone], 甘草西定，甘草异黄烷（licoriisoflavan）A，1-甲氧基菲西佛利醇（1-methyoxyficifolinol）。又含香豆精类成分：甘草香豆精，异甘草香豆精（isoglycycoumarin），甘草酚，甘草香豆酮。另含水溶性多糖和果胶。

5. 黄甘草根和根茎含三萜类成分：甘草酸，戊拉尔甘草皂甙A及B，黄甘草皂甙（glyeurysaponin）。又含黄酮类成分：黄甘草甙（glycyroside），芒柄花甙，甘草甙，异甙草甙，甘草甙元-4'-芹糖葡萄糖甙，异甘草元-4'-芹糖葡萄糖甙，南酸枣甙（choerospondin），广豆根黄酮甙（sophoraflavone）B，夏弗塔雪轮甙（schaftoside），三色堇黄酮甙（isovi-osanthin），苜蓿紫檀酚-3-O-葡萄糖甙（medicarpin-3-O-glucoside），新西兰牡荆甙Ⅱ。还含 β-谷甾醇（β-sitosterol），胡萝卜甙（daucosterol），根皮酸（phloretic acid）。

6. 云南甘草根含三萜类成分。将总皂甙水解得到云南甘草次皂甙D（glyyyunnanpro-sapogenin D），云南甘草皂甙元（glyyunnansapogenin）A、B、C、E、F、G、H和马其顿甘草酸（macedonic acid），又含 β-谷甾醇。还含黄酮类成分：异甘草甙元，4'，7-二羟基黄酮，7-甲氧基-4'-羟基黄酮（7-methoxy-4'-hydroxyflavone），7-甲氧基-4'-羟基黄酮醇（7-methoxy-4'-hydroxyflavonol）。

【显微鉴别】本品横切面：木栓层为数列棕色细胞。皮层较窄。韧皮部射线宽广，多弯曲，常现裂隙；纤维多成束，非木化或微木化，周围薄壁细胞常含草酸钙方晶；筛管群常因压缩而变形。束内形成层明显。木质部射线宽3~5列细胞；导管较多，直径约160μm；木纤维成束，周围薄壁细胞亦含草酸钙方晶。根中心无髓；根茎中心有髓。粉末淡棕黄色。纤维成束，直径8~14μm，壁厚，微木化，周围薄壁细胞含草酸钙方晶，形成晶纤维。草酸钙方晶多见。具缘纹孔导管较大，稀有网纹导管。木栓细胞红棕色，多角形，微木化。

【理化鉴别】取本品粉末1g，加乙醚40ml，加热回流1h，滤过，药渣加甲醇30ml，加热回流1h，滤过，滤液蒸干，残渣加水40ml使溶解，用正丁醇提取3次，每次20ml，合并正丁醇液，用水洗涤3次，蒸干，残渣加甲醇5ml使溶解，作为供试品溶液。另取甘草对照药材1g，同法制成对照药材溶液。

再取甘草酸铵对照品，加甲醇制成每1ml含2mg的溶液，作为对照品溶液。照薄层色谱法试验，吸取上述三种溶液各1~2μl，分别点于同一用1%氢氧化钠溶液制备的硅胶G薄层板上，以醋酸乙酯—甲酸—冰醋酸—水（15∶1∶1∶2）为展开剂，展开，取出，晾干，喷以10%硫酸乙醇溶液，在105℃加热至斑点显色清晰，置紫外光灯（365nm）下检视。供试品色谱中，在与对照药材色谱相应的位置上，显相同颜色的荧光斑点；在与对照品色谱相应的位置上，显相同的橙黄色荧光斑点。含量测定照高效液相色谱法测定。色谱条件与系统适用性试验用十八烷基硅烷键合硅胶为填充剂；甲醇－0.2mol/L醋酸铵溶液－冰醋酸（67∶33∶1）为流动相；检测波长为250nm。理论板数按甘草酸单铵盐峰计算应不低于2000。对照品溶液的制备取甘草酸单铵盐对照品约10mg，精密称定，置50ml量瓶中，用流动相溶解并稀释至刻度，摇匀，即得（每1ml含甘草酸单铵盐对照品0.2mg，折合甘草酸为0.1959mg）。供试品溶液的制备取本品中粉约0.3g，精密称定，置50ml量瓶中，加流动相约45ml，超声处理（功率250W，频率20kHz）30min，取出，放冷，加流动相至刻度，摇匀，滤过，即得。

【炮制】甘草：拣去杂质，洗净，用水浸泡至八成透时，捞出，润透切片，晾干。蜜炙甘草：取甘草片，加炼熟的蜂蜜与开水少许，拌匀，稍闷，置锅内用文火炒至变为深黄色、不粘手为度，取出放凉。（每甘草片50kg，用炼熟蜂蜜12.5~15kg）

1.《雷公炮炙沦》："凡使甘草，须去头尾尖处，用酒浸蒸，从巳至午出，暴干，细锉使。一斤用酥七两，涂上炙，酥尽为度。又先炮令内外赤黄用良。"

2.《纲目》："方书炙甘草皆用长流水蘸湿炙之，至熟刮去赤皮。或用浆水炙热。"

3.《得配本草》："粳米拌炒，或蜜炙用。"

【性味】甘，平。

1.《本经》："味甘，平。"

2.《别录》："无毒。"

3.《本草衍义》："微凉。"

4.《珍珠囊》："生甘，平；炙甘，温。"

【归经】入脾、胃、肺经。

1.《汤液本草》："入足厥阴、太阴、少阴经。"

2.《雷公炮制药性解》："入心、脾二经。"

3.《本草通玄》："入脾、胃。"

4.《本草经解》："入手太阴肺经、足太阴脾经。"

【主治功效】和中缓急，润肺，解毒，调和诸药。炙用，治脾胃虚弱，食少，腹痛便溏，劳倦发热，肺痿咳嗽，心悸，惊痫；生用，治咽喉肿痛，消化性溃疡，痈疽疮疡，解药毒及食物中毒。

1.《本经》："主五脏六腑寒热邪气，坚筋骨，长肌肉，倍力，金疮肿，解毒。"

2.《别录》："温中下气，烦满短气，伤脏咳嗽，止渴，通经脉，利血气，解百药毒。"

3.《药性论》："主腹中冷痛，治惊痫，除腹胀满；补益五脏；制诸药毒；养肾气内伤，令人阴（不）痿；主妇人血沥腰痛；虚而多热；加而用之。"

4.《日华子本草》："安魂定魄。补五劳七伤，一切虚损、惊悸、烦闷、健忘。通九窍，利百脉，益精养气，壮筋骨，解冷热。"

5.《珍珠囊》："补血，养胃。"

6.《汤液本草》："治肺痿之脓血，而作吐剂；消五发之疮疽，与黄耆同功。"

7.《纲目》："解小儿胎毒、惊痫，降火止痛。"

8.《中国药植图鉴》："治消化性溃疡和黄疸。"

【用法用量】内服：煎汤，4.5~9g；或入丸、散。外用：研末掺或煎水洗。注意实证中满腹胀，忌服。

1.《本草经集注）："术、干漆、苦参为之使。恶远志。反大戟、芫花、甘遂、海藻四物。"

2.《医学入门》："痢疾初作，不可用。"

【药理作用】甘草具有补脾益气，清热解毒，祛痰止咳，缓急止痛，调和诸药的功效。用于脾胃虚弱，倦怠乏力，心悸气短，咳嗽痰多，脘腹、四肢挛急疼痛，痈肿疮毒，缓解药物毒性、烈性。《别录》记载："温中下气，伤脏咳嗽，温经脉，利血气，解百药毒。"《日华子本草》记载："安魂定魄。补五劳七伤，一切虚损、惊悸、烦闷、健忘。通九窍，利百脉，益精养气，壮筋骨，解冷热。"

1. 肾上腺皮质激素样作用：甘草浸膏、甘草甜素、甘草次酸对多种动物均具有去氧皮质酮样作用，能促进钠、水潴留，排钾增加，显示盐皮质激素样作用；甘草浸膏、甘草甜素能使大鼠胸腺萎缩、肾上腺重量增加、血中嗜酸性白细胞和淋巴细胞减少、尿中游离型17–羟皮质酮增加，显示糖皮质激素样作用。

2. 调节机体免疫功能：甘草具有增强和抑制机体免疫功能的不同成分。甘草葡聚糖能增强机体免疫功能，对小鼠脾脏淋巴细胞有激活增殖作用，表现出致分裂原特性，与 ConA 合用有协同作用。甘草酸类主要表现为增强巨噬细胞吞噬功能和增强细胞免疫功能的作用，但对体液免疫功能有抑制作用。20例高血脂症病人应用甘草甜素后，血浆免疫球蛋白 IgG、IgA 及补体 C3 含量均显著降低。甘草酸单铵和 LX 也有免疫抑制作用。甘草酸单铵对3H–TdR 掺入大鼠淋巴细胞 DNA 有抑制作用。LX 腹腔注射能明显抑制免疫小鼠 IgG 的生成。

3. 抗菌、抗病毒、抗炎、抗变态反应：甘草黄酮类化合物对金黄色葡萄球菌、枯草杆菌、酵母菌、真菌、链球菌等有抑制作用。甘草甜素对人体免疫性缺陷病毒（艾滋病毒, HIV）、肝炎病毒、水疱性口腔病毒、腺病毒Ⅲ型、单纯疱疹病毒Ⅰ型、牛痘病毒等均有明显的抑制作用。甘草具有皮质激素样抗炎作用，对小鼠化学性耳廓肿胀、腹腔毛细血管通透性增高、大鼠棉球肉芽肿、甲醛性大鼠足肿胀、角叉菜胶性大鼠关节炎等都有抑制作用。抗炎有效成分是甘草酸单铵盐、甘草次酸和 FM100，FM100和与芍药苷合并应用对大鼠足肿胀有协同抑制作用。甘草酸单铵盐对豚鼠腹腔注射给药，可明显抑制豚鼠支气管哮喘的发生，表现为引起哮喘时间明显延长。甘草甜素能显著抑制鸡蛋清引起的豚鼠皮肤反应，并减轻过敏性休克症状。甘草水煎液能抑制大鼠被动皮肤过敏反应，降低小鼠血清 IgE 抗体水平。异甘草素等成分能抑制透明质酸酶的活性，并对由免疫刺激所诱导的肥大细胞组胺释放有抑制作用。

4. 镇咳、祛痰：甘草浸膏片口内含化后能覆盖在发炎的咽部黏膜上，缓和炎症对它的刺激，达到镇咳作用。甘草还能通过促进咽喉和支气管黏膜的分泌，使痰易于咳出，呈现祛痰镇咳作用。甘草次酸、甘草黄酮、甘草流浸膏灌胃给药，对氨水和二氧化硫引起的小鼠咳嗽均有镇咳作用，并均有祛痰作用。甘草次酸胆碱盐皮下注射，对豚鼠吸入氨水和电刺激猫喉上神经引起的咳嗽，均有明显的镇咳作用。

5. 对消化系统的影响及抗溃疡：甘草粉、甘草浸膏、甘草次酸、甘草素、甘草苷、异甘草苷和FM100对动物多种实验性溃疡模型均有抑制作用，能促进溃疡愈合。生胃酮（即甘草次酸的琥珀酸半酯二钠盐）能加速胃溃疡面愈合、改善胃黏膜抵抗力。FM100灌服给药，能完全抑制结扎幽门引起的大鼠胃溃疡形成，对乙酰胆碱和组胺引起的胃酸分泌有抑制作用。

6. 解毒：甘草对误食毒物（毒蕈），药物中毒（敌敌畏、喜树碱、顺铂、咖啡因、巴比妥）均有一定的解毒作用，能缓解中毒症状，降低中毒动物的死亡率。甘草解毒作用的有效成分主要为甘草甜素。

甘草解毒作用的机制为：

（1）吸附毒物，甘草甜素水解后释放出的葡萄糖醛酸可与含羧基、羟基的毒物结合，减少毒物的吸收。

（2）通过物理、化学沉淀毒物以减少吸收，如甘草可沉淀生物碱。

（3）肾上腺皮质激素样作用，改善垂体 – 肾上腺系统的调节作用，提高机体对毒物的耐受能力。

（4）提高小鼠肝细胞色素 P-450 的含量，增强肝脏的解毒功能。

7. 其他药理作用

（1）抗心律失常：炙甘草提取液腹腔注射对氯仿诱发的小鼠心室纤颤、肾上腺素诱发的家兔心律失常、乌头碱诱发的大鼠心律失常、氯化钡和毒毛花苷 K 诱发的豚鼠心律失常均有抑制作用，并能减慢心率、延长麻醉大鼠心电图的 P-R 和 Q-T 间期。甘草总黄酮可延长乌头碱诱发的小鼠心律失常的潜伏期，减少氯仿诱发的小鼠心室纤颤发生率，增加哇巴因诱发的豚鼠室性早搏、室性心动过速、心室纤颤和心搏停止所用的剂量。

（2）降血脂、抗动脉粥样硬化：降脂作用和抗动脉粥样硬化作用：甘草甜素对兔实验性高胆固醇症及胆固醇升高的高血压病人均有一定的降低血中胆固醇的作用。甘草甜素每天10mg/kg肌肉注射，连续5天，对实验性家兔高脂血症有明显的降脂作用：血浆胆固醇对照组为89 ± 4mg%，给药组为43 ± 4mg%；血浆甘油三酯对照组为168 ± 10mg%，给药组为90 ± 4mg%。小剂量的甘草甜素（2mg/d）在一定时间内能使实验性动脉粥样硬化家兔的胆固醇降低，粥样硬化程度减轻，（20mg/d）能阻止大动脉及冠状动脉粥样硬化的发展，但剂量更大时（40mg/d）反而无效。甘草次酸盐（10mg/kg，口服）对高血脂大鼠和实验性动脉粥样硬化的家兔有降血胆固醇、脂蛋白和 β - 脂蛋白甘油三酯的作用；家兔主动脉内的和大鼠肝脏内的胆固醇和 β - 脂蛋白含量下降，甘草次酸盐的降血脂和抗动脉粥样硬化作用较之聚合皂苷更强。体外实验观察到甘草甜素1mM 对 CP50和 AP50均能抑制50% 溶血。其抑制部位，用同样剂量在 Cis 的 A-Tee 水解能系统中可见有35% 的抑制效果，因而结论是：由于抑制了 Cis 从而影响了补体效价 CH50。在 AP 中的作用是 C3降低，由于补体反应被甘草甜素所抑制，相关的炎症的过程反应趋向缓解和静止，脂质系统和肝功能改善，动脉症的病理进程被阻断。

（3）抑制血小板聚集：甘草中的异甘草素具有抗血小板聚集作用，在体外的作用强度相当于阿司匹林。甘草叶中富含黄酮的组分对胶原蛋白或 ADP 诱导的血小板聚集具有较强的抑制作用，对后者的抑制作用比阿司匹林强大17.7倍。

（4）抗肿瘤：甘草酸对黄曲霉素和二乙基亚硝胺诱发的大鼠肝癌前病变的发生有明显的抑制作用。从胀果甘草中提取的黄酮类混合物可有效地预防巴豆油对小鼠皮肤的促癌作用。

综上所述，与甘草补脾益气功效相关的药理作用为肾上腺皮质激素样作用和调节机体免疫功能；与其清热解毒功效相关的药理作用为抗菌、抗病毒、抗炎、抗变态反应等作用；与其缓急止痛功效相关的作用为抗溃疡、解痉和保肝作用；而祛痰止咳、调和诸药的功效与其镇咳、祛痰、解毒作用有关。甘草还具有抗心律失常、降血脂、抗动脉粥样硬化、抑制血小板聚集、抗肿瘤等作用。

【药用毒性】久服大剂量甘草，可引起浮肿。有关研究还发现，甘草制剂有损性功能，每天服用28g甘草，可导致男性的性欲降低和其他形式的性无能，停药4天后可恢复。甘草还可抑制皮质醇的转化，从而导致血压上升和低血钾症。因此，对于有性功能减退、高血压及浮肿的患者，不宜使用甘草。

八、陈皮

【史载】橘最早出现于长江下游的江淮地区。文献记载可见于《考工记》："橘逾淮而北为枳。"江淮一带属于亚热带季风气候，温暖湿润，适宜橘的生长。到了汉代，长江中游一带开始有了橘种植的记载。《神农本草经》亦云："生南山川谷。"《神农本草经》中南山川谷指的应是今秦岭地区，属于长江中游流域。到陶弘景开始提及橘皮药材的道地产区，《本草经集注》："以东桔为好，西江亦有而不如。其皮小冷，疗气，乃言胜桔。北人亦用之，并以陈者为良。"陶弘景所云东橘应是今长三角地区的江浙一带，而西江则应是今江西地区。到了宋代，江浙地区名副其实成为橘皮的道地产区。如《本草图经》："今江浙、荆襄、湖岭皆有之。"到了明朝，橘皮道地产区南移到广东，至今仍以广产者为道地。《本草纲目》："今天下多以广中来者为胜，江西者次之。"《本草害利》："广东新会皮为胜，陈久者良，故名陈皮。福建产者名建皮，力薄。浙江衢州出者名衢皮，更次矣。"其道地产区与今完全吻合。宋代苏颂的《本草图经》对橘的植物性状有了详细准确地描述："桔、柚，生南山川谷及江南，今江浙、荆襄、湖岭皆有之。木高一、二丈，叶与枳无辨，刺出于茎间。夏初生白花，六月、七月而成实，至冬而黄熟，乃可啖。"根据所述，应是今之芸香科植物橘。李时珍《本草纲目》："橘实小，其瓣味微酢，其皮薄而红，味辛而苦。"《本草崇原》："橘生江南及山南山谷，今江浙荆襄湖岑皆有。枝多坚刺，叶色青翠，经冬不凋，结实青圆，秋冬始熟，或黄或赤，其臭辛香，肉味酸甜，皮兼辛苦。橘实形圆色黄，臭香肉甘，脾之果也。"

史载清朝同治年间，弱不禁风的同治皇帝腹痛腹泻，御医诚惶诚恐把完脉，沉思再三，遂推荐广州老字号陈李济药厂的追风苏合丸给圣上服下，很快治愈了皇帝的病。而这味追风苏合丸，主药就是陈皮，陈李济的王牌产品陈皮在广州尽人皆知的，被誉为"长寿不倒翁"。

【产地】产于福建、浙江、广东、广西、江西、湖南、贵州、云南、四川等地。

【别名】橘皮

【来源】本品为芸香科植物橘 Citrus reticulata Blanco 及其栽培变种的干燥成熟果皮。药材分为"陈皮"和"广陈皮"。采摘成熟果实，剥取果皮，晒干或低温干燥。陈皮别名橘皮，来源为芸香科植物橘及其栽培变种的干燥成熟果皮。除挥发油外，陈皮主含黄酮类成分。药材分为"陈皮"和"广陈皮"。采摘成熟果实，剥取果皮，晒干或低温干燥。陈皮常剥成数瓣，基部相连，有的呈不规则的片状，厚1~4mm。外表面橙红色或红棕色，有细皱纹及凹下的点状油室；内表面浅黄白色，粗糙，附黄白色或黄棕色筋络状维管束。质稍硬而脆。气香，味辛、苦。广陈皮常3瓣相连，形状整齐，厚度均匀，约1mm。点状油室较大，对光照视，透明清晰。质较柔软。

【种类】陈皮有川陈皮、广陈皮等，以广陈皮为上品；广陈皮中以新会产地陈皮为正品，尤以新会陈皮为上品，更以经年陈藏为珍品，因此有"百年陈皮胜黄金"和"千年人参，百年陈皮"的说法。新会陈皮是广东省江门市新会区的汉族传统名产，当地所产的大红柑的干果皮具有很高的药用价值，又是传统的香料和调味佳品，享有盛誉。早在宋代就已成为南北贸易的"广货"之一，行销全国和南洋、美洲等地区。陈皮是不可多得的药食同源、食养俱佳的著名地方特产，它是广东道地药材，乃"广东三宝"（陈皮、老姜、禾秆草）之首和"广东十大中药材"之一。

【生长环境】橘属常绿小乔木或灌木，栽培于丘陵、低山地带、江河湖泊沿岸或平原。

【地理分布】分布于长江以南各地区。10至12月果实成熟时，摘下果实，剥取果皮，阴干或通风干燥。橘皮入药以陈久者为良，故名陈皮、贵老。王好古云："橘皮以色红日久者为佳，故曰红皮、陈皮。"

【性状】陈皮：常剥成数瓣，基部相连，有的呈不规则的片状，厚1~4mm。外表面橙红色或红棕色，有细皱纹及凹下的点状油室；内表面浅黄白色，粗糙，附黄白色或黄棕色筋络状维管束。质稍硬而脆。气香，味辛、苦。

广陈皮：常3瓣相连，形状整齐，厚度均匀，约1mm。点状油室较大，对光照视，透明清晰。质较柔软。

【化学成分】含挥发油1.5%（压榨法）至2%（蒸馏法），油中主要成分为D-柠檬烯（d-limonene），还含 β-月桂烯（β-myrcene）α-及 β-蒎烯（pinene）等，另含黄酮类成分橙皮甙、新橙皮甙（neohesperidin）、柑橘素（tangeretin,5,6,7,8,4'-pentamethoxyflavone）、二氢川陈皮素（citromitin,5,6,7,8,3',4'-hexamethoxyflavanone）及5-去甲二氢川陈皮素（5-O-desmethyl-citromitin）；又报道川陈皮含橙皮甙约8.4%，川陈皮素（nobiletin）约0.15%.另含辛弗林（对羟福林）0.28%~2.54%。

【性状鉴别】完整的果皮常剖成4瓣，每瓣多呈椭圆形，在果柄处连在一起。有时破碎分离，或呈不规则的碎片形状。片厚1~2mm，通常向内卷曲：外表面鲜橙红色、黄棕色至棕褐色，有无数细小而凹入的油室；内表面淡黄白色，海绵状，并有短线状的维管束（橘络）痕，果蒂处较密。质柔软，干燥后质脆，易折断，断面不平。气芳香，味苦。以皮薄、片大、色红、油润、香气浓者为佳。

【显微鉴别】本品粉末黄白色至黄棕色。中果皮薄壁组织众多，细胞形状不规则，壁不均匀增厚，有的作连珠状。果皮表皮细胞表面观多角形、类方形或长方形，垂周壁增厚，气孔类圆形，直径18~26μm，副卫细胞不清晰；侧面观外被角质层，靠外方的径向壁增厚。草酸钙方晶成片存在于中果皮薄壁细胞中，呈多面形、菱形或双锥形，直径3~34μm，长5~53μm，有的一个细胞内含有由两个多面体构成的平行双晶或3~5个方晶。橙皮苷结晶大多存在于薄壁细胞中，黄色或无色，呈圆形或无定形团块，有的可见放射状条纹。螺纹、孔纹和网纹导管及管胞较小。

【理化鉴别】取本品粉末0.3g，加甲醇10ml，加热回流20min，滤过，取滤液5ml，浓缩至约1ml，作为供试品溶液。另取橙皮苷对照品，加甲醇制成饱和溶液，作为对照品溶液。照薄层色谱法试验，吸取上述两种溶液各2μl，分别点于同一用0.5%氢氧化钠溶液制备的硅胶G薄层板上，以醋酸乙酯—甲醇—水（100：17：13）为展开剂，展开约3cm，取出，晾干，再以甲苯—醋酸乙酯—甲酸—水（20：10：1：1）的上层溶液为展开剂，展至约8cm，取出，晾干，喷以三氯化铝试液，置紫外光灯（365nm）下检视。供试品色谱中，在与对照品色谱相应的位置上，显相同颜色的荧光斑点。色谱条件与系统适用性试验用十八烷基硅烷键合硅胶为填充剂；甲醇－醋酸－水（35：4：61）为流动相；检测波长为283nm。理论板数按橙皮苷峰计算应不低于2000。对照品溶液的制备精密称取橙皮苷对照品适量，加甲醇制成每1ml含0.4mg的溶液，即得。供试品溶液的制备取本品粗粉约1g，精密称定，置索氏提取器中，加石油醚（60℃~90℃）80ml，加热回流2~3h，弃去石油醚，药渣挥干，加甲醇80ml，再加热回流至提取液无色，放冷，滤过，滤液置100ml量瓶中，用少量甲醇分数次洗涤容器，洗液滤入同一量瓶中，加甲醇至刻度，摇匀，即得。

【炮制】10~12月间采挖。剥取果皮，晒干或低温干燥。其中10月份采摘的柑皮色偏青，11月份的柑皮呈黄色，12月份的呈红色。柑果采摘后先是剥皮，晾干，密封储藏。只有收藏了3年以上的才能称为陈皮。除去杂质，喷淋水，润透，切丝，阴干。陈皮根据炮制方法的不同分为陈皮、炒陈皮、陈皮炭、土炒陈皮、盐陈皮、炙陈皮，炮制后贮干燥容器内，炒陈皮、土炒陈皮、盐陈皮、炙陈皮密闭，置阴凉干燥处。

【性味】性温，味辛、苦。

【归经】肺、脾、胃经。

【主治功效】理气健脾，调中，燥湿，化痰。主治脾胃气滞之脘腹胀满或疼痛、消化不良。湿浊中阻之胸闷腹胀、纳呆便溏。痰湿壅肺之咳嗽气喘。用于胸脘胀满，食少吐泻，咳嗽痰多。

陈皮的功效与应用是随着实践与认识的深入而不断发展的。陈皮的功用记载，最早见于《神农本草经》："橘柚，味辛，温。主胸中瘕热逆气，利水谷，久服去臭，下气通神"，主要涉及理气健脾消食的功用。南北朝时期《名医别录》又增加了止咳，利尿止淋等功用，原文为"下气，止呕咳，治气冲胸中，吐逆霍乱，疗脾不能消谷，止泻，除膀胱留热停水，五淋，利小便，去寸白虫，久服轻身长年。"其后的本草著作开始对陈皮的理气、止咳化痰的功效进行了总结。如《本草拾遗》："能去气调中。"《药性论》："清痰涎，开胃治上气咳嗽，主气痢，破癥瘕痃癣，治胸膈间气。"《日华子本草》："消痰止咳，破癥瘕痃癣。"可以说随着历代医家的临床验证，陈皮理气健脾，燥湿化痰的功用逐步确定。到了明清时期，本草学家和医家对本草功用认识的深入，进行了高度总结，陈皮的功效得以最终确定。如《本草备要》："调中快膈，导滞消痰……皆取其理气燥湿之功。"《本草分经》："能散能和，能燥能泻，利气调中，消痰快膈，宣通五脏，统治百病。"与药典记述的"理气健脾，燥湿化痰"已经基本一致。

1.《本草纲目》："其治百病总是取其理气燥湿之功，同补药则补，同泻药则泻，同升药则升，同降药则降。脾乃元气之母，肺乃摄气之要，故橘皮为二经气分之要，但随所配而补泻升降也。"

2.《日用本草》："能散能泻，能温能补，能消膈气，化痰涎，和脾止嗽，通五淋。"

3.《本草经疏》："辛能散，苦能泻，温能通行，则逆气下，呕嗽止，胸中痰热消矣，脾为运动磨物之脏，气滞则不能消化水谷，为吐逆、霍乱、泄泻等证，苦温陈皮能凿脾家之湿，使滞气运行，诸证自疗矣。"

4.《本草汇言》："味辛善散，故能开气；胃苦开泄，故能行痰；其气温平，善于通达，故能止呕、止咳，健脾和胃者也。东垣曰：夫人以脾胃为主，而治病以调气为先，如欲调气健脾者，橘皮之功居其首焉。"

【用法用量】内服：煎汤，6~10g，或入丸、散。陈皮茶：用量每次2~3g。陈皮粥/煲汤：用量10g。

【贮藏】置阴凉干燥处，防霉，防蛀。

【药理作用】1.对心血管的作用：小量陈皮煎剂使离体及在位蟾蜍心脏收缩力增强，输出量增加，对心率影响不大。加大剂量则出现心脏抑制，离体兔心灌流可使冠状血管扩张，蟾蜍全身灌流使流量减少，陈皮煎剂静脉注射可使犬肾容积减小，肾血管收缩，尿量减少，对犬及兔可使动脉压上升，在血压恢复后有短时间的下降现象，其作用与肾上腺素极为相似，反复用药亦不产生耐受性。陈皮中含有橙皮苷，能使兔耳灌流量增加，可拮抗肾上腺素引起的血管收缩。人工合成的甲基橙皮苷，为多种双氢黄酮型及查耳酮型的甲基橙皮苷混合物，降低血管通透性的效力较其他黄酮苷强，对犬冠状血管有扩张作用，在心肺装置及离体兔心灌流实验上，不影响心收缩力及心率，但整体实验时，由于血压下降可引起反射性心率加速，0.5~1mg 的甲基橙皮苷对离体兔心的冠状血管扩张作用为茶碱效力的1/2~1/4，但持续时间较久，剂量增至10mg 时，对冠状血管的扩张作用增强，对心收缩力及心率仍无影响。对麻醉兔、猫、犬静脉注射有缓慢的降压作用，其降压原理是由于直接作用于血管平滑肌。研究甲基橙皮苷混合物中的各单体，对家兔的降压作用，离体兔心冠状血管扩张作用，动物在位后胺灌流（股动脉注射）增加流量的作用，以双氢黄酮型的3,－甲基－7－鼠李糖－2－甲基葡萄糖－橙皮素作用最强。

2. 对平滑肌的作用：陈皮煎剂对家兔及小白鼠离体肠管，麻醉兔、犬之在位胃及肠运动，小白鼠离体子宫均表现抑制，对麻醉兔在位子宫则呈强直性收缩，其作用与肾上腺素相似。甲基橘皮甙对豚鼠、家兔的肠管、气管、子宫及大白鼠胸部主动脉片均有松弛作用，但作用较弱，为罂粟碱的1/100以下。

3. 抗炎、抗溃疡、利胆的作用：橙皮苷能减轻大鼠后肢脚爪因甲醛引起的浮肿，柑橘属植物中顺式香豆素则有抗炎作用。甲基橙皮甙（以二氢黄酮型为主的混合物）对毛细管的通透性（家兔氯仿法及小白鼠蛇毒法）也有抑制作用，并能防止蛇毒引起的出血，在甲基橙皮甙单体中，3'－甲基－7－鼠李糖－2－甲基葡萄糖－橙皮素抗炎作用最强，毒性最低。甲基橙皮甙对结扎幽门引起的大白鼠溃疡，有明显的抗溃疡作用，与维生素 C 及 K 合用能增强其效力，口服则无效，给大白鼠腹腔注射，迅速表现利胆作用，维生素 C 及K 亦可增强此作用。

4. 其他作用：橙皮甙对大白鼠分别饲以致血栓塞及致动脉粥样硬化的饮食，能延长其存活时间。用氯乙烷喷射法在家兔耳部造成的人工冻伤，在冻伤前或后连续给予橙皮甙可减轻冻伤症状，并用维生素 C 不能增强其预防冻伤的效果。广陈皮在试管内能抑制葡萄球菌、卡他奈氏菌、溶血性嗜血杆菌的生长，陈皮与小叶榕的合剂在试管内亦有抑菌作用。陈皮、干姜煎剂（1：1）对洋地黄引起的鸽呕吐无镇吐作用。研究中药中治疗脚气病的药物，发现陈皮（蕉柑的果皮）及广陈皮（甜橙的果皮）中含有大量维生素 B_1，前者每

100g 生药中含 65 μg，后者约 100 μg。

九、黑芥穗

【史载】荆芥一名始载于《吴普本草》。时珍曰：按吴普本草云，假苏一名荆芥，而假苏一名先载于《神农本草经》，列为中品。因此，历代本草多以假苏作为正名，如《本草经集注》《新修本草》《本草纲目拾遗》《重修政和经史证类备用本草》《本草纲目》等。至明清时期，即以荆芥作为正名收载，如《本草蒙筌》《本草品汇精要》《本草原始》《本草从新》等。现代本草及历版药典均以荆芥作为药材正名。

【产地】全国大部分地区有产，主产江苏、江西、湖北、河北等地。

【别名】香荆荠、线荠、四棱杆蒿、假苏、鼠蓂。

【来源】为唇形科植物荆芥的全草。秋季花开穗绿时割取地上部分，晒干。亦有先单独摘取花穗，再割取茎枝，分别晒干，前者称"荆芥穗"，后者称"荆芥"。

【植物形态】裂叶荆芥为一年生草本，高 60~100cm。具强烈香气。茎直立，四棱形，上部多分枝，基部棕紫色。全株被灰白色短柔毛。叶对生；茎基部的叶片无柄或近无柄，羽状深裂，裂片 5，中部及上部叶无柄，羽状深裂，裂片 3~5，长 1~3.5cm，宽 1.5~2.5cm，，先端锐尖，基部楔状渐狭并下延至叶柄，裂片披针形，全缘，上面暗绿色，下面灰绿色，两面均无毛，脉上及边缘较密，有腺上噗。花为轮伞花序，多轮密集于枝端，形成穗状，长 3~13cm；苞片叶状，长 4~17mm；小苞片线形，较小；花小，花萼漏斗状倒圆锥形，长约 3mm，径约 1.2mm，被灰色柔毛及黄绿色腺点，先端 5 齿裂，裂片卵状三角形；花冠浅红紫色，二唇形，长约 4mm，上唇先端 2 浅裂，唇 3 裂，中裂片最大；雄蕊 4，二强；子房 4 纵裂，花柱基生，柱头 2 裂。小坚果 4，长圆状三棱形，长约 1.5mm，径约 0.7mm，棕褐色，表面光滑。花期 7~9 月，果期 9~11 月。多裂叶荆芥则是多年生草本，高可在 40~50cm。茎基部木质化，上部四棱形，被白色长柔毛。叶对生；叶柄长约 1.5cm；叶羽状深裂或分裂，有时浅裂至全缘，裂片卵形或卵状披针形，全缘或具疏齿，长 2~3.4cm，宽 1.5~2cm，先端锐尖，基部近截形至心形，上面深绿色，微被柔毛，下面白黄色，被白色短硬毛，脉上及边缘被睫毛，有腺点。多数轮伞花序组成顶生穗状花序，长6~12cm；苞片叶状，深或全缘，卵形，长约1cm；小苞片卵状披针形或披针形，带紫色，与花等长工稍长；花萼紫色，长约5mm，有15条脉，外被稀疏短柔毛，先端5齿裂，三角形；花冠二唇形，蓝紫色，干后淡黄色，长约8mm，被柔毛，上唇2裂，下唇3裂，中裂片最大；雄蕊4，花药淡紫色，花柱细长，柱头2裂。小坚果4，扁长圆形，腹部稍具棱，长约1.6mm，宽约0.6mm，褐色。花期7~9月，果期9月以后。

【生长环境】生于山坡路旁或山谷。海拔在540~2700m。多栽培，亦有野生。或生于海拔1300~2000m的松林林缘、山坡草丛或湿润的草原上。

【地理分布】黑龙江、辽宁、青海、河南、四川、贵州等地，江苏、浙江、福建、云南等地有栽培。主要分布于东北及内蒙古、河北、山西、陕西、甘肃等地。

【性状】裂叶荆芥为带花穗的茎枝。茎方柱形，上部有分枝，长50~80cm，直径0.2~0.4cm；表面黄绿色或紫棕色，被白色短柔毛；体轻，质脆，折断面纤维状，黄白色，中心有白色疏松的髓。叶对生，多已脱落，叶片3~5羽状分裂，裂片细长。顶生穗状轮伞花序，长3~13cm，直径约7mm。花冠多脱落，宿萼黄绿色，钟形，质脆易碎，内有棕黑色小坚果。气芳香，味微涩而辛凉。以色淡黄绿、穗密而长、香气浓者为佳。多裂叶荆芥：茎枝表面淡紫红色，被短柔毛；质轻脆，易折断，断面纤维状。叶裂片较宽，卵形或卵状披针形。轮伞花序连续，很少间断；萼齿急尖。气芳香，味微涩而辛凉。

【化学成分】裂叶荆芥地上部分、穗、梗各含挥发油1.12%、1.69%、0.60%，其中主要成分均为胡薄荷酮（pule-gone），薄荷酮（menthone），异薄荷酮（isomenthone）和异胡薄荷酮（isopulegone）；还含有：乙基戊基醚（1-ethoxypentane），3-甲基环戊酮（3-methylcyclopentanone），3-甲基环已酮（3-methylcy-clohexanone），苯甲醛（benzaldehyde），1-辛烯-3-醇（1-octen-3-ol），3-辛酮（3-octanone），3-辛醇（3-octanol），聚伞花素（cymene），柠檬烯（limonene），新薄荷醇（neomenthol），薄荷醇（menthol），辣薄荷酮（piperitone），辣薄荷烯酮（piperitenone），葎草烯（humulene），丁香烯

（caryophyllene）；地上部分挥发油中还含有 β- 蒎烯（β-pinene），3，5- 二甲基 -2- 环己烯 -1- 酮（3，5-dimethyl-2-cyclohexen-1-one），乙烯基二甲苯（ethenyldimethylbenzene），桉叶素（cineole），葛缕酮（carvone），二氢葛缕酮（dihydrocarvone），马革命草烯酮（verbenone）。穗状花序含单萜类成分：荆芥甙（schizoneptoside）A、B、C、E，荆芥醇（schizonol）、荆芥二醇（schizoneodiol）；黄酮类成分：香叶木素（diosmetin），橙皮甙即橙皮素 -7-O- 芸香糖甙（hesperidin，hesperetin-7-O-rutinoside），木犀草素（luteolin），芹菜素 -7-O- 葡萄糖甙（apigenin-7-O-β-D-glucoside），木犀草素 -7-O- 葡萄糖糖甙（luteolin-7-O-D-gluco-side）；酚酸类成分：咖啡酸（caffeicacid），迷迭香酸（rosmarinicacid），迷迭香酸单甲酯（rosmarinicacidmonomethylester），荆芥素（schizotenuin）A，1- 羧基 -2-（3，4- 二羟苯基）乙基 -（E）-3-[3- 羟 基 -4-[（E）-1-carboxy-2-（3，4-dihydroxyphenl）ethenoxy]propenoate]，（E）-3-[3[1- 羟苯 -2-（3，4- 二羟苯基）乙氧基羰基]-7- 羟基 -2-（3，4- 二羟苯基）苯并呋喃 -5- 基] 丙烯酸 {（E）-3-[3-[1-carboxy-2-（3，4-dihydroxyphenyl）ethoxycarbonyl]-7-hydroxy-2-（3，4-dihydroxyphenyl）benzofuran-5-yl]propenoicacid]，1- 羧基 -2-（3，4- 二羟苯基）乙基 -（E）-3-[3-[1- 甲氧基羰基 -2-（3，4- 二羟苯基）乙氧基羰基]-7- 羟基 -2-（3，4- 二羟苯基）乙基 E）-3-[3-[1- 甲氧基羰基 -2-（3，4- 二羟苯基）乙氧基羰基]07- 羟基二羟苯基）苯并呋喃 -5- 基] 丙烯酸酯 {1-carboxy-2-（3，4-dihydroxyphenyl）ethyl-（E）-3-[3-[1-methoxycarbonyl-2-（3，4-drihydroxyphenyl）ethoxycarbonyl]-7-hy-droxy-2-（3，4-dihydroxyphenyl）-benzofuran-5-yl]propenoate}。多裂叶荆芥穗含挥发油1.34%，其中主要成分为胡薄荷酮和薄荷酮，还含：环己酮（cyclohexanone_3- 甲基环己酮，1- 辛烯 -3- 醇，异松油烯（terpinolene），乙酸 -1- 辛烯酯（octen-1-olac-etate），4α，5- 二甲基 -3- 异丙基八氢萘酮 [octahydro-4α，5-dimethyl-3-（1-methylethyl）naphthalenone]，辣薄荷酮，丁香烯，马鞭草烯酮，环辛二烯酮（cyclooctenone），1- 甲基 - 八氢萘 -2- 酮（octahydro-1-methyl-2（1H）-naphthalenone），3α- 四基 -6- 亚甲基 -1- 异丙基环丁二环戊烯 [3α-methylene-1-（1-methylethyl） cyclobuta-1，2，3，4-dicyclopentene]，3，5-二甲酰基-2，4-二闷基-6-甲基苯甲酸（3，5-dicycolpenten]，3，5-二甲酰基-2，4-二羟基-6-甲基苯甲酸（3，5-diformyl-2，4-dihydroxy-6-methylbenzoicacid），4，5-二乙基-3，5-门二烯（4，5-diethyl-3，5-octadiene），2-甲基-3-乙基-1，3-庚二烯（2-methyl-3-ethyl-1，2-heptadiene）。又含二十四酸（te-tracosanoicacid），山萮酸（behenicacid），琥珀酸（succinicacid），去氧齐墩果酸（deoxyoleanolicacid）以及钾、钠、镁、钙、锌、铝、锰、铜、镉、钴、镍、硒、钼等微量元素。地上部分挥发油中，胡薄荷酮占58.2%，β-水芹烯（β-phellandrene）占31.0%，月桂烯（myrcene）hk0.5%，柠檬烯上中3.9%，芳樟醇（linalool）占5.0%，香桧烯（sabinene）占0.7%。

【显微鉴别】裂叶荆芥茎横切面：表皮细胞1列，外壁厚而角质化；气孔少数；腺毛柄为单细胞，头部类圆形，2细胞；腺鳞头部类圆形，8~13细胞，直径约85μm，柄极短，单细胞；非腺毛1~8细胞，以4~5细胞多见，长约700μm，壁具疣状突起，茎四棱处表皮内侧为厚角组织；皮层2~6列细胞。中柱鞘纤维束断续成环，壁微木化。形成层不甘落后明显。木质部较宽，导管及木纤维主要分布在茎四棱处。射线1~2列细胞。中央为髓部。本品粉末黄棕色。宿萼表皮细胞垂周壁深波状弯曲。腺鳞头部8细胞，直径96~112μm；柄单细胞，棕黄色。小腺毛头部1~2细胞，柄单细胞。非腺毛1~6细胞，大多具壁疣。外果皮细胞表面观多角形，壁黏液化，胞腔含棕色物。内果皮石细胞淡棕色，垂周壁深波状弯曲，密具纹孔。纤维直径14~43μm，壁平直或微波状。

【理化鉴别】取本品粗粉0.8g，加石油醚（60℃~90℃）20ml，密塞，时时振摇，放置过夜，滤过，滤液挥散至1ml，作为供试品溶液。另取荆芥对照药材0.8g，同法制成对照药材溶液。照薄层色谱法试验，吸取上述两种溶液各10μl，分别点于同一硅胶H薄层板上，以正己烷—醋酸乙酯（17:3）为展开剂，展开，取出，晾干，喷以5%香草醛的5%硫酸乙醇溶液，在105℃加热至斑点显色清晰。供试品色谱中，在与对照药材色谱相应的位置上，显相同颜色的斑点。

【采收和储藏】秋季花开穗绿时割取地上部分，晒干。也有先摘下花穗，再割取茎枝，分别晒干。

【炮制】荆芥是未经炒制的带花序的全草，拣净杂质，用水略泡，捞出切段，晒干。

1. 荆芥穗或称芥穗、生芥穗。是未经炒制的花穗。本品芳香气烈，作用较强，尤擅于疏散头面之风。

2. 炒芥穗是将芥穗切段后，用文火微炒后入药者。

3. 芥穗炭是将芥穗炒炭入药者。方法同荆芥炭、黑芥穗。

4. 炒荆芥是将荆芥切段后，用文火微炒后入药者，炒制后发散之力缓和。

5. 荆芥炭又名黑荆芥。是将荆芥切段后，用武火炒至焦黑色，存性，少喷清水，取出晾干入药者。善入血分，有理血止血之功。

【性味】辛，温。

1.《本经》："味辛，温。"

2.《医学启源》："气温，味辛苦。"

【归经】入肺、肝经。

1.《纲目》："入足厥阴经气分。"

2.《雷公炮制药性解》："入肺、肝二经。"

3.《本草汇言》："足厥阴、少阳、阳明经。"

【主治功效】发表，祛风，理血；炒炭止血。治感冒发热，头痛，咽喉肿痛，中风口噤，吐血，衄血，便血；崩漏，产后血晕；痈肿，疮疥，瘰疬。荆芥穗效用相同，唯发散之力较强。

1.《本经》："主寒热，鼠瘘，瘰疬生疮，破结聚气，下瘀血，除湿痹。"

2.《药性论》："治恶风贼风，口面㖞邪，遍身顽痹，心虚忘事，益力添精。主辟邪毒气，除劳，治丁肿；取一握切，以水五升，煮取二升，冷分二服，主通利血脉，传送五脏不足气，能发汗，除冷风；又捣末和醋封毒肿。"

3. 孟诜："产后中风身强直，研末酒服。"

4.《食疗本草》："助脾胃。"

5.《食性本草》："主血劳风气壅满，背脊疼痛，虚汗，理丈夫脚气，筋骨烦痛及阴阳毒，伤寒头痛，头旋目眩，手足筋急。"

6.《日华子本草》："利五脏，消食下气，醒酒。作菜生热食并煎茶，治头风并汗出；豉汁煎治暴伤寒。"

7.《本草图经》："治头风，虚劳，疮疥，妇人血风。"

8.《滇南本草》："治跌打损伤，并敷毒疮，治吐血。荆芥穗，上清头目诸风，止头痛，明目，解肺、肝、咽喉热痛，消肿，除诸毒，发散疮痈。治便血，止女子暴崩，消风热，通肺气鼻窍塞闭。"

9.《纲目》："散风热，清头目，利咽喉，消疮肿。治项强，目中黑花，及生疮，阴颓，吐血，衄血，下血，血痢，崩中，痔漏。"

【用法用量】内服：煎汤，3~10g；或临丸、散。外用：适量，煎水熏洗；捣敷；或研末调散。

【禁忌】注意表虚自汗、阴虚头痛，忌服。

1.《药性论》："荆芥久服动渴疾。"

2.《苇航纪谈》："凡服荆芥风药，忌食鱼。"

3.《纲目》："反驴肉、无鳞鱼。"

4.《本草经疏》："痛人表虚有汗者忌之；血虚寒热而不因于风湿风寒者勿用；阴虚火炎面赤，因而头痛者，慎勿误入。"

【药物配伍】

1.配防风，加强祛风解表作用。

2.配薄荷，一气一血，可加强解表发汗之效。

3.配僵蚕，祛风解表，治湿胜带下等症。

4.配白矾，祛风化痰之效增强，用治风痰壅盛，小儿惊风。

5.配石膏，治风热头痛。

6.配槐花炭，祛风止血，用治肠风下血。

7.配升麻炭，升清阳，止出血。

8.配大黄，清热通便。

【药理作用】

1.解热镇痛作用：用伤寒混合菌苗使家兔发热，给予裂叶荆芥煎剂或乙醇浸剂2g/kg灌胃，仅有微弱的解热作用。荆芥煎剂有解热镇痛作用。荆芥中的 d- 薄荷酮为镇痛的主要成分，3- 甲基环己酮亦有镇痛作用。

2. **抗病原微生物作用**：荆芥煎剂体外试验对金黄色葡萄球菌和白喉杆菌有较强的抗菌作用。其次对炭疽杆菌、乙型链球菌、伤寒杆菌、痢疾杆菌、绿脓杆菌、人型结核杆菌等均表现一定的抑制作用。50% 荆芥煎剂每鸡胚0.1ml 对甲型流感病毒 PR8株无抑制作用。

3. **止血作用**：小鼠按 Akohob 氏法测定出血时间，兔毛细管法测定凝血时间，比较生品荆芥与荆芥炭的止血时间。药物均用生理盐水配制灌胃，兔2g/kg，小鼠5g/kg，用生理盐水作对照。结果表明：生品荆芥不能明显缩短出血时间，而荆芥炭则使出血时间缩短72.6%；生品荆芥使凝血时间缩短30%，而荆芥炭缩短77.7%，说明荆芥经炒炭后有止血作用。

4. **其他作用**：荆芥体外试验有弱的抑制癌细胞作用。荆芥煎剂有明显抑制小鼠耳廓肿胀作用，对醋酸引起的炎症亦有明显抗炎作用。另据报道，荆芥的抗炎成分主要是1- 胡薄荷酮。苯并呋喃类化合物、3- 辛醇和 B- 蒎烯亦有抗炎作用，前者对3a- 羟基甾体脱氢酶的 IC50为8.1 μg/ml。

【毒性】腹腔注射荆芥煎剂的小鼠半数致死量为30046 ± 76.5mg/kg。

十、柴胡

【史载】《神农本草经》注：气味苦、平，无毒。主心腹肠胃中结气，饮食积聚，寒热邪气，推陈致新。久服轻身、明目、益精。清虚热中药，用于感冒发热、寒热往来、疟疾、肝郁气滞、胸肋胀痛、脱肛、子宫脱落、月经不调。柴胡始载于《神农本草经》，列为上品。历代本草对柴胡的植物形态多有记述。《本草图经》载："（柴胡）今关、陕、江湖间，近道皆有之，以银州者为胜。二月生苗，甚香，茎青紫，叶似竹叶稍紫……七月开黄花……根赤色，似前胡而强。芦头有赤毛如鼠尾，独窠长者好。二月八月采根。"并有附图5幅。其中丹州柴胡、襄州柴胡、淄州柴胡图，以及《本草纲目》的竹叶柴胡图，《救荒本草》的柴胡图，均为柴胡属植物。

【产地】北柴胡，又名：竹叶柴胡（《植物名实图考》），铁苗柴胡、蚂蚱腿、山根菜、黑柴胡、山柴胡。主产辽宁、甘肃、河北、河南，此外，陕西、内蒙古、山东等地亦产；狭叶柴胡，又名：红柴胡、细叶柴胡。主产湖北、江苏、四川，此外，安徽、黑龙江、吉林等地亦产。

【别名】红柴胡、南柴胡、地熏、茈胡、山菜、茹草、柴草。

【来源】该品为伞形科植物柴胡或狭叶柴胡的干燥根或全草。按性状不同，前者习称"北柴胡"，后者称"南柴胡"。

【植物形态】柴胡－植物形状多年生草本，高40~85cm。主根较粗大，坚硬。茎单一或数茎丛生，上部多回分枝，微作"之"字形曲折。叶互生；基生叶倒披针形或狂椭圆形，长4~7cm，宽6~8mm，先端渐尖，基部收缩成柄；茎生叶长圆状披针形，长4~12cm，宽6~18mm，有时达3cm，先端渐尖或急尖，有短芒尖头，基部收缩成叶鞘，抱茎，脉7~9，上面鲜绿色，下面淡绿色，常有白霜。复伞形花序多分枝，顶生或侧生，梗细，常水平伸出，形成疏松的圆锥状；总苞片2~3，或无，狭披针形，长1~5mm，宽0.5~1.2mm，很少1~5脉；伞辐3~8，纤细，不等长，长1~3cm；小总苞片5~7，披针形，长3~3.5mm，宽0.6~1mm，先端尖锐，3脉，向叶背凸出；小伞形花序有花5~10，花柄长约1.2mm，直径1.2~1.8mm；花瓣鲜黄色，上部内折，中肋隆起，小舌片半圆形，先端2浅裂；花柱基深黄色，宽于子房。双悬果广椭圆形，棕色，两侧略扁，长2.5~3mm，棱狭翼状，淡棕以，每棱槽中有油管3，很少4，合生面4。花期7~9月，果期9~11月。多年生草本，高30~60cm。主根发达，圆锥形，外皮红褐色，质疏松而稍脆。茎单一或数分枝，基部留有多数棕红色或黑棕以的叶柄残留纤维。叶细线形，长6~16cm，宽2~7mm，先端长渐尖，基部稍变窄，抱茎，质厚，稍硬挺，常对折或内卷，3~7脉，叶缘白色，骨质；上部叶小，同形。总苞片1~4，针形，极细小，1~3脉，常早落；小总苞片5；线状披针形，细而尖锐；小伞形色，棱浅褐色，粗钝略凸，每棱槽中有油管5~6，合生面4~6。花期7~9月，果期9~11月。

【生长环境】北柴胡生于干燥的荒山坡、田野、路旁；狭叶柴胡生于干燥草原。

【地理分布】北柴胡分布吉林、辽宁、河南、山东、安徽、江苏、浙江、湖北、四川、山西、陕西、甘肃、西藏等地；狭叶柴胡分布黑龙江、吉林、辽宁、内蒙古、河北、山东、江苏、安徽、甘肃、青海、新疆、四川、湖北等地。

【性状】北柴胡又名：硬柴胡。为植物北柴胡的根，并带有少许茎的基部。根呈圆锥形，主根顺直或稍弯曲，下部有分歧，根头膨大，呈疙瘩状，长6~20cm，直径0.6~1.5cm，外皮灰褐色或灰棕色，有纵皱纹及支根痕，顶部有细毛或坚硬的残茎。质较坚韧。不易折断，断面木质纤维性，黄白色。气微香，味微苦辛。以根条粗长、皮细、支根少者为佳。南柴胡又名：软柴胡（《本草汇言》），香柴胡。为植物狭叶柴胡的根。外形与北柴胡相似，唯根较细，分歧少，多弯曲不直，长4~10cm，直径6~10mm，表面红棕色，有纵皱纹及须根痕，顶部无疙瘩头，而有地上茎叶枯死后遗留的毛状纤维。质脆，易折断，断面平坦，呈淡棕色。气味同北柴胡。以根条粗长、无须根者为佳。

【化学成分】柴胡其成分主要含柴胡皂苷（saikosapoinsa、b、c、d 四种），甾醇，挥发油（柴胡醇、丁香酚等），脂肪酸（油酸、亚麻油酸、棕榈酸、硬脂酸等）和多糖等。还含黄酮、多元醇、香豆素和微量元素等成分。大叶柴胡的根和茎中含有柴胡皂苷 a、c、d、I，含量高达3.8%，并从中分离到4种多烯炔类化合物：柴胡毒素、柴胡酮醇、乙酰柴胡毒素和柴胡炔醇。这些化合物对光、热不稳定，易氧化。

柴胡含挥发油有：2-甲基环戊酮（2-Methylcyclopentaone），柠檬烯（Limonene），月桂烯（Myrcene）、反式-葛缕醇（Trans-tarvedcarveol）、长叶薄荷酮（Pulegone）、桃金娘烯醇（Myrtenol）、α-萜品醇（α-Terpineol）、芳樟醇（Linalool）、α-荜澄茄油烯（α-Cubebene）、反式-石竹烯（Trans-caryophyllene）、长叶烯（Longi-folene）、努特卡酮（Nootkatone）、六氢法尼基丙酮（Hexahydrofarnesylacetone）、十六酸（Hexade-canoicacid）、戊酸（Pentanicacid）、己酸（Caproicacid）、庚酸（Heptylicacid）、辛酸（Caprylicacid）、壬酸（Pelargonicacid）、2-庚烯酸（2-Heptenicacid）、2-辛烯酸（2-Octenicacid）、2-壬烯酸（2-Nonenicacid）、苯酚（Phenol）、邻甲氧基苯酚（O-Methoxyphenol）、甲苯酚（Methylphenol）、乙苯酚（Ethylphenol）、百里酚（Thymol）、γ-庚酸内酯（γ-Heptalactone）、γ-辛酸内酯（γ-Decalac-tone）、玛索依内酯（Messoialactone）、香草醛乙酸酯（Vanillinacetate）等。亦含皂苷，如柴胡皂苷（Saikosaponin）a、b、c、d 及柴胡苷元（Saikogenin）E、F、G，龙吉苷元

（Longispinogenin）。尚含有机酸，如油酸（Oleicacid）、亚麻酸（Linolenicacid）、棕榈酸（Palmiticacid）、硬脂酸（Stearicacid）、廿四酸（Lignocericacid）以及 α-菠菜甾醇（α-Spinasterol）、春福寿草醇（Adonitol）、豆甾醇（Stigmasterol）、柴胡醇（Bupleurumol）、侧金盏花醇（Adonitol）等醇类物质. 此外，还含白芷素（Ange-licin）。

狭叶柴胡根含皂苷、脂肪油、挥发油、柴胡醇、春福寿草醇、α-菠菜甾醇. 全草还含槲皮素、异槲皮素、芦丁、水仙苷等。

北柴胡根含挥发油、柴胡醇、油酸、亚麻酸、棕榈酸、硬脂酸、廿四酸、葡萄糖及皂苷等。皂苷中有柴胡皂苷 a、c、d，柴胡苷元 F、E、G，龙吉苷元。另有报道，根和种子中分出柴胡苷，这是多种苷的总称。此外，根中含 α-菠菜甾醇、Δ7-豆甾烯醇、Δ22-豆甾烯醇、豆甾醇、侧金盏花醇、白芷素。茎、叶含芸香苷。果实含油11.2%，其中有洋芫荽子酸、反式洋芫荽子酸和亚袖酸。狭叶柴胡根含皂苷、脂肪油、挥发油、柴胡醇。茎、叶含芸香苷。金黄柴胡含芸香苷、核糖醇、廿九酮、廿六醇、α-菠菜甾醇、黄酮醇类、皂苷、生物碱、抗坏血酸、胡萝卜素等。在开花、结果期，从花、叶、茎中可得到槲皮素、异槲皮苷、芸香苷、异鼠李素和异鼠李素-3-芸香糖苷。大叶柴胡根含柴胡苷、α-菠菜甾醇、蔗糖及多炔类化合物。

【显微鉴别】北柴胡呈圆柱形或长圆锥形，长6~15cm，直径0.3~0.8cm。根头膨大，顶端残留3~15个茎基或短纤维状叶基，下部分枝。表面黑褐色或浅棕色，具纵皱纹、支根痕及皮孔。质硬而韧，不易折断，断面显纤维性，皮部浅棕色，木部黄白色。气微香，味微苦。

南柴胡根较细，圆锥形，顶端有多数细毛状枯叶纤维，下部多不分枝或稍分枝。表面红棕色或黑棕色，靠近根头处多具细密环纹。质稍软，易折断，断面略平坦，不显纤维性。具败油气。

【理化鉴别】取该品粉末0.5g，加水10ml，用力振摇，产生持久性泡沫。或取该品粉末0.5g，加甲醇20ml，置80℃水浴回流1h，放冷，滤过，滤液浓缩至5ml，滤过，滤液作为供试品溶液。另取柴胡皂苷 a、柴胡皂苷 d 对照品，加甲醇制成每1ml 各含0.5mg 的混合溶液，作为对照品溶液。照薄层色谱法试验，吸取上述两种溶液各5μl，分别点于同一硅胶 G 薄层板上，以醋酸乙酯—乙醇—水（8：2：1）为展开剂，展开，取出，晾干，喷以2% 对二甲氨基苯甲醛的40% 硫酸溶液，60℃加热至斑点显色清晰，分别置日光及紫外光灯（365nm）下检视。供试品色谱中，在与对照品色谱相应的位置上，显相同颜色的斑点或黄色荧光斑点。

【炮制】春、秋二季采挖，除去茎叶及泥沙，切段，晒干。全草则在春末、夏初拔起全草晒干。拣去杂质，除去残茎，洗净泥沙，捞出，润透后及时切片，随即晒干。

1. 柴胡：将原药除去杂质、残茎及须根，洗净，润透，切成约4mm 厚片，干燥，筛去灰屑。

2. 醋柴胡：取柴胡片加米醋拌匀，吸尽，闷润，用文火炒干。每100kg 柴胡片，用米醋20kg。

3. 鳖血柴胡：先将鳖血与黄酒混合，滤过，再与柴胡片拌匀，吸尽，闷润，晒干或低温烘干。每10kg 柴胡，用鳖血1.25kg、黄酒1.25kg。

【药材贮藏】置阴凉干燥处，防霉，防蛀。炮制品贮于干燥容器内，密闭。

【性味】性微寒，味苦。

1.《本经》："味苦，平。"

2.《别录》："微寒，无毒。"

3.《日华子本草》："味甘。"

【归经】归肝经、胆经、肺经。

1.《珍珠囊》："入足少阳胆、足厥阴肝、手少阳三焦、手厥阴心包络。"

2.《本草再新》："入心、肝、脾三经。"

【主治功效】和解表里、疏肝、升阳。属解表药下属分类的辛凉解表药。

1.《本经》："主心腹肠胃中结气，饮食积聚，寒热邪气，推陈致新。"

2.《别录》："除伤寒心下烦热，诸痰热结实，胸中邪逆，五藏间游气，大肠停积，水胀，及湿痹拘挛。亦可作浴汤。"

3.《药性论》："治热劳骨节烦疼，热气，肩背疼痛，宣畅血气，劳乏羸瘦；主下气消食，主时疾内外热不解，单煮服。"

4.《千金方》："苗汁治耳聋，灌耳中。"

5.《四声本草》："主痰澜、胸胁中痞。"

6.《日华子本草》："补五劳七伤，除烦止惊，益气力，消痰止嗽，润心肺，添精补髓，天行温疾热狂乏绝，胸胁气满，健忘。"

7.《珍珠囊》："去往来寒热，胆痹，非柴胡梢子不能除。"

8.《医学启源》："除虚劳烦热，解散肌热，去早晨潮热。"

9.《滇南本草》："伤寒发汗解表要药，退六经邪热往来，痹痿，除肝家邪热、痨热，行肝经逆结之气，止左胁肝气疼痛，治妇人血热烧经，能调月经。发汗用嫩蕊，治虚热、调经用根。"

10.《纲目》："治阳气下陷，平肝、胆、三焦、包络相火，及头痛、眩晕、目昏、赤痛障翳，耳聋鸣，诸疟，及肥气寒热，妇人热入血室，经水不调，小儿痘疹余热，五疳羸热。"

【品种功效】

1.北柴胡：呈圆柱形或长圆锥形，长6~15cm，直径0.3~0.8cm。根头膨大，顶端残留3~15个茎基或短纤维状叶基，质硬而韧，不易折断，断面显片状纤维性，皮部浅棕色，木部黄白色。气微香，味微苦。

①和解少阳：用于外感发热，或邪入半表半里的寒热往来及疟疾寒热等，如《伤寒论》小柴胡汤、柴葛解肌汤。

②疏肝解郁：用于肝郁气滞，胁肋胀满疼痛，及肝郁血虚，月经不调等，如《景岳全书》柴胡疏肝散。

③升阳举陷：用于中气不足，清阳下陷的脱肛、子宫下垂、胃下垂等，如《脾胃论》补中益气汤。

④热入血室：妇女患外感发热期间遇到月经来潮，外邪传入血室，致寒热发作。如《和剂局方》逍遥散。

2.南柴胡：根茎细，表面红棕色或黑棕色，靠近根头处多具紧密环纹。质稍软，易折断，断面略平坦，不显纤维性。具败油气。

3.大叶柴胡：叶较宽，长圆形或广披针形，小伞梗细如丝状。比小总苞长3~4倍。生于林内及灌木丛中。

4. 狭叶柴胡：主根多单生，棕红色或红褐色；茎基部常被棕红色或黑棕色纤维状的叶柄残基；叶线形或线状披针形，长7~17cm，宽2~6mm，有5~7条平行脉；复伞形花序多数；总苞片1~3，条形，伞幅5~13，小总苞片4~6，花梗6~15；双悬果棱粗而钝。

5. 醋柴胡：味苦，性微寒。归肝、胆经。醋炙能缓和升散之性，增强疏肝止痛作用，适用于肝郁气滞的胁痛、腹痛及月经不调。常与枳壳、香附、川芎等同用。

6. 鳖血柴胡：苦，微寒。归肝、胆经。鳖血炙能抑制升浮之性，增强清肝退热、截疟功效。常与青蒿、地骨皮、白芍、石膏、知母等同用，增强表里退虚热作用。

【用法用量】用量3~9g，水煎服；或入丸、散。外用：适量，煎水洗；或研末调敷。

【药理作用】1. 解热有效成分：挥发油（丁香酚、已酸、r- 十一酸内酯和对甲氧基苯二酮），柴胡皂苷（皂苷元A）。作用：对伤寒、副伤寒疫苗、大肠杆菌液、发酵牛奶、酵母等所致发热有明显解热作用；且能使动物正常体温下降。商品柴胡煎剂2g/kg给兔灌胃，对用疫苗及温刺引起的发热均有明显的解热作用。

2. 抗炎有效成分：皂苷对多种致炎剂所致踝关节肿和结缔组织增生性炎症均有抑制作用。柴胡皂苷300mg/kg腹腔注射，可抑制角叉菜胶、5- 羟色胺、组胺引起的大鼠足跖肿胀，抑制大鼠棉球肉芽肿，同时可使肾上腺肥大，胸腺萎缩；抑制炎症组织组胺释放及白细胞游走。

3. 促进免疫功能有效成分：柴胡多糖能使吞噬功能增强、自然杀伤细胞功能增强，提高病毒特异性抗体滴度，提高淋巴细胞转核率，提高皮肤迟发性过敏反应。

4. 抗肝损伤：柴胡注射液（浓度1：1）1ml/ 只皮下注射连续5天可显著降低四氯化碳引起的大鼠血清 GPT 升高，肝细胞变性及坏死也明显减轻，肝细胞内糖原及核糖核酸含量也接近正常。

5. 抗辐射损伤：柴胡多糖5mg/ 只腹腔注射，可提高照射小鼠的存活率，小鼠胸腺细胞中3H–TdR 的掺入增加，同时加速胸腺细胞的释放，使血浆中皮质酮含量增加，切除肾上腺后，不再有这些表现，故认为是通过肾上腺皮质实现的。此外，体外有抗结核菌作用。

【毒性】柴胡毒素和乙酰柴胡毒素有剧毒，它们的半数致死量分别为3.03mg/kg，3.13mg/kg。

中篇　临证新论

第一章　完带汤临证概论

第一节　古今临证回顾

一、古代临证研究

完带汤出自清初妇科名著《傅青主女科》，位列该书篇首。该方由白术、山药、人参、白芍、车前子、苍术、甘草、陈皮、黑芥穗、柴胡组成。功能疏肝健脾、化湿止带。主治脾虚肝郁，湿浊带下，症见带下色白、清稀如涕，或带下臭秽，面白乏力、倦怠便溏、舌淡苔白、脉缓或濡弱。所谓白带，如傅氏自述："妇人有终年累月下流白物，如涕如唾，不能禁止，甚则臭秽者。"又说："尼僧、寡妇、出嫁之女多有之，而在室女则少也。"可见带下是妇科常见疾患，是指阴道分泌物明显增多，色、质、气味异常的病理改变。

对于本病的病因病机，傅氏有自己的分析，大致可以归纳为两大基础病机，涉及三条经脉和两个脏腑：基础之一为任脉、督脉不固，带脉失于约束；基础之二是脾虚湿盛。由于脾虚不能运化水湿，使得湿浊困于体内；又由于带脉与任、督二脉相通，任脉、督脉不固，影响带脉约束功能，以致湿气沿带脉下注，则成带下。本证的肝郁和湿郁化热是一个从属的问题。肝郁有两个因素，一个是情志不遂，肝气不疏，正如作者所述，寡妇、尼姑、已婚者易得；另外一个是脾虚，土虚则木易乘之，湿盛使得带下量多，而湿郁化热则会引起带下臭秽。由上述分析可以看出，本证的核心在于湿浊下注，兼有肝郁，治疗应该以化湿为主，辅以疏肝。

完带汤的健脾化湿止带法是通过多条途径实现的。一是健脾燥湿，以白术配山药大剂量使用，白术温燥归脾经，温脾燥湿，山药除了培土以制水外，还可收敛止带，辅以人参补益脾气，益元固本。二是芳香化湿，用苍术和陈皮组合，苍术芳香醒脾，陈皮燥湿行气。三是利湿，采用车前子使水湿从小便而出。另外，辅以柴胡配芍药疏肝解郁、柔肝缓急，使木不犯土。荆芥有祛风胜湿、收涩止带之说，但我们要注意《傅青主女科》中存在荆芥使用极其广泛的现象，荆芥穗善上行，能升提气机以引气血上行，水气上行，不致下犯，带下乏源，则量必减。

通常带下之症从湿热论治者多，病位多责之于肝，用方多如龙胆泻肝汤等。但是，就带下病症形成的复杂性来说，还要考虑到除肝以外的脏腑和病因病机。完带汤就是另辟蹊径辨证选药的典范。本方以脾胃为治疗重点，认为脾虚不能化湿是本证的核心，反映了中医病证的多样性，这个结论是准确和可靠的，也紧扣中医的基础理论。本方与辨证相对应的立法是准确的，用药方面也有上佳选择，仔细品味本方可以发现，它似乎是参苓白术散、平胃散和逍遥散的合方，但是，作者很巧妙地进行了裁剪，在药物的多寡取舍上十分得当。

二、现代临证研究

【带下病】是指带下绵绵不断、量多腥臭、色泽异常、并伴有全身症状者，称"带下病"，带下病症见从阴道流出白色液体，或经血漏下挟有白色液体，淋沥不断，质稀如水者，称之为"白带"，还有"黄带""黑带""赤带""青带"。

【症状体征】

1. 妇女阴道内流出的带下量多，绵绵不断，色、质、气味异常，或伴有全身症状者，可诊断为本病。

2. 赤带与经间期出血、经漏有别。赤带，带下色赤，与月经周期无关；经间期出血常发生在月经周期的中间，有周期性；经漏为月经点滴而出，淋漓不尽。

3. 脓浊带下质黏如脓样，且有臭味，为热毒损伤任、带二脉血气所致，但与阴疮排出的脓液有别，阴疮则为妇人阴户生疮，初起阴户一侧或双侧肿胀疼痛，继则化脓溃疡，脓液量多，臭秽而稠，两者可通过妇科检查而鉴别。

4.带下如五色夹杂，如脓似血，奇臭难闻，当警惕癌变。应结合必要的检查以明确诊断。

【病因病机】本病主要由于湿邪影响任、带二脉，以致带脉失约、任脉不固所形成。湿邪有内外之别，外湿指外感湿邪；内湿，多因脾虚失运，肾虚失固所致。湿热（毒）因摄生不洁，或久居阴湿之地，或因手术损伤，以致湿热、病菌入侵带脉，发为带下。亦有肝经湿热下注，或因热毒蕴腐，损伤血络，导致带下赤白；脾虚饮食不节，劳倦过度，脾运失健，湿浊下注，伤及任、带二脉而为带下病；素体肾气不足或房劳多产，封藏失职；亦有肾阴偏虚，相火偏旺，灼伤血络，任带失因而带下赤白者。

【疾病诊断】

1.湿热：带下量多，色黄或黄白，质黏腻，有臭气，胸闷口腻，或小腹作痛，或带下色白质黏如豆腐渣状，阴痒等，小便色黄。舌苔黄腻或厚，脉濡滑伴数。

2.热毒：带下量多，赤白相兼，或五色杂下，质黏腻，或如脓样，有臭气，或腐臭难闻，小腹作痛，烦热口干，头昏晕，午后尤甚，大便干结或臭秽，小溲色黄量少。舌红，苔黄干，脉数。

3.脾虚：带下色白或淡黄，质黏稠，无臭气，绵绵不断，面色㿠白或萎黄，四肢欠温，精神疲倦，纳少便溏，两足跗肿。舌淡，苔白或腻，脉缓弱。

4.肾阳虚：白带清冷，量多，质稀薄，终日淋漓不断，腰酸如折，小腹冷感，小便频数清长，夜间尤甚，大便溏薄。舌质淡，苔薄白，脉沉迟。

5.肾阴虚：带下赤白，质稍黏无臭，阴部灼热，头昏目眩，或面烘热，五心烦热，失眠多梦，便艰尿黄。舌红少苔，脉细数。

【检查方法】此需要结合患者的实际情况来定夺检查事项。

【并发症】根据带下的不同颜色和症状分为白带、黄带、赤带、青带、黑带及五色带。临床以白带、黄带及赤带多见，青带可能为脓性分泌物，黑带可能为少量陈旧性分泌物或生殖道恶性病灶的分泌物，五色带多为生殖器恶性病灶的分泌物，以更年期妇女多见。带下病常见于各种阴道和宫颈炎症。

现代药理学研究显示，完带汤有抗炎、抗菌作用。目前关于本方的实验研究仍然不充分，其治疗机制的现代意义尚不明了，特别是在本方如何提高人体正气以抗御外邪方面，研究仍是空白。但是，本方能够治疗滴虫性阴道炎、霉菌性阴道炎和其他细菌性阴道炎已得到大量研究证实。此外，本方还可以用来治疗与脾虚湿盛有关的诸如头痛、慢性胃炎、眩晕、水肿、下肢静脉曲张、耳鸣、腰痛、嗜睡、慢性肝炎、白细胞减少症、肝硬化等多种疾病。现代治疗阴道炎的药物不可谓不多，尤其是外用药物更甚。由于治疗不得法，或药物本身存在治标不治本的问题，致使本病复发率很高，长期困扰广大患者。本方为治本之品，具有广阔的前景。

第二节　现代临证概述

一、白术

【各家论述】

1.《汤液本草》:"《本草》在术条下无苍、白之名。近多用白术治皮间风，止汗消痞，补胃和中，利腰脐间血，通水道，上而皮毛，中而心胃，下而腰脐，在气主气，在血主血。"

2.《本草会编》:"脾恶湿，湿胜则气不得施化，津何由生？故曰：膀胱者，津液之府，气化则能出焉。用白术以除其湿，则气得周流而津液生矣。"

3.《本草经疏》:"术，其气芳烈，其味甘浓，其性纯阳，为除风痹之上药，安脾胃之神品。《本经》主风寒湿痹、死肌、痉疸者，正以风寒湿三者合而成痹，痹者，拘挛而痛者是也。经曰，地之湿气，感则害人皮肉筋骨。死肌者，湿毒侵肌肉也。痉者，风寒秉虚客于肝、脾、肾所致也。疸者，脾胃虚而湿热瘀滞也。如上诸病，莫不由风寒湿而成，术有除此三邪之功，故能祛其所致之疾也。止汗、除热、消食者，湿热盛则自汗，湿邪客则发热，湿去而脾胃燥，燥则食自消，汗自止，热自除也。又主大风在身面者，术气芳烈而悍，纯阳之物也，风为阳邪，发于阳部，故主之也。风眩头痛目泪出者，阳虚则风客之而眩，痰厥则头痛，风热壅则目泪出也。消痰水，逐皮间风水、结肿，除心下急痛，及霍乱吐下不止者，湿客于胃，则滞而生痰，客于脾则生水，脾虚湿胜，则为水肿，湿客中焦则心下急满，脾胃俱虚，则中焦不治，而湿邪客之，则为霍乱吐下不止也。利腰脐间血者，血属阴，湿为阴邪，下流客之，使腰脐血滞而不得通利，湿去则诸证无不愈矣。益津液、暖胃、消谷嗜食者，湿去则胃强，而津液自生，寒湿散则胃自暖，邪去而脾胃健，则消谷而嗜食矣。术，《本经》无分别，陶弘景有赤、白二种，近世乃有苍、白之分，其用较殊，要之俱为阳草，故祛邪之功胜，而益阴之效亏，药性偏长，物无兼力，此天地生物自然之道也。凡病属阴虚，血少，精不足，内热骨蒸，日干唇燥，咳嗽吐痰，吐血，鼻衄、齿衄，咽塞，便秘，滞下者，法咸忌之。术燥肾而闭气，肝肾有动气者勿服。刘涓子《痈疽论》云：溃疡忌白术，以其燥肾而闭气，故反生脓作痛也。凡脏皆属阴，世人但知术能健脾，此盖指脾为正邪所干，术能燥湿，湿去则脾健，故曰补也。宁知脾虚而无湿邪者，用之反致燥竭脾家津液，是损脾阴也。何补之足云。此最易误，故特表而出之。"

4.《本草汇言》："白术，乃扶植脾胃，散湿除痹，消食除痞之要药也。脾虚不健，术能补之，胃虚不纳，术能助之。是故劳力内伤，四肢困倦，饮食不纳，此中气不足之证也；痼冷虚寒，泄泻下利，滑脱不禁，此脾阳乘陷之证也；或久疟经年不愈，或久痢累月不除，此胃虚失治，脾虚下脱之证也；或痰涎呕吐，眩晕昏眩，或腹满肢肿，面色萎黄，此胃虚不运，脾虚蕴湿之证也；以上诸疾，用白术总能治之。又如血虚而漏下不止，白术可以统血而收阴；阳虚而汗液不收，白术可以回阳而敛汗。大抵此剂能健脾和胃，运气利血。兼参、耆而补肺，兼杞、地而补肾，兼归、芍而补肝，兼龙眼、枣仁而补心，兼芩、连而泻胃火，兼橘、半而醒脾土，兼苍、朴可以燥湿和脾，兼天、麦亦能养肺生金，兼杜仲、木瓜，治老人之脚弱，兼麦芽、枳、朴，治童幼之疳症。黄芩共之，能安胎调气。枳实共之，能消痞除膨。君参、苓、藿、半，定胃寒之虚呕。君归、芎、芍、地，养血弱而调经。温中之剂无白术，愈而复发。溃疡之证用白术，可以托脓。"

5.《本草通玄》："白术，补脾胃之药，更无出其右者。土旺则能健运，故不能食者，食停滞者，有痞积者，皆用之也。土旺则能胜湿，故患痰饮者，肿满者，湿痹者，皆赖之也。土旺则清气善升，而精微上奉，浊气善降，而糟粕下输，故吐泻者，不可阙也。《别录》以为利腰脐间血者，因脾胃统摄一身之血，而腰脐乃其分野，借其养正之功，而瘀血不敢稽留矣。张元素谓其生津止渴者，湿去而气得周流，而津液生矣。谓其消痰者，脾无湿则痰自不生也。安胎者，除胃中热也。"

6.《本草崇原》："凡欲补脾，则用白术，凡欲运脾，则用苍术，欲补运相兼，则相兼而用，如补多运少，则白术多而苍术少，运多补少，则苍术多而白术少，品虽有二，实则一也。《本经》未分苍、白，而仲祖《伤寒》方中，皆用白术，《金匮》方中，又用赤术，至陶弘景《别录》则分为二，须知赤、白之分，始于仲祖，非弘景始分之也。赤术，即是苍术，其功用与白术略同，故仍以《本经》术之主治为本。但白术味甘，苍术兼苦，白术止汗，苍术发汗，故止汗二字，节去不录。后人谓苍术之味苦，其实苍术之味甘而微苦。"

7.《本经逢原》："白术，生用有除湿益燥，消痰利水，治风寒湿痹，死肌痉疸，散腰脐间血，及冲脉为病，逆气里急之功；制熟则有和中补气，止渴生津，止汗除热，进饮食，安胎之效。"

8.《长沙药解》："白术，性颇壅滞，宜辅之以疏利之品，肺、胃不开，加生姜、半夏以驱浊，肝、脾不达，加砂仁、桂枝以宣郁，令其旋补而旋行，则美善而无弊矣。"

9.《本草求真》："白术缘何专补脾气？盖以脾苦湿，急食苦以燥之，脾欲缓，急食甘以缓之；白术味苦而甘，既能燥湿实脾，复能缓脾生津。且其性最温，服则能以健食消谷，为脾脏补气第一要药也。书言无汗能发，有汗能收，通溺止泄，消痰治肿，止热化癖，安胎止呕，功效甚多，总因脾湿则汗不止，脾健则汗易发，凡水湿诸邪，靡不因其脾健而自除，吐泻及胎不安，亦靡不因其脾健而悉平矣。故同枳实则能治痞，同黄芩则能安胎，同泽泻则能利水，同干姜、桂心则能消饮去癖，同地黄为丸，则能以治血泻萎黄，同半夏、丁香、姜汁，则可以治小儿久泻，同牡蛎、石斛、麦麸，则可以治脾虚、盗汗。然血燥无湿，肾间动气筑筑，燥渴便闭者忌服。谓其燥肾闭气，则其气益筑。又寒湿过甚，水满中宫者亦忌，谓其水气未决，苦不胜水，甘徒滋壅，必待肾阳培补，水气渐消，肾气安位，术始可投，此又不得不变换于中也。盖补脾之药不一，白术专补脾阳，生则较熟性更鲜，补不腻滞，能治风寒湿痹，及散腰脐间血，并冲脉为病，逆气里急之功，非若山药止补脾脏之阴，甘草止缓脾中之气，而不散于上下，俾血可生，燥症全无。苍术气味过烈，散多于补，人参一味冲和，燥气悉化，补脾而更补肺，所当分别而异视者也。"

10.《本经疏证》："风寒湿痹、死肌、痉、疽，不得尽谓脾病，而以术为主剂者，则以湿为脾所主，湿能为患，固属脾气不治，一也；脾主肌肉，介在皮毛筋骨中，痹与痉，病在肌肉内，死肌及疽，病在肌肉外，旁病则当取中，二也；筋骨皮毛，均非驻湿之所，唯肌肉间为可驻湿，三也。知此，则凡痹、死肌、痉、疽之系乎风寒湿者，皆术主之矣。白术之效，于风胜湿者为最宜，寒胜者为差减。何以知之？盖风胜必烦，湿胜必重，检《金匮要略》中治痹诸方，其用术者，非兼烦必兼重，虽然，谓术功擅于风与湿则可，谓于寒有所忌则不可，《伤寒》少阴篇附子汤，治身体疼，手足寒，骨节痛，不烦不重，亦用白术。盖湿流关节，云骨节痛，则未有不兼湿者，矧风湿二者，必挟寒始成痹，不然则否，《素问》之旨可验也。白术治眩，非治眩也，治痰饮与水耳。有痰与水，何以能使人眩？盖眩者神之动，神依于心，心恶水，水盛则心神摇曳为眩，譬如人在舟中，能发眩也，虽然人在舟中，未必尽眩，不在舟中，未必不眩。所以眩证不必尽用术，用术之饮证水证，亦未必尽眩，夫亦各因乎其人耳。《伤寒论》《金匮要略》其有饮有水，不眩而用术者，则指不胜屈，其有饮眩而不用术者亦多，则系证与术有忌耳，即如卒呕吐，心下痞，膈间有水，眩悸者，小半夏加茯苓汤主之，则以心下痞，故正与理中丸下注云腹满者去术，同一理也。世之人动辄称白术、黄芩安胎圣药，而疏其义者，不过谓白术健脾，黄芩泄热，殊不知健脾泄热之物，岂特白术、黄芩。夫妇人之病，多半涉血，矧妊娠尤赖血气之调，方得母子均安。初妊之时，胎元未旺，吸血不多，则下焦血旺，致气反上逆，是为恶阻。恶阻则中焦之气不变赤而为水，是白术所必需矣。血盛能致气盛，气盛能生火，黄芩泄气分之火而不伤血者也；厥后胎气日充，吸血渐多，血自盘旋而下，气亦随之盘旋于下，胎之所吸，乃血之精者。而其馀与气相搏，能仍化为水，阻于腰脐之间，故妊娠至五、六月时，多有子肿之证，是白术又为必需之剂，而无所事黄芩于其间,《别录》所谓利腰脐间血者此也。考仲景书于妇人妊娠篇之白术散,与川芎同用,当归芍药散、当归散,与芍药、当归、芎藭同用者,不可知其为除水气而利腰脐间血哉。总之,血分之源不清,则血气不能和,而附血之湿,血盛之火,皆为胎前所有之常患,故出此不必甚为别择之常方,学者尤当会意而用之也。"

11.《医学衷中参西录》:"白术,性温而燥,气不香窜,味苦微甘微辛,善健脾胃,消痰水,止泄泻,治脾虚作胀,脾湿作渴,脾弱四肢运动无力,甚或作疼。与凉润药同用,又善补肺;与升散药同用,又善调肝;与镇安药同用,又善养心;与滋阴药同用,又善补肾。为其具土德之全,为后天资生之要药,故能于金、木、水、火四脏,皆能有所补益也。"

12.《本草正义》:"《本草经》及《别录》皆称术而无苍、白之分,陶氏弘景及宋之苏颂,皆言术以茅山为胜,似今之所谓茅山苍术,亦即古之所谓术也。然弘景又别有赤术之名,谓其苦而多膏,又似梁时已有苍术一种。今按《本经》主治,详其功用,颇似今之茅术。唯白术健脾化湿,其力亦同。至《名医别录》又言味苦甘,增一甘字,则明是白术。李濒湖以《本经》《别录》之文,两系白术、苍术二条,而张隐庵因之,真骈拇矣。术之功用,自唐以前,止言其燥湿逐水,所谓暖胃消食,亦燥能健脾醒胃也。盖其气甚烈,故能振动脾阳,而又疏通经络,然又最富脂膏,故虽苦温能燥,而亦滋津液,且以气胜者,流行迅利,本能致津液通气也。唐、宋以后,皆以为补益脾胃,其旨即从此出。颐谓白术、苍术在古不分,而今已各别,则凡古人所称燥湿逐水之用,今必以茅山苍术当之,其补益脾胃,则宜用白术。盖今之所谓冬白术者,质润而气香,健运脾阳,滋养胃阴之力不小,且其气既盛,不致呆守满中,允为健脾益胃之专剂矣。东垣谓白术主安胎,盖谓妊娠养胎,依赖脾土,术能健脾故耳。丹溪谓白术无汗能发,有汗能止。颐按白术补中,虽以气胜,不可谓其发汗。唯苍术则辛烈开腠,能发湿家之汗耳。缪仲醇引刘涓子《痈疽论》谓溃疡忌白术,以其燥肾闭气,故能生脓作痛,张石顽亦采其说,不知术能补益,溃疡毒盛,诚非所宜,若溃后元虚,非补脾胃,何以收效?参、地、术、芪,皆是补虚要药,岂可不论虚实,而一概抹煞之耶?缪氏又谓术以气胜，除邪之功巨，补阴之效亏，凡阴虚血少燥渴及精不足，便闭滞下者忌之。缪氏之意，盖谓其气味燥烈，故有耗阴燥精等弊。愚谓术本多脂，万无伤阴之虑。"

【临床应用】

1. 治虚弱枯瘦，食而不化：於术（酒浸，九蒸九晒）一斤，菟丝子（酒煮吐丝，晒干）一斤，共为末，蜜丸，梧子大。每服二、三钱。（《纲目拾遗》）

2. 治脾虚胀满：白术二两，橘皮四两。为末，酒糊丸，梧子大。每食前木香汤送下三十丸。（《全生指迷方》宽中丸）

3. 治痞，消食强胃：枳实（麸炒黄色）一两，白术二两。上为极细末，荷叶裹烧饭为丸，如绿豆一倍大。每服五十丸，白汤下，不拘时候，量所伤多少，加减服之。（《兰室秘藏》积术丸）

4. 服食滋补，止久泄痢：上好白术十两，切片，入瓦锅内，水淹过二寸，文武火煎至一半，倾汁入器内，以渣再煎，如此三次，乃取前后汁同熬成膏，入器中一夜，倾去上面清水，收之。每服二、三匙，蜜汤调下。（《千金良方》白术膏）

5. 治脾虚泄泻：白术一两，芍药半两（冬月不用芍药，加肉豆蔻，泄者炒）。上为末，粥丸。（《丹溪心法》白术丸）

6. 治小儿久患泄泻，脾虚不进饮食，或食讫仍前泻下，米谷不化：白术一分（米泔浸一时，切，焙干），半夏一钱半（浸洗七次），丁香半钱（炒）。上为细末，生姜自然汁糊丸，黍米大。每半岁儿三丸，三五岁儿五、七丸，淡生姜汤下，早晚各一。（《小儿卫生总微论方》温白丸）

7. 治湿泻暑泻：白术、车前子等分，炒为末，白汤下二、三钱。（《简便单方》）

8. 治肠风痔漏、脱肛泻血、面色萎黄，积年久不瘥：白术一斤（糯米泔浸三日，细研锉，炒焦为末），干地黄半斤（净洗，用碗盛于甑上蒸烂细研）。上相和，如硬，滴酒少许，众手丸梧桐子大，焙干。每服十五丸，空心粥饮下，加至二十九。（《普济方》香术丸）

9. 治心下坚，大如盘，边如旋盘，水饮所作：枳实七枚，白术二两。上

二味，以水五升，煮取三升，分温三服，腹中耎即当散也。（《金匮要略》枳术汤）

10.治伤寒八九日，风湿相搏，身体疼烦，不能自转侧，不呕不渴，脉浮虚而涩，大便坚，小便自利者：白术二两，附子一枚半（炮去皮），甘草一两（炙），生姜一两半（切），大枣六枚。上五味，以水三升，煮取一升去滓，分温三服，一服觉身痹半日许，再服。三服都尽，其人如冒状，勿怪，即是术、附并走皮中，逐水气未得除故耳。（《金匮要略》白术附子汤）

11.治中湿，口噤，不知人：白术半两，酒三盏。煎一盏，顿服；不能饮酒，以水代之。日三，夜一。（《三因方》白术酒）

12.治忽头眩晕，经久不差，四体渐羸，食无味，好食黄土：白术三斤，曲三斤。上二味换筛酒和，并手捻丸如梧子，暴干。饮服二十枚，日三。忌桃、李、雀肉等。（《外台》）

13.治风虚，头重眩，苦极，不知食味。暖肌，补中，益精气：白术二两，附子一枚半（炮去皮），甘草一两（炙）。上三味，锉，每五钱匕，姜五片，枣一枚，水盏半，煎七分，去滓，温服。（《近效方》术附汤）

14.治自汗不止：白术末，饮服方寸匕，日二服。（《千金方》）

15.治盗汗：白术四两，分作四份，一份用黄芪同炒，一份用石斛同炒，一份用牡蛎同炒，一份用麸皮同炒。上各微炒黄色，去余药。只用白术，研细。每服二钱，粟米汤调下，尽四两。（《丹溪心法》）

16.治老小虚汗：白术五钱，小麦一撮，水煮干，去麦为末，用黄芪汤下一钱。（《全幼心鉴》）

17.治产后呕逆不食：白术五钱，姜六钱。水煎，徐徐温服。（《妇人良方》）

18.治妇人血虚肌热，或脾虚蒸热，或内热寒热：白术、白茯苓、白芍药（炒）各一钱，甘草（炒）五分，姜、枣，水煎。（《妇人良方》乞力伽散）

19.治三日疟：九制於术一斤，广皮八两。熬膏，用饴糖四两收。（《古今良方》）

20.治四日两头疟：一、二年至三、四年不愈者，或愈而复发，连绵不已者，於术一两，老姜一两。水煎，发日五更温服，重者二服。（《纲目拾遗》）

21. 治牙齿逐日长，渐渐胀，开口难为饮食，盖髓溢所致：只服白术愈。（《夏子益治奇疾方》）

22. 治儿童流涎：生白术捣碎，加水和食糖，放锅上蒸汁，分次口服，每天用三钱。（《江苏中医》）

23. 归脾汤（《济生方》）治思虑过度，劳伤心脾，怔忪健忘，惊悸盗汗，发热体倦，食少不眠，或妇人脾虚气弱，崩中漏下：白术，茯神（去木），黄芪（去芦），龙眼肉，酸枣仁（炒去壳）各30g，人参，木香（不见火）各15g，甘草（炙）7.5g，当归，远志各3g。上咀，每用12g，水1.5盏，生姜5片，枣1枚，煎至七分，去渣，温服，不拘时候。方中白术助人参益气补脾，为臣药。

24. 白术散（《外台秘要》）治呕吐酸水，结气筑心：白术、茯苓、厚朴各2.4g，橘皮、人参各1.8g，荜茇1.2g，槟榔仁、大黄各3g，吴茱萸1.2g。水煎，分两次服。方中白术配茯苓、人参治脾胃虚弱。

25. 白术调中汤（《宣明论》）治中寒癖闷急痛，寒湿相搏，吐泻腹痛：白术、茯苓、陈皮、泽泻各15g，干姜、官桂、藿香各0.3g，甘草30g，缩砂仁0.3g。上为末，白汤化蜜少许调下。方中白术配茯苓、泽泻治脾虚湿滞。

二、山药

【各家论述】

1. 李杲："仲景八味丸用干山药，以其凉而能补也。亦治皮肤干燥，以此物润之。"

2.《医经溯洄集》："干山药，虽独入手太阴经，然其功亦能强阴，且手太阴为足少阴之上原，原既有滋，流岂无益。"

3.《本草正》："山药，能健脾补虚，滋精固肾，治诸虚百损，疗五劳七伤。第其气轻性缓，非堪专任，故补脾肺必主参、术，补肾水必君茱、地，涩带浊须破故同研，固遗泄仗菟丝相济。诸丸固本丸药，亦宜捣末为糊。总之性味柔弱，但可用力佐使。"

4.《药品化义》："山药，温补而不骤，微香而不燥，循循有调肺之功，治肺虚久嗽，何其稳当。因其味甘气香，用之助脾，治脾虚腹泻，怠惰嗜卧，四肢困倦。又取其甘则补阳，以能补中益气，温养肌肉，为肺脾二脏要药。

土旺生金，金盛生水，功用相仍，故六味丸中用之治肾虚腰痛，滑精梦遗，虚怯阳痿。但性缓力微，剂宜倍用。"

5.《本草求真》："山药，本属食物，古人用入汤剂，谓其补脾益气除热。然气虽温而却平，为补脾肺之阴，是以能润皮毛、长肌肉，不似黄芪性温能补肺阳，白术苦燥能补脾阳也。且其性涩，能治遗精不禁，味甘兼咸，又能益肾强阴，故六味地黄丸用此以佐地黄。然性虽阴而滞不甚，故能渗湿以止泄泻。生捣敷痈疮，消肿硬，亦是补阴退热之意。至云补阳消肿，补气除滞，理虽可通，语涉牵混，似非正说。至入汤剂以治火虚危症，难图近功，必多用之方愈，以其秉性和缓故耳。入滋阴药中宜生用，入补脾宜炒黄用。"

6.《本草经读》："山药，能补肾填精，精足则阴强、目明、耳聪。凡上品俱是寻常服食之物，非治病之药，故神农另提出久服二字，可见今人每取上品之药，如此物及人参、熟地、葳蕤、阿胶、菟丝子、沙苑蒺藜之类，合为一方，以治大病，误人无算。盖病不速去，元气日伤，伤极则死。凡上品之药，法宜久服，多则终身，少则数年，与五谷之养人相佐，以臻寿考。若大病而需用此药，如五谷为养脾第一品，脾虚之人，强令食谷，即可毕补脾之能事，有是理乎！"

7.《本经疏证》："薯蓣，主伤中补虚羸，即补中益气力也。而《本经》复言之何故，此盖当连下句读，主伤中、补虚羸，除寒热邪气云者，犹云补伤中而致之虚羸，除伤中而受之寒热邪气也。夫虚必有一处为先，他处乃连类及之者。邪之所凑，虽云其气必虚，然亦有阴阳之分，五藏六府之异；薯蓣所主之虚之邪，须审定其由伤中伤气，方得无误。不然伤血及他伤亦能致虚羸、成寒热，又何别焉。《别录》所主补虚劳羸瘦，充五脏，除烦热，正与《本经》相印，唯下气、止腰痛、强阴三项为特出。至于头面游风、头风、眼眩，唐以来医家不甚用此味，故无从参其底里，然质之仲景治风气百疾，《本经》除寒热邪气，亦可默会其旨矣。"

8.其他：《唐本草》：薯蓣，日干捣细筛为粉，食之大美，且愈疾而补。此有两种：一者白而且佳；一者青黑，味亦不美。蜀道者尤良。《本草图经》：薯预，今处处有之，以北都、四明者为佳。南中有一种生山中，根细如指，极紧实，刮磨入汤煮之，作块不散，味更珍美，云食之尤益人，过于家园种者。又江、湖、闽中出一种根如姜芋之类而皮紫，极有大者，一拔可重斤余，刮去皮，煎煮食之，俱美，但性冷于北地者耳。《植物名实图考》：狂风藤，江西赣南山中有之。赭根绿茎，蔓生柔苒。参差生叶，长柄细韧，似山药叶而长，仅有直纹数道。土人以治风疾。章炳麟：薯蓣一味，开血痹特有神效，血痹虚劳方中风气诸不足，用薯蓣丸。今云南人患脚气者，以生薯蓣切片，散布胫上，以布缠之，约一时许，胫上热痒即愈。《本经》：主伤中，补虚，除寒热邪气，补中益气力，长肌肉，久服耳目聪明。《别录》：主头面游风，风头眼眩，下气，止腰痛，治虚劳羸瘦，充五脏，除烦热，强阴。《药性论》：补五劳七伤，去冷风，止腰痛，镇心神，补心气不足，患人体虚羸，加而用之。《食疗本草》：治头疼，助阴力。《日华子本草》：助五脏，强筋骨，长志安神，主泄精健忘。朱震亨：生捣贴肿硬毒，能消散。《伤寒蕴要》：补不足，清虚热。《纲目》：益肾气，健脾胃，止泄痢，化痰涎，润皮毛。

【临床应用】

1. 治脾胃虚弱，不思进饮食：山芋、白术各一两，人参三分。上三味，捣罗为细末，煮白面糊为丸，如小豆大，每服三十丸，空心食前温米饮下。（《圣济总录》山芋丸）

2. 治湿热虚泄：山药、苍术等分，饭丸，米饮服。（《濒湖经验方》）

3. 治噤口痢：干山药一半炒黄色，半生用，研为细末，米饮调下。（《百一选方》）

4. 治心腹虚膨，手足厥冷，或饮过苦涩凉剂，晨朝未食先呕，或闻食即吐，不思饮食，此乃脾胃虚弱：山药一味，锉如小豆大，一半炒热，一半生用，为末，米饮调下。（《普济方》）

5. 补下焦虚冷，小便频数，瘦损无力：薯蓣于砂盆内研细，入铫中，以酒一大匙，熬令香，旋添酒一盏，搅令匀，空心饮之，每旦一服。（《圣惠方》）

6. 治诸风眩晕，益精髓，壮脾胃：薯蓣粉，同曲米酿酒；或同山茱萸、五味子、人参诸药浸酒煮饮。（《纲目》山药酒）

7. 治小便多，滑数不禁：白茯苓（去黑皮），干山药（去皮，白矾水内湛

过，慢火焙干用之）。上二味，各等分，为细末，稀米饮调服。（《儒门事亲》）

8. 治痰气喘急：山药捣烂半碗，入甘蔗汁半碗，和匀，顿热饮之。（《简便单方》）

9. 治肿毒：山药，蓖麻子，糯米为一处，水浸研为泥，敷肿处。（《普济方》）

10. 治项后结核，或赤肿硬痛：生山药一挺（去皮），蓖麻子二个。同研贴之。（《救急易方》）

11. 治乳癖结块及诸痛日久，坚硬不溃：鲜山药和芎藭、白糖霜共捣烂涂患处。涂上后奇痒不可忍，忍之良久渐止。（《本经逢原》）

12. 治冻疮：山药少许，于新瓦上磨为泥，涂疮口上。（《儒门事亲》）

13. 脾虚久泻：山药、党参各12g，白术、茯苓各12g，六神曲6g，水煎服。

14. 小儿腹泻（水泻）：山药、白术各12g，滑石粉、车前子各3g，甘草2g，水煎服。

15. 脾虚腹泻（包括慢性肠炎，消化及吸收不良）：山药250g，莲子、芡实各120g，共研细粉。每次以2~3调匙，加白糖适量，蒸熟作点心吃，每日1~2次，连续服用，有效。

16. 主治遗精：鸡皮糙山药，芡实，麦冬各15g，人参10g，五味子3g，水煎取汁，每日一剂，分2次服。益气养心，健脾固涩。适用于遗精。

17. 糖尿病，口渴，尿多，善饥：山药15g，黄连6g，水煎服。或山药、天花粉等量，每日30g，水煎分服。

18. 肾虚梦遗，脾虚便溏，老年阳虚，小便频数：山药零余子（山药藤上所结的珠牙）30~60g，煮熟去皮，加白糖少许，临睡前服之，胜如山药。

19. 肺病发热咳喘，自汗，心悸，便溏：山药60~120g，煮汁饮服，或每日适量煮食之。

三、人参

【各家论述】

1. 《神农本草经》记载："人参味甘，主补五脏、安精神、定魂魄、止惊悸、除邪气、明目、开心、益智，久服轻身延年"的药用功能。

2. 东汉时期，名医张仲景所著的《伤寒论》一书中共有113个方，其中含有人参的配方达21个，占总方的18.6%。并论述人参具有"温补、滋润、强壮、强精、保温、增强视力、安定精神"等作用。

3.《晋书·石勒传》载曰："初勒家园中生人参，葩茂甚"。石勒乃西晋时后赵国主，羯族（匈奴之别族）人，少时家住上党武乡（今山西省榆社县北），以行贩为生。上党是古时人参产地，石勒为行贩人参而将野生人参移植至家园进行人工栽培。据此可考，我国的人参栽培史可追溯至西晋末年，距今已有1600多年的历史。

4. 南朝梁武帝时期（公元492—500年），著名的道士、医药学家陶弘景汇集当时流行的《名医别录》和《神农本草经》，编著了《本草经集注》，其中也阐述了人参的功效，谓人参可"调中、消渴、通血脉、破坚积，令人不忘"。

5. 李时珍在《本草纲目》中阐述了人参可"补心脏、安精神、定魂魄、止惊悸、除邪恶、开心、益智、延年益寿"，称人参为"神草"，并记载了人参的栽培方法。

【临床应用】

1. 治营卫气虚：四君子汤：脏腑怯弱，心腹胀满，全不思食，肠鸣泄泻，呕吐逆：人参（去芦）、白术、茯苓（去皮）、甘草（炙）各等分。上为细末，每服10g，水一盏，煎至七分，通口服，不拘时，入盐少许，白汤点亦得。常服温和脾胃，进益饮食，辟寒邪瘴雾气。（《局方》四君子汤）

定志丸：心气不定，五脏不足，恍惚振悸，差错谬忘，梦寐惊魇，恐怖不宁，喜怒无时，朝差暮剧，暮差朝剧，或发狂眩：远志（去苗及心）、菖蒲各100g，人参、白茯苓（去皮）各150g。上为细末，炼蜜丸如梧桐子大，朱砂为衣。每服七丸，加至二十丸，温米饮下，食后临卧，日三服。（《局方》定志丸）

2. 治阳虚气喘，自汗盗汗，气短头晕：人参25g，熟附子50g。分为四帖，每帖以生姜十片，流水二盏，煎一盏，食远温服。（《济生方》）

3. 止血后此药补之：独参汤：大人参（去芦）100g，枣五枚。每服水二盏，煎一盏。细呷之，服后熟睡一觉，诸病除根。（《十药神书》独参汤）

4. 治下痢噤口：人参、莲肉各15g。以井华水二盏，煎一盏，细细呷之，

或加姜汁炒黄连15g。(《经验良方》)

5. 治霍乱心烦躁:桂心1g(末),人参25g(去芦头)。上以水一大盏,煎至七分,去滓,分温二服。(《圣惠方》)

6. 治虚疟发热:人参11g(二钱二分),雄黄25g(五钱)。为末,用粽尖捣丸,梧子大。发日侵晨,井华水吞下七丸,发前再服。忌诸般热物。(《丹溪纂要》)

7. 治元气虚脱症:人参能大补元气,复脉固脱,为拯危救脱要药。适用于因大汗、大泻、大失血或大病、久病所致元气虚极欲脱,气短神疲,脉微欲绝的重危症候。单用有效,如独参汤(《景岳全书》)。若气虚欲脱兼见汗出,四肢逆冷者,应与回阳救逆之附子同用,以补气固脱与回阳救逆,如参附汤(《正体类要》)。若气虚欲脱兼见汗出身暖,渴喜冷饮,舌红干燥者,人参兼能生津,常与麦冬、五味子配伍,以补气养阴。

8. 治肺脾心肾气虚症:人参为补肺要药,可改善短气喘促,懒言声微等肺气虚衰症状。治肺气咳喘、痰多者,常与五味子、苏子、杏仁等药同用,如补肺汤(《千金方》)。治胃虚冷,中脘气满,不能传化,善饥不能食,温胃煮散:人参末10g,生附子末2.5g,生姜0.5g(切碎)。上三味和匀,用水七合,煎至二合,以鸡子一枚取清,打转,空心顿服。(《圣济总录》温胃煮散)

9. 治肺虚久咳:人参末二两,鹿角胶(炙,研)50g。每服15g,用薄荷、豉汤一盏,葱少许,入铫子煎一、二沸,倾入盏内,遇咳时,温呷三、五口。(《食疗本草》)

10. 治二、三年间肺气上喘咳嗽,咯唾脓血,满面生疮,遍身黄肿:人参蛤蚧散:蛤蚧一对(全者,河水浸五宿,逐日换水,洗去腥,酥炙黄色),杏仁(去皮尖、炒),甘草(炙)各250g,知母、桑白皮、人参、茯苓(去皮),贝母各100g。上八味为末,净磁盒内盛。每日用如茶点服。(《卫生宝鉴》人参蛤蚧散)

11. 糖尿病气阴两伤,体倦乏力者:人参浸膏,每次5ml,每日2次。

12. 脾虚食少,倦怠无力,腹泻的人:人参10g,白术10g,茯苓8g,甘草3g,生姜3片,大枣1枚。水煎服。对重病、久病后体力恢复卓有成效。

13. 治心气虚损,怔忡而自汗者:猪腰子一只,用水两碗,煮至一盏半,将腰子细切，入人参25g，当归（上去芦、下去细者，取中段）25g。并切，同煎至八分，吃腰子，以汁送下。有吃不尽腰子，同上二味药滓，焙干，为细末，山药糊丸如梧桐子大，每服三、五十丸。（《百一选方》）

14. 治胸痹心中痞气，气结在胸，胸满，胁下逆抢心：人参汤：人参、甘草、干姜、白术各150g。上四味，以水八升，煮取三升，温服一升，日三服。（《金匮要略》人参汤）

15. 治消渴引饮无度：玉壶丸：人参、瓜蒌根各等分。生为末，炼蜜为丸，梧桐子大，每服三十丸，麦冬汤送下。（《仁斋直指方》玉壶丸）

16. 治消渴引饮：人参为末，鸡子清调服。每次5g，一日三、四服。（《纲目》）

17. 治吐血下血，因七情所感，酒色内伤，气血妄行，口鼻俱出，心肺脉散，血如涌泉：人参（焙）、侧柏叶（蒸焙）、荆芥穗（烧存性）各25g。为末，用10g，入飞罗面10g，以新汲水调如稀糊服，少顷再啜。（《中藏经》）

18. 治小儿惊后瞳人不正者：人参、阿胶（糯米炒成珠）各5g。水一盏，煎七分。温服，日再服，愈乃止。（《仁斋直指方》）

19. 治妊娠酸心吐清水，腹痛不能饮食：小地黄丸：人参（去芦）、干姜（炮）各等分。上为末，用生地黄汁，丸如梧子大。每服五十丸，米汤下，食前服。（《局方》小地黄丸）

20. 用于急救：大剂量的人参（15~50g）煎服或炖服，或以人参注射液（每毫升含生药0.57g）2~4ml 行肌肉或静脉注射，可用于心源性休克的急救，或其他一时极端垂危的病人；人参与附子合用可以救治亡阳虚脱。

21. 治疗阳痿：人参在中药里，一般用作强壮剂，可以补养元气；近年研究证明它有增强性腺机能的作用。人参酊对于麻痹型、早泄型阳痿有显著的疗效，但对精神型无效；对因神经衰弱所引起的皮层性和脊髓性阳痿也有一定治疗效果。

22. 人参还有提高视力及增强视觉暗适应的作用。

四、白芍

【各家论述】

1.《本草图经》："芍药，根亦有赤白二色"。崔豹《古今注》云："芍药有两种，有草芍药、木芍药。木者花大而色深，俗呼为牡丹，非也。古人亦有单服食者。安期生服（炼）法云：芍药二种：一者金芍药；二者木芍药。救病用金芍药，色白多脂肉；木芍药色紫，瘦多脉。若取，审看勿令差错。若欲服饵，采得净刮去皮，以东流水煮百沸，出阴干。停三日，又于木甑内蒸之，上覆以净黄土，一日夜熟，出阴干。"

2.《本草别说》："谨按《本经》芍药生丘陵川谷，今出所用者多是人家种植。欲其花叶肥大，必加粪壤，每岁八九月取其根分削，因利以为药，遂暴干货卖。今淮南真阳尤多，药家见其肥大，而不知香味绝不佳，故入药不可责其效。今考用宜依《本经》所说，川谷丘陵有生者为胜尔。"

3.《本草衍义》："芍药全用根，其品亦多须用花红而单叶，山中者为佳。花叶多即根虚。然其根多赤色，其味涩，若或有色白粗肥者益好，（铢）如经然，血虚寒人禁此一物，古人有言曰减芍药以避中寒，诚不可忽。"理中气。脾虚则中满，实则满自消，治中则心下不痞，泻肝则胁下不痛。善噫者，脾病也，脾健则不噫，肝脾之火上炎，则肺急胀逆喘咳，酸寒收敛，以泻肝补脾，则肺自宁，肺急胀逆喘咳之证自除。凉血补血，则太阳衄衊自愈。脾虚则目涩，得补则涩除。肝家无火，则肝血自足；阳维病苦寒热，及带脉病苦腹痛满、腰溶溶如坐水中，皆血虚阴不足之候也；肝脾和，阴血旺，则前证自瘳矣。

4.《本草经疏》张隐庵："芍药，气味苦平。风木之邪，伤其中土，致脾络不能从经脉而外行，则腹痛；芍药疏通经脉，则邪气在腹而痛者可治也。心主血，肝藏血；芍药禀木气而治肝，禀火气而治心，故除血痹；除血痹则坚积亦破矣。血痹为病，则身发寒热；坚积为病，则或疝或瘕；芍药能调血中之气，故皆治之。止痛者，止疝瘕之痛也。肝主疏泄，故利小便。益气者，益血中之气也。益气则血亦行矣。"

5.论芍药酸收性能

①成无己："芍药之酸收，敛津液而益荣。酸，收也，泄也；芍药之酸，收阴气而泄邪气。"（《注解伤寒论》）

②李东垣："或言古人以酸涩为收，《本经》何以言利小便？曰：芍药能益阴滋湿而停津液，故小便自行，非因通利也。曰：又言缓中何也？曰：损

其肝者缓其中，即调血也，故四物汤用芍药。大抵酸涩者为收敛停湿之剂，故主手足太阴经收敛之体，又能治血海而入于九地之下，后至厥阴经。白者色在西方，故补；赤者色在南方，故泻。"（引自《纲目》）

③贾所学："白芍药微苦能补阴，略酸能收敛。因酸走肝，暂用之生肝。肝性欲散恶敛，又取酸以抑肝。故谓白芍能补复能泻，专行血海，女人调经胎产，男子一切肝病，悉宜用之调和血气。其味苦酸性寒，本非脾经药，炒用制去其性，脾气散能收之，胃气热能敛之。主平热呕，止泄泻，除脾虚腹痛，肠胃湿热。以此泻肝之邪，而缓中焦脾气，《难经》所谓损其肝者缓其中。同炙甘草为酸甘相合，成甲乙化土之义，调补脾阴神妙良法。"若久嗽者藉此以收肺。又治痢疾腹痛，为肺金之气，郁在大肠，酸以收缓，苦以去垢，故丹溪治痢，每剂用至三四钱，大有功效。若纯下血痢，又非其所宜也。其力不能通行渗泄，然主利水道者取其酸敛能收诸湿而溢津液，使血脉顺而小便自行，利水必用益阴也。若痘疮血不归附者，用以敛血归根。"（《药品化义》）

④张隐庵："芍药气味苦平，后人妄改圣经而曰微酸，元、明诸家相沿为酸寒收敛之品，凡里虚下利者多用之以收敛；夫性功可以强辨，气味不可诬传。试将芍药咀嚼，酸味何在？又谓新产妇人，忌用芍药，恐酸敛耳。夫《本经》主治邪气腹痛，且除血痹寒热，破坚积疝瘕，则新产恶露未尽，正直用之；若里虚下痢反不当用也。"（《本草崇原》）

⑤黄宫绣："血之盛者，必赖辛为之散，故川芎号为补肝之气；气之盛者，必赖酸为之收，故白芍号为敛肝之液，收肝之气，而令气不妄行也。至于书载功能益气除烦，敛汗安胎（同桂枝则敛风汗，同黄芪、人参则敛虚汗），补痨退热，及治泻痢后重，痞胀胁痛，肺胀咳逆，痈肿疝瘕，鼻衄目涩，溺闭，何一不由肝气之过盛，而致阴液之不敛耳？是以书言能理脾、肺者，因其肝气既收，则木不克土，土安则金亦得所养，故脾、肺自尔安和之意。"（《本草求真》）

⑥苏廷琬琬："白芍药味酸，气微寒，主收脾之阴气，泄肝之阳邪。方书云，能补血，是究其功之所及，非指其体之所存也。大凡阴能育乎阳而阳郁者，以升阳为主，此味在所忌；若阴不能育乎阳而阳亢者，以收阴为主，此味不可少。丹溪言其酸寒伐生生之气，无乃己甚乎，唯脾气寒而痞满难化者忌之。"

（《药义明辨》）

6.论白芍能益阴柔肝而非伐肝之剂

张山雷："仲圣之法，实即秦、汉以前历圣相传之法。说者每谓酸痛是肝木凌脾，芍能助脾土而克肝木，故为腹痛之主药。要知肝秉刚强之性，非藉阴液以涵濡之，则暴戾恣睢，一发而不可制，当其冲者，实惟脾土先蒙其害，凡心胃痛、腹满痛、胸胁刺痛、支撑胀闷，无一非刚木凌脾之病。宋、元以来，治此者多尚香燥气药，以刚济刚，气行而通则不痛。非不暂图目前之效，然愈燥而阴愈耗，肝愈横，频发加剧，卒至肝脾之阴两竭，而燥药且不可复施，此行气伐肝，适以变本加厉，非徒无益，而又害之矣。仲圣以芍药治腹痛，一以益脾阴而摄纳至阴耗散之气，一以养肝阴而柔刚木桀骜之威，与行气之药，直折肝家悍气者，截然两途，此泻肝与柔肝之辨。而芍药所以能治腹痛胀满、心胃刺痛、胸胁胀痛者，其全体大用，即此是法，必不可与伐肝之剂作一例观也。"（《本草正义》）

7.论芍药止腹痛

①朱丹溪："芍药泻脾火，性味酸寒，冬月必以酒炒。凡腹痛多是血脉凝涩，亦必酒炒用。然止能治血虚腹痛，余并不治。为其酸寒收敛，无温散之功也。"（引自《纲目》）

②虞抟："白芍不唯治血虚，大能行气。古方治腹痛，用白芍四钱，甘草二钱，名芍药甘草汤。盖腹痛因营气不从，逆于皮里，白芍能行营气，甘草能敛逆气。又痛为肝木克脾土，白芍能伐肝故也。"（引自《本草备要》）

8.论芍药非补养之物

陈修园："芍药气平下降，味苦下泄而走血，为攻下之品，非补养之物也。邪气腹痛，小便不利及一切诸痛，皆气滞之为病，其主之者，以苦平而泄其气也。血痹者，血闭而不行，甚则为寒热不调；坚积者，积久而坚实，甚则为疝瘕满痛，皆血滞之病，其主之者，以苦平而行其血也。又云益气者，谓邪气得攻而净，则元气自然受益，非谓芍药能补气也。"（《本草经读》）

9.论产后忌用白芍

①朱丹溪："产后不可用者，以其酸寒伐生发之气也。必不得已，亦酒炒

用之。"（引自《纲目》）

②李时珍："产后肝血己虚，不可更泻，故禁之。"（《纲目》）

③张景岳："（白芍药）乃补药中之稍寒者，非若极苦大寒之比，若谓其白色属金，恐伤肝木，寒伐生气，产后非宜，则凡白过芍药，寒过芍药者，又将何如？如仲景黑神散、芍药汤之类，非皆产后要药耶？用者还当详审。若产后血热而阴气散失者，正当用之，不必疑也。"（《本草正》）

④张山雷："丹溪谓产后不可用芍药，以其酸寒伐生发之气故也。颐谓产后二字，所该者广博而无涯涘。芍是酸寒，虚寒者固不可用，然尚有小建中之成例在。若是实热当下，硝、黄、芩、连且皆不避，又安有独禁芍药一味。而乃曰产后不可用芍，则凡是娩身之后，独忌此一味，其理安在？此必非丹溪之言。而《大明本草》且谓治女人一切病，胎前产后诸疾，则又是不问寒热虚实而概言之，适与丹溪相反。究之有为而言，两者之说，是是非非，各有所当，非可执死法以困活人者也。"（《本草正义》）

10. 论白芍与赤芍功用之差异

①刘翰："别本注云，此（芍药）有两种：赤者利小便，下气；白者止痛，散血。"（《开宝本草》）

②成无己："芍药白补而赤泻，白收而赤散。"（《注解伤寒论》）

③李时珍："白芍药益脾，能于土中泻木。赤芍药散邪，能行血中之滞。《日华子》言赤补气，白治血，欠审矣。"（《纲目》）

④张景岳："芍药，白者味首补性多，赤者味苦泻性多……白者安胎热不宁，赤者能通经肢血。"（《本草》）

⑤蒋溶："阴虚阳亢者则用白芍，取其收阴和阳以补之；阴实而阳郁者则用赤芍，取其升阴导阳以泻之。"（《萃金裘本草述录》）

⑥张山雷："《本经》芍药，虽未分别赤白，二者各有所主。然寻绎其主治诸病，一为补血养肝脾真阴，而收摄脾气之散乱，肝气之恣横，则白芍也；一为逐血导瘀，破积泄降，则赤芍也。成无己谓白补而赤泻，白收而赤散。故益阴养血，滋润肝脾，皆用白芍；活血行滞，宣化疡毒，皆用赤芍药。"（《本草正义》）

【临床应用】

1. 治妇人胁痛：香附子四两（黄子醋二碗，盐一两，煮干为度），肉桂、延胡索（炒）、白芍药。为细末，每服二钱，沸汤调，无时服。（《朱氏集验医方》芍药汤）

2. 治下痢便脓血，里急后重，下血调气：芍药一两，当归半两，黄连半两，槟榔、木香二钱；甘草二钱（炒），大黄三钱，黄芩半两，官桂二钱半。上细切，每服半两，水二盏，煎至一盏，食后温服。（《素问病机保命集》芍药汤）

3. 治妇人怀妊腹中疼痛：当归三两，芍药一斤，茯苓四两，白术四两，泽泻半斤，芎䓖半斤（一作三两）。上六味，杵为散。取方寸匕，酒和，日三服。（《金匮要略》当归芍药散）

4. 治产后血气攻心腹痛：芍药二两，桂（去粗皮）、甘草（炙）各一两。上三味，粗捣筛，每服三钱匕，水一盏，煎七分，去滓，温服，不拘时候。（《圣济总录》芍药汤）

5. 治痛经：白芍二两，干姜八钱。共为细末，分成八包，月经来时，每日服一包，黄酒为引，连服三个星期。（内蒙古《中草药新医疗法资料选编》）

五、车前子

【各家论述】

1.《本经》："主气癃、止痛，利水道小便，除湿痹。"

2.《本草经集注》："主虚劳。"

3.《别录》："男子伤中，女子淋沥，不欲食。养肺强阴益精。明目疗赤痛。"

4.《药性沦》："能去风毒，肝中风热，毒风冲眼目，赤痛障翳，脑痛泪出，去心胸烦热。"

5.《日华子本草》："通小便淋涩，壮阳。治脱精，心烦。下气。"

6.《医学启源》："主小便不通；导小肠中热。"

7.《滇南本草》："消上焦火热，止水泻。"

8.《纲目》："止暑湿泻痢。"

9.《雷公炮制药性解》："主淋沥癃闭，阴茎肿痛，湿疮，泄泻，赤白带浊，血闭难产。"

10.《科学的民间药草》:"镇咳,祛痰,利尿。"

11.《山东中药》:"敷湿疮、疱疮、小儿头疮。"

12. 李杲:"车前子,能利小便而不走气,与茯苓同功。"

13.《雷公炮制药性解》:"车前子,利水宜入足太阳,行血宜入足厥阴,然逐水之剂,多损于目,《本草》云明目者,以清肝热,如釜底抽薪,非因泄水之功也。"

14.《本草经疏》:"车前子,其主气癃、止痛,通肾气也。小便利则湿去,湿去则痹除。伤中者必内起烦热,甘寒而润下,则烦热解,故主伤中。女子淋沥不欲食,是脾肾交病也,湿去则脾健而思食,气通则淋沥自止,水利则无胃家湿热之气上熏,而肺得所养矣。男女阴中俱有二窍,一窍通精,一窍通水。二窍不并开,故水窍常开,则小便利而湿热外泄,不致鼓动真阳之火,则精窍常闭而无漏泄,久久则真火宁谧,而精用益固,精固则阴强,精盛则生子。肾气固即是水脏足,故明目及疗赤痛。肝肾膀胱三经之要药也。"

15.《本草汇言》:"车前子,行肝疏肾,畅郁和阳,同补肾药用,令强阴有子;同和肝药用,治目赤目昏;同清热药用,止痢疾火郁;同舒筋药用,能利湿行气,健运足膝,有速应之验也。设情动过节,膀胱虚,气艰于化而津不行、溺不出者,单用车前疏泄,闭愈甚矣,必加参、苓、甘、麦,养气节欲,则津自行,溺乃出也。"

16.《药品化义》:"车前子,子主下降,味淡入脾,渗热下行,主治痰泻、热泻,胸膈烦热,周身湿痹,盖水道利则清浊分,脾斯健矣。取其味淡性滑,滑可去暑,淡能渗热,用入肝经,又治暴赤眼痛,泪出脑疼,翳癃障目及尿管涩痛,遗精溺血,癃闭淋沥,下疳便毒,女人阴癃作痛、或发肿痒,凡此俱属肝热,导热下行,则浊自清矣。"

17.《医林纂要》:"车前子,功用似泽泻,但彼专去肾之邪水,此则兼去脾之积湿;彼用根,专下部,此用子,兼润心肾。又甘能补,故古人谓其强阴益精。"

【临床应用】

1.治小便热秘不通:车前子一两,川黄柏五钱,白芍药二钱,甘草一钱。

水煎徐徐服。(《普济方》)

2. 治小便赤涩，或癃闭不通，及热淋血淋：车前子、瞿麦，萹蓄、滑石、山栀子仁、甘草（炙）、木通、大黄（面裹煨，去面，切，焙）各一斤。上为散。每服二钱，水一盏，入灯心煎至七分，去滓温服，食后临卧。(《局方》八正散)

3. 治小便血淋作痛：车前子晒干为末，每服二钱，车前叶煎汤下。(《普济方》)

4. 治妊娠患淋，小便涩，水道热，不通：车前子五两，葵根（切）一升。以水五升，煎取一升半，分三服。(《梅师集验方》)

5. 治白浊：炒车前子四钱，白蒺藜三钱，水煎服。(《湖南药物志》)

6. 治小儿伏暑吐泻，烦渴引饮，小便不通：白茯苓（去皮）、木猪苓（去皮）、车前子、人参（去芦头）、香薷各等分。上件为细末，每服一钱，煎灯心汤调下。(《杨氏家藏方》车前子散)

7. 治风热目暗涩痛：车前子、黄连各一两。为末，食后温酒服一钱，日二服。

8. 治久患内障：车前子、干地黄、麦门冬等分。为末，蜜丸如梧桐子大。服之。

9. 治肝肾俱虚，眼常昏暗：菟丝子五两（酒浸五日，曝干别捣为末），车前子一两，熟干地黄三两。上药捣罗为末，炼蜜和捣，丸如梧桐子大。每于空心以温酒下三十丸，晚食前再服（驻景丸）。

10. 治阴痒痛：车前子以水三升，煮三沸，去滓洗痒痛处。(《外台》)

11. 老人淋病（身体发热）：用车前子五合，煮汁，去渣，用汁煮米粥吃，有效。常服此方，亦可明目。

12. 治易小产：用车前子研为末，每服一匙，酒送下。不饮酒者，可改用水送下。

13. 阴囊冷痛：肿满即成险症，用车前子研细，每服一匙，水送下，一天服两次。

14. 久患内障：用车前子、干地黄、麦门冬，等分为末，加蜜和丸，如梧子大。常服有效。

15. 补虚明目（肝肾均虚，眼发黑共，或生障翳，迎风流泪）：用车前子、熟地黄（酒蒸后火焙）各三两，菟丝子（酒浸）五两，共研为末，加炼蜜和丸，如梧子大。每服三十丸，温酒送下。一天服两次，此方名"驻景丸"。

16. 小便不通：用车前草一斤，加水三升煎取一升半，分三次，一方：上方再加冬瓜汁嗅或桑叶汁。

17. 小便尿血：用车前草捣汁五合，空腹服。

18. 鼻血不止：用车前叶捣汁饮下。

19. 刀伤：用车前叶捣烂敷伤处。

20. 湿气腰痛：和车前叶连根七棵、葱白连须七棵，枣七枚，煮酒一瓶常服。

21. 喉痹、乳蛾：用车前草、凤尾草捣烂，加霜梅肉少许煮酒，共研取汁。鸡乞求蘸取刷喉。

22. 两眼红痛：用车前草汗调眩硝末，临星时涂眼泡上，次日早晨洗去。

23. 目翳初起：用车前叶、敬杨叶等分，揉出汁，裹入两层桑叶中，悬阴处一夜。次日打开桑叶，以汁点眼。

24. 治疗小儿单纯性消化不良：将车前子炒焦研碎口服。4~12个月每次0.5g，1~2岁1g左右，每日3~4次。观察63例，服药后53例腹泻停止，大便恢复正常，平均2.1天治愈；6例大便减少，平均2.5天好转；4例无效。车前子可能由于其利尿作用及促进消化液分泌增加而有助于本病的治愈。

25. 治疗高血压病：每日用车前子9g（经1个月疗效不显者加至18g），水煎2次，当茶饮。50例患者经3~4个月治疗，收缩压降低到150mm汞柱以内的23例（46％），舒张压降低到90mm汞柱以内的25例（50％）。治疗中除个别病例有胃部不适外，无其他不良反应。

26. 用于转正胎位：孕妇在产前检查发现胎位异常者，待其妊娠28~32周时，试服车前子可望胎位转正。据68例观察，转正率到80％~90％。用法：车前子9g，烘干研末和水1次送服。1周后复查，如未成功，隔1周可再服1次。最多服3次，如无效即为失败。

27. 治疗颞下颌扰乱症：用5％车前子液0.5ml，加入2％昔鲁卡因0.1ml，作关节内注射。注射时用皮内注射针头，嘱病人将口半张开（此时髁状突后缘呈一凹陷），针尖自耳屏前约0.5cm处向前内方向刺入，深约1cm，即进入关节腔内，缓缓注入药液。注射后病人即可闭口。每周注射1次，连续3~4次，停药观察；1月后如疗效不显，可继续注射一个疗程再行观察。在治疗期间及疗程完毕后数周内，应尽量注意勿过大张口，如遇哈欠等生理性张口动作，可用手按住下颌作适当限制，否则会影响疗效。150例患者根据2个月治疗复查，及其后6~24个月随访结果，症状完全消失者60例（40%），部分消失或减轻者77例（51.33%），无效者10例（6.66%），复发者3例（2%）。总有效率为91.33%。另有8例习惯性颞下颌关节脱位，经车前子液注射后，6例未再发，1例改善，1例无效。车前子液治疗本病的作用在于注射后引起关节滑膜和关节囊的轻度炎症现象，当炎症消退后，继之有纤维组织增生，因之可使松弛了的关节囊恢复其紧张度，而使关节功能获得改善。所以在治疗期间须严格要求病人限制张口，使新的纤维组织能在收缩状态下的关节囊内壁生长，否则即难收到预期效果，对重症病人的疗效不佳。

六、苍术

【各家论述】

1. 陶弘景："除恶气。"

2. 刘完素："明目，暖水脏。"

3.《珍珠囊》："能健胃安脾，诸湿肿非此不能除。"

4. 李杲："除湿发汗，健胃安脾，治痿要药。"

5.《主治秘要》：其用与白术同，但比之白术，气重而体沉。及胫足湿肿，加白术泔浸刮去皮用。"

6.《本草纲目》："治湿痰留饮，或挟瘀血成窠囊，及脾湿下流，浊沥带下，滑泻肠风。"

7.《玉楸药解》："燥土利水，泄饮消痰，行瘀，开郁，去漏，化癖，除症，理吞酸去腐，辟山川瘴疠，回筋骨之痿软，清溲溺之混浊。"

8.《本草求原》："止水泻飧泄，伤食暑泻，脾湿下血。"

9.《医学启源》："苍术，主治与白术同，若除上湿发汗，功最大，若补中焦除湿，力少。"

10. 李杲：“《本草》但言术，不分苍、白，而苍术别有雄壮上行之气，能除湿，下安太阴，使邪气不传入脾也。以其经泔浸火炒，故能出汗，与白术止汗特异，用者不可以此代彼，盖有止发之殊，其余主治则同。”

11. 《仁斋直指方》：“脾精不禁，小便漏浊淋不止，腰背酸痛，宜用苍术以敛脾精，精生于谷故也。”

12. 朱震亨：“苍术治湿，上、中、下皆有可用。又能总解诸郁，痰、火、湿、食、气、血六郁，皆因传化失常，不得升降，病在中焦，故药必兼升降，将欲开之，必先降之，将欲降之，必先升之，故苍术为足阳明经药，气味辛烈，强胃健脾，发谷之气，能径入诸药，疏泄阳明之湿，通行敛涩，香附乃阴中快气之药，下气最速，一升一降，故郁散而平。”

13. 《本草纲目》：“张仲景辟一切恶气，用赤术同猪蹄甲烧烟，陶隐居亦言术能除恶气，弭灾诊，故今病疫及岁旦，人家往往烧苍术以辟邪气。”

14. 《本草通玄》：“苍术，宽中发汗，其功胜于白术，补中除湿，其力不及白术。大抵卑监之土，宜与白术以培之，敦阜之土，宜与苍术以平之。”

15. 《本草正》：“苍术，其性温散，故能发汗宽中，调胃进食，去心腹胀疼，霍乱呕吐，解诸郁结，逐山岚寒疫，散风眩头疼，消痰癖气块，水肿胀满。其性燥湿，故治冷痢冷泄滑泻，肠风，寒湿诸疮。与黄柏同煎，最逐下焦湿热痿痹。然唯茅山者其质坚小，其味甘醇，补益功多，大胜他术。”

16. 《药品化义》：“苍术，味辛主散，性温而燥，燥可去湿，专入脾胃，主治风寒湿痹，山岚瘴气，皮肤水肿，皆辛烈逐邪之功也。统治三部之湿，若湿在上焦，易生湿痰，以此燥湿行痰；湿在中焦，滞气作泻，以此宽中健脾；湿在下部，足膝痿软，以此同黄柏治痿，能令足膝有力；取其辛散气雄，用之散邪发汗，极其畅快。合六神散，通解春夏湿热病；佐柴葛解肌汤，表散疟疾初起；若热病汗下后，虚热不解，以此加入白虎汤，再解之，汗止身凉。缪仲淳用此一味为末，治脾虚蛊胀。”

17. 《玉楸药解》：“白术守而不走，苍术走而不守，故白术善补，苍术善行。其消食纳谷，止呕住泄亦同白术，而泄水开郁，苍术独长。”

18. 《本草正义》：“苍术，气味雄厚，较白术愈猛，能彻上彻下，燥湿而宣化痰饮，芳香辟秽，胜四时不正之气；故时疫之病多用之。最能驱除秽浊恶气，阴霾之域，久旷之屋，宜焚此物而后居人，亦此意也。凡湿困脾阳，倦怠嗜卧，肢体酸软，胸膈满闷，甚至膜胀而舌浊厚腻者，非茅术芳香猛烈，不能开泄，而痰饮弥漫，亦非此不化。夏秋之交，暑湿交蒸，湿温病寒热头胀如裹，或胸痞呕恶，皆须茅术、藿香、佩兰叶等香燥醒脾，其应如响。而脾家郁湿，或为膜胀，或为肿满，或为泻泄疟痢，或下流而足重跗肿，或积滞而二便不利，及湿热郁蒸，发为疮疡流注，或寒湿互结，发为阴疽酸痛，但有舌浊不渴见证，茅术一味，最为必需之品。是合内外各病，皆有大用者。"

【临床应用】

1.治疗时暑暴泻及饮食所伤胸膈痞闷：神曲（炒）、苍术（米泔浸一宿焙干）各等份为末。面糊为丸如梧桐子大。每服三十丸不拘时米饮吞下。(《太平惠民和剂局方》曲术丸)

2.治疗飧泄：苍术100g、小椒50g（去目炒）。上为极细末醋糊为丸如桐子大。每服二十丸或三十丸食前温水下。(《素问病机保命集》椒术丸)

3.治疗湿温多汗：知母300g，甘草（炙）100g，石膏500g，苍术150g，粳米150g。上锉如麻豆大。每服25g水一盏半煎至八九分去滓取六分清汁温服。(《类证活人书》白虎加苍术汤)

4.治疗四时瘟疫头痛、项强、发热、憎寒、身体疼痛及伤风、鼻塞声重、咳嗽头昏：苍术（米泔浸一宿切焙）250g，藁本（去土）、香白芷、细辛（去叶、土）、羌活（去芦）、川芎、甘草（炙）各50g。上为细末。每服15g水一盏生姜三片葱白三寸煎七分温服不拘时。如觉伤风鼻塞只用葱茶调下。(《太平惠民和剂局方》神术散)

5.治脾胃不和，不思饮食，心腹胁肋胀满刺痛，口苦无味，呕吐恶心，常多自利：苍术（去粗皮，米泔浸二日）2500g，厚朴（去粗皮，姜汁制，炒香）、陈皮（去白）各1600g，甘草（炒）1500g。上为细末。每服10g，以水一盏，入生姜二片，干枣两枚，同煎至七分，去姜、枣，带热服，空心食前；入盐一捻，沸汤点服亦得。(《局方》平胃散)

6.治太阴脾经受湿，水泄注下，体微重微满，困弱无力，不欲饮食，暴泄无数，水谷不化，如痛甚者：苍术100g，芍药50g，黄芩25g。上锉，每服50g，加淡味桂2.5g，水一盏半，煎至一盏，温服。（《素问病机保命集》苍术芍药汤）

7. 治膈中停饮，已成癖囊：苍术500g，去皮，切，末之，用生麻油25g，水二盏，研滤取汁，大枣十五枚，烂者去皮、核，研，以麻汁匀研成稀膏，搜和，入臼熟杵，丸梧子大，干之。每日空腹用盐汤吞下五十丸，增至一百丸、二百丸。忌桃李雀鸽。（《本事方》）

8. 治脾经湿气，少食，湿肿，四肢无力，伤食，酒色过度，劳逸有伤，骨热：鲜白苍术二十斤，浸去粗皮，洗净晒干，锉碎，用米泔浸一宿，洗净，用溪水一担，大锅入药，以慢火煎半干去渣，再入石楠叶三斤，刷去红衣，用楮实子一斤，川归半斤，甘草四两，切，研，同煎黄色，用麻布滤去渣，再煎如稀粥，放入白蜜三斤，同煎成膏。每用好酒，空心食远，调9~25g服，不饮酒用米汤。有肿气用白汤，呕吐用姜汤。（《活人心统》苍术膏）

9. 治感冒：苍术50g，细辛10g，侧柏叶15g。共研细末，每日4次，每次7.5g，开水冲服，葱白为引，生吃。（内蒙古《中草药新医疗法资料选编》）

10. 治筋骨疼痛因湿热者：黄柏（炒）、苍术（米泔浸炒），上二味为末，沸汤入姜汁调服。二物皆有雄壮之气，表实气实者，加酒少许佐之。（《丹溪心法》二妙散，即《世医得效方》苍术散）

11. 补虚明目，健骨和血：苍术（泔浸）200g，熟地黄（焙）100g。为末，酒糊丸梧子大。每温酒下三、五十丸，日三服。（《普济方》）

12. 治牙床风肿：大苍术，切作两片，于中穴一孔，入盐实之，湿纸裹，烧存性，取出研细，以此揩之，去风涎即愈，以盐汤漱口。（《普济方》苍术散）

13. 治眼疾：苍术10g，黑芝麻、核桃仁各20g，大米50g。用纱布包好苍术，黑芝麻、核桃仁捣碎。同放锅内加水适量，小火煮粥，待米烂粥稠，除去药包即可，每日1次。此粥对视物昏花、双目干涩有效。

14. 治小儿厌食：苍术、鸡内金、陈皮各等分。研成细末，每次服1~1.5g，每日3次，加适量砂糖调服，对小儿厌食有较好疗效。

15. 健脾和胃、消食化滞：苍术、陈皮各20g，猪肚1副。将猪肚里外洗净，用纱布包好苍术、陈皮放入猪肚中，细线扎紧，加适量水后小火炖煮，熟后除去药包，趁热喝汤，食猪肚，两日食完。

16. 治湿疹：苍术、黄芩、黄柏各15g。水煎，去渣，取汁。用药液清洗患处，每日1次，重者2次。

17. 治细菌性痢疾：苍术90g，制大黄、炙草乌、炒杏仁、川羌活各30g。共研细末，每服15g，每日2次。

18. 治疗消化不良，食少便溏：苍术10g，厚朴5g，陈皮、甘草各3g。水煎服。

19. 治疗流泪：苍术、菊花10g。以300~500ml沸水浸泡，待水温后洗眼。每日2次，连用3~5日。

20. 治疗烧烫伤：苍术适量，研细末，与白芝麻油调成糊状敷患处。每日1~2次，至愈止。

21. 治疗膝关节肿痛，下肢风湿痛：苍术、黄柏、牛膝各10g，薏米15g，水煎服。

22. 治疗胃下垂属湿阻中焦者：苍术20g，泡茶饮，每日1剂。

23. 控制疟疾症状或作预防：苍术、白芷、川芎、桂枝各等分为末，每用1g，以纱布四层包成长形，于疟发前1~2h塞鼻孔内，5h或1d。(《山西中草药》)

24. 治疗外阴瘙痒：由苍术、白蒺藜、人参、当归、蛤粉、蛇床子、冰片等组成，按一定比例制成霜剂，使用前，先将外阴洗，将药膏均匀涂抹在瘙痒处的皮肤上，每天1~4次，痒止后酌情减少用药次数。外阴皮肤破溃者禁用，每疗程7天。

25. 治疗急性痛风：用苍术、酒黄柏、生薏苡仁、川牛膝、防己、金刚藤、泽泻、忍冬藤、青风藤、海桐皮、川芎、红花、酒地龙、防风、独活、滑石、赤小豆生甘草等，水煎服，每日1剂，服药期间戒酒，多饮水、少活动，治疗17例，缓解13例，好转3例，无效1例，总有效率为94.1%。

26. 治疗夜盲症：《现代实用中药学》载，用苍术加味煎剂治疗本病12例。方法：苍术30g，石决明、夜明砂各15g，猪肝（分2次）100g。将前3味药加入500ml水中煎至药液200ml，分早晚煮肝食用，服用后2~6剂显效。结果：

治疗12例，均痊愈。

27.治膝关节骨关节病：用祛痰湿法治本病48例。方法：红花10g，苍术、茯苓、半夏、当归各15g，白芥子、川芎、陈皮、丹参、牛膝、防己、白术各12g，偏肾阴虚加熟地、山萸肉各12g；偏阳虚加巴戟天12g，仙灵脾15g，偏气者加党参15g，黄芪20g；偏血虚者加枸杞子、白芍各15g；湿热盛者加苡仁15g，萆薜12g；风寒盛者加威灵仙15g，秦艽12g；膝关节肿胀重者加泽兰15g；疼痛重者加白花蛇9g。每日1剂，水煎，分2次服，每次服200ml。药渣用布包，趁热膝部。结果：治疗48例，治愈17例，显效14例，有效13例，无效4例，总有效率为91.7%。

28.苍术丸（《杂病源流犀烛·内伤外感门》），治腹中虚冷不能食，食辄不消，羸弱生病者。制苍术1000g、神曲500g，共研为末炼蜜为丸，每服30丸，米汤送下，每日3次。大冷加干姜150g；腹痛，加当归150g；羸瘦加炙甘草100g。

29.苍术导痰丸（《广嗣纪要》），治月经量少，经闭不孕，形体肥胖，痰多乏力。苍术（制）100g，香附（童便浸）100g。陈皮（去白）150g，南星（炮，另制）、枳壳（麸炒）、半夏、川芎、白茯、神曲（炒）各50g。上为末，姜汁浸蒸饼为丸，如梧桐子大。还可以自制袋泡茶，以上成分分别研成粗粉末，混合均匀，装入30个小包中，每天取1~2包用沸水冲泡，当茶喝。

30.苍术导痰丸（《万氏妇科》），治月经量少，经闭不孕，形体肥胖，痰多乏力。

31.苍术难名丹（《世医得效方》），治元阳气衰，脾精不禁，漏浊淋漓，腰痛力疲。

32.苍术三黄散（《疡科全书》），治一切淫毒。

33.苍乌参苓散（《辨证录》），治一时心痛，倏痛倏已，一日数发，饮食无碍，昼夜不安。

34.苍白二陈汤（《证治汇补》），治湿痰下注便浊。

35.苍术白虎汤（《杂病源流犀烛·内伤外感门》），治秋发寒疫，及湿温，便清，足肿难移。

36. 苍术除湿汤(《症因脉治》),治太阳头痛。

37. 苍术芍药汤(《活法机要》),治痢疾痛甚者。

38. 神术散(《局方》),治四时瘟疫,头痛项强,发热憎寒,身体疼痛,伤风,鼻塞声重,咳嗽头晕等。

39. 平胃散(《简要济众方》),治脾胃不和,不思饮食,心腹胁肋胀满刺痛,口苦无味,呕吐恶心,常多自利。苍术(去黑皮,捣为粗末,炒黄色)120g,厚朴(去粗皮,涂生姜汁,炙令香熟)90g,陈皮(洗令净,焙干)60g,甘草(炙黄)30g。上为散。每服6g,水一中盏,加生姜二片,大枣二枚,同煎至六分,去滓,食前温服。现代用法:共为细末,每服4~6g,姜枣煎汤送下;或作汤剂,水煎服,用量按原方比例酌减。

40. 二妙散(《丹溪心法》),清热燥湿。主治湿热下注,筋骨疼痛,脚膝无力;或足膝红肿热痛;或下部湿疮;以及湿热带下、淋浊等症。黄柏(炒)、苍术(米泔浸炒)各等分。上二味研为细末。每服3~9g,日服2次,用沸汤加姜汁送服。表实体壮者,加酒少许佐之。若气虚者加补气药,血虚者加补血药,痛甚者加生姜汁,热服。

七、甘草

【各家论述】

1.《药品化义》:"甘草,生用凉而泻火,主散表邪,消痈肿,利咽痛,解百药毒,除胃积热,去尿管痛,此甘凉除热之力也。炙用温而补中,主脾虚滑泻,胃虚口渴,寒热咳嗽,气短困倦,劳役虚损,此甘温助脾之功也。但味厚而太甜,补药中不宜多用,恐恋膈不思食也。"

2. 李杲:"甘草,阳不足者补之以甘,甘温能除大热,故生用则气平,补脾胃不足,而大泻心火;炙之则气温,补三焦元气,而散表寒,除邪热,去咽痛,缓正气,养阴血。凡心火乘脾,腹中急痛,腹皮急缩者,宜倍用之。其性能缓急,而又协和诸药,使之不争,故热药得之缓其热,寒药得之缓其寒,寒热相杂者,用之得其平。"

3.《汤液本草》:"附子理中用甘草,恐其僭上也;调胃承气用甘草,恐其速下也;二药用之非和也,皆缓也。小柴胡有柴胡、黄芩之寒,人参、半夏之温，其中用甘草者，则有调和之意。中不满而用甘为之补，中满者用甘为之泄，此升降浮沉也。凤髓丹之甘，缓肾急而生元气，亦甘补之意也。《本经》云，以甘补之，以甘泻之，以甘缓之。所以能安和草石而解诸毒也。于此可见调和之意。夫五味之用，苦直行而泄，辛横行而散，酸束而收敛，咸止而软坚，甘上行而发。如何《本草》言下气？盖甘之味有升降浮沉，可上可下，可内可外，有和有缓，有补有泄，居中之道尽矣。"

4.《本草衍义补遗》："甘草味甘，大缓诸火。下焦药少用，恐大缓不能直达。"

5.《本草汇言》："甘草，和中益气，补虚解毒之药也。健脾胃，固中气之虚羸，协阴阳，和不调之营卫。故治劳损内伤，脾气虚弱，元阳不足，肺气衰虚，其甘温平补，效与参、芪并也。又如咽喉肿痛，佐枳实、鼠粘，可以清肺开咽；痰涎咳嗽，共苏子、二陈，可以消痰顺气。佐黄芪、防风，能运毒走表，为痘疹气血两虚者，首尾必资之剂。得黄芩、白芍药，止下痢腹痛；得金银花、紫花地丁，消一切疔毒；得川黄连，解胎毒于有生之初；得连翘，散悬痈于垂成之际。凡用纯热纯寒之药，必用甘草以缓其势，寒热相杂之药，必用甘草以和其性。高元鼎云，实满忌甘草固矣，若中虚五阳不布，以致气逆不下，滞而为满，服甘草七剂即通。"

6.《本草通玄》："甘草，甘平之品，独入脾胃，李时珍曰能通入十二经者，非也。稼穑作甘，土之正味，故甘草为中宫补剂。《别录》云，下气治满，甄权云，除腹胀满，盖脾得补则善于健运也。若脾土太过者，误服则转加胀满，故曰脾病人毋多食甘，甘能满中，此为土实者言也。世俗不辨虚实，每见胀满，便禁甘草，何不思之甚耶？"

7.《本草备要》："甘草，胡洽治痰癖，十枣汤加甘草；东垣治结核，与海藻同用；丹溪治瘰疬，莲心饮与芫花同行；仲景有甘草汤、甘草芍药汤、甘草茯苓汤、炙甘草汤，以及桂枝、麻黄、葛根、青龙、理中、四逆、调胃、建中、柴胡、白虎等汤，无不重用甘草，赞助成功。即如后人益气、补中、泻火、解毒诸剂，皆倚甘草为君，必须重用，方能建效，此古法也。奈何时师每用甘草不过二三分而止，不知始自何人，相习成风，牢不可破，附记于此，以正其失。"

8.《本经疏证》："《伤寒论》《金匮要略》两书中，凡为方二百五十，用甘草者，至百二十方。非甘草之主病多，乃诸方必合甘草，始能曲当病情也。凡药之散者，外而不内（如麻黄、桂枝、青龙、柴胡、葛根等汤）；攻者，下而不上（如调胃承气、桃仁承气、大黄甘草等汤）；温者，燥而不濡（四逆、吴茱萸等汤）；清者，洌而不和（白虎、竹叶石膏等汤）；杂者，众而不群（诸泻心汤、乌梅圆等）；毒者，暴而无制（乌梅汤、大黄䗪虫丸等），若无甘草调剂其间，遂其往而不返，以为行险侥幸之计，不异于破釜沉舟，可胜而不可不胜，讵诚决胜之道耶？金创之为病，既伤，则患其血出不止，既合，则患其肿壅为脓。今曰金创肿，则金创之肿而未脓，且非不合者也。《千金方》治金创多系血出不止，箭镞不出，故所用多雄黄、石灰、草灰等物，不重甘草。唯《金匮要略》王不留行散，王不留行、蒴藋细叶、桑东南根，皆用十分，甘草独用十八分，余皆更少，则其取意，正与《本经》脗合矣。甘草所以宜于金创者，盖暴病则心火急疾赴之，当其未合，则迫血妄行。及其既合，则壅结无所泄，于是自肿而脓，自脓而溃，不异于痈疽，其火势郁结，反有甚于痈疽者。故方中虽已有桑皮之续绝合创，王不留行之贯通血络者，率他药以行经脉、贯营卫，又必君之以甘草之甘缓解毒，泻火和中。浅视之，则曰急者制之以缓，其实泄火之功，为不少矣。甘草之用生、用炙，确有不同，大率除邪气、治金创、解毒，皆宜生用。缓中补虚、止渴，宜炙用，消息意会之可矣。"

9.《本草正义》："甘草大甘，其功止在补土，《本经》所叙皆是也。又甘能缓急，故麻黄之开泄，必得甘草以监之，附子之燥烈，必得甘草以制之，走窜者得之而少敛其锋，攻下者得之而不伤于峻，皆缓之作用也。然若病势已亟，利在猛进直追，如承气急下之剂，则又不可加入甘草，以缚贲育之手足，而驱之战阵，庶乎所向克捷，无投不利也。又曰，中满者忌甘，呕家忌甘，酒家亦忌甘，此诸证之不宜甘草，夫人而知之矣；然外感未清，以及湿热痰饮诸证，皆不能进甘腻，误得甘草，便成满闷，甚且入咽即呕，唯其浊腻太甚故耳。又按甘草治疮疡，王海藏始有此说，李氏《纲目》亦曰甘草头主痈肿，张路玉等诸家，皆言甘草节治痈疽肿毒。盖即从解毒一义而申言之。然痈疡之发，多由于湿热内炽，即阴寒之证，亦必寒湿凝滞为患，甘草甘腻皆在所忌。若泥古而投之，多致中满不食，则又未见其利，先见其害。"

10.《本草正》："甘草，味至甘，得中和之性，有调补之功，故毒药得之解其毒，刚药得之和其性，表药得之助其外，下药得之缓其速。助参、芪成气虚之功，人所知也，助熟地疗阴虚之危，谁其晓焉。祛邪热，坚筋骨，健脾胃，长肌肉。随气药入气，随血药入血，无往不可，故称国老。唯中满者勿加，恐其作胀；速下者勿入，恐其缓功，不可不知也。"

【临床应用】

1.治荣卫气虚，脏腑怯弱，心腹胀满，全不思食，肠鸣泄泻，呕哕吐逆：人参（去芦）、茯苓（去皮）、甘草（炙）、白术各等分。上为细末，每服二钱，水一盏，煎至七分，通口服，不拘时。入盐少许，白汤点亦得。（《局方》四君子汤）

2.治肺痿吐涎沫而不咳者：甘草四两（炙），干姜二两（炮）。上药细切，以水三升，煮取一升五合，去滓，分温再服。（《金匮要略》甘草干姜汤）

3.治热嗽：甘草二两，猪胆汁浸五宿，漉出炙香，捣罗为末，炼蜜和丸，如绿豆大，食后薄荷汤下十五丸。（《圣济总录》凉膈丸）

4.治伤寒脉结代，心动悸：甘草（炙）四两，生姜（切）三两，人参二两，生地黄一斤，桂枝（去皮）三两，阿胶二两，麦门冬（去心）半斤，麻仁半升，大枣（擘）三十枚。右九味，以清酒七升，水八升，先煮八味，取三升，去滓，内胶烊消尽，温服一升，日三服。（《伤寒论》炙甘草汤，一名复脉汤）

5.治少阴病二、三日，咽痛，与甘草汤不差者：桔梗一两。甘草二两。上二味，以水三升，煮取一升，去渣，温分再服。（《伤寒论》桔梗汤）

6.治失眠、烦热、心悸：甘草一钱，石菖蒲五分至一钱。水煎服。每日一剂，分两次内服。（江西赣州《草医草药简便验方汇编》）

7.治疟疾：甘草二份，甘遂一份。共研细末，于发作前2h取用一分放肚脐上，以胶布或小膏药贴之。（徐州市《单方验方新医疗法选编》）

8.治胃及十二指肠溃疡：瓦楞子五两（煅研细末），甘草一两（研细末）。混匀，每服二钱，每日3次。（辽宁《中草药新医疗法资料选编》甘楞散；甘草粉1.0g，鸡蛋壳粉1.5g，曼陀罗叶粉0.05g，混匀，饭前或痛时服，每服3g，日服三次。（辽宁《中草药新医疗法资料选编》甘壳散）

9. 治妇人脏躁，喜悲伤，欲哭，数欠伸：甘草三两，小麦一升，大枣十枚。上三味，以水六升，取三升，温分三服。亦补脾气。（《金匮要略》甘麦大枣汤）

10. 治痘疮烦渴：粉甘草（炙）、栝楼根等分。水煎服之。（《仁斋直指方》）

11. 治婴儿目涩，月内目闭不开，或肿，羞明，甚至出血者，名慢肝风：甘草一截，以猪胆汁炙，为末，每用米泔调和少许灌之。（《幼幼新书》）

12. 治汤火灼疮：甘草煎蜜涂。（《怪证奇方》）

13. 治阴下湿痒：甘草一尺，并切，以水五升，煮取三升，渍洗之，日三、五度。（《养生必用方》）

14. 治农药（有机磷制剂）中毒：甘草四两，滑石粉五钱。用时将甘草煎汤，冷后冲滑石粉顿服。一日连服三次。（徐州市《单方验方新医疗法选编》）

15. 治饮馔中毒，中砒毒：甘草伴黑豆煮汁，恣饮无虞。（《本草蒙筌》）

16. 治铅中毒：生甘草三钱，杏仁（去皮、尖）四钱。二味煎服，一日两次，可连服三至五天。（《健康报》1956年10月）

17. 伤寒咽痛（少阴症）：甘草二两，蜜水炙过，加水二升，煮成一升半。每服五合，一天服两次。此方名"甘草汤"。

18. 肺热喉痛（用炒甘草二两、桔梗（淘米水浸一夜）一两，加入阿胶半斤。每服五钱，水煎服。

19. 肺痿（头昏眩，吐涎沫，小便频数，但不咳嗽）：用炙甘草四两、炮干姜二两，水三升，煮成一半，分几次服。此方名"甘草干姜汤"。

20. 肺痿久嗽（恶寒发烧，骨节不适，嗽唾不止）：取炙甘草三两，研细。每日取一钱，童便三合调下。

21. 小儿热嗽：用甘草二两，在猪胆汁中浸五天，取出炙后研细，和蜜做成丸子，如绿豆大。每服十丸，饭后服，薄荷汤送下。此方名"凉隔丸"。

22. 婴儿初生便闭：用甘草、枳壳各一钱，水半碗煎服。

23. 小儿撮口风：用甘草二钱半，煎服，令吐痰涎。再以乳汁点儿口中。

24. 婴儿慢肝风（目涩、畏光、肿闭，甚至流血）：用甘草一指长，猪胆汁灸过，研细。以米汁调少许灌下。

25. 儿童遗尿：用大甘草头煎汤，每夜临睡前服之。

26. 小儿尿中带血：用甘草一两二钱，加水六合，煎成二合。一岁儿一天服尽。

27. 小儿干瘦：用甘草三两，炙焦，研细，和蜜成丸，如绿豆大。每服五丸，温水送下。一天服二次。

28. 赤白痢：甘草一尺长，炙后劈破，以淡浆水一升半，煎至八合服下。

29. 舌肿塞口：用甘草煎成浓汤，热嗽，随时吐出涎汁。

30. 口疮：用甘草二寸、白矾一块（如粟米大），同放口中细嚼，汁咽下。

31. 背疽：用甘草三两，捣碎，加大麦粉九两，共研细。滴入好醋少许和开水少许，做成饼子，热敷疽上。冷了再换。未成脓者可内消，已成脓者早熟破。体虚的人可加服黄芪粥。又方：甘草一两，微炙，捣碎，浸入一升水中，经过一夜，搅水使起泡，把泡撇掉，只饮甘草水。

32. 各种痈疽：用甘草三两，微炙，切细，浸入一半酒中；另取黑铅一片，熔汁投酒中，不久取出，反复九次。令病人饮此酒至醉，痈疽自渐愈。又方：甘草二斤，捶碎，水浸一夜，揉取浓汁，慢火熬成膏，收存罐中。每服一、二匙。此方名"国老膏"。消肿去毒，功效显著。

33. 初起乳痈：用炙甘草二钱，新汲水煎服。外咂乳头，免致阻塞。

34. 痘疮：用炙甘草、栝楼根等分，煎水服。

35. 阴部垂痈（生于肛门前后，初发如松子大，渐如莲子，渐红肿如桃子，成脓破口，便难治好）：用甘草一两、溪水一碗，以小火慢慢蘸水灸之。自早至午，至水尽为度。劈开检视，甘草中心已有水润即可。取出细锉，再放入两碗酒中煎成一碗。温服。两剂之后，病热好转，但需经二十天，肿痛才会消尽。

36. 阴部湿痒：用甘草煎汤，一天洗三、五次。

37. 冻疮发裂：先用甘草汤洗过，然后用黄连、黄芩共研为末，加水银粉、麻油调敷。

38. 汤火伤：用甘草煎蜜涂搽。

39. 心虚气悸，脉结代（早期搏动）：炙甘草、党参、生地、阿胶、麦冬、麻仁各9g，桂枝4.5g，生姜3片，大枣5枚。阴虚内热，夜寐不安者去桂枝、生姜，加灵磁石5g，牡蛎30g；气虚者加黄芪3g，五味子1.5g。

40.治疗子宫颈糜烂：先用1：4000高锰酸钾液冲洗阴道，以干棉签擦干后将甘草流浸膏涂于子宫颈上。本法对中度子宫颈糜烂疗效较好，一般治疗2~3疗程（每疗程5次）便能痊愈。如患有滴虫者须先治滴虫，再治宫颈糜烂。

41.治疗皮肤炎症：以2％甘草水局部湿敷，2h/次，每次15~20min；治疗接触性皮炎12例，一般1~4d即见红肿消退，渗液停止，糜烂面愈合，继以氧化锌糊剂或炉甘石洗剂外敷数日即愈。用甘草1两，煎水洗患处，每日1次，对过敏性皮炎亦有效果。甘草次酸对湿疹、牛皮癣也有治疗作用。

42.治疗手足皲裂：取甘草1两切片，浸于75％酒精100ml内，24h滤出浸液，加入等量的甘油和水混合后涂搽患处。

八、陈皮

【各家论述】

1.《医学启源》："橘皮能益气，加青皮减半，去滞气，推陈致新。若补脾胃，不去白，若理胸中滞气，去包。《主治秘要》云，苦辛益气，利肺，有甘草则补肺，无则泻肺。"

2.《日用本草》："橘皮，能散能泻，能温能补，能消膈气，化痰涎，和脾止嗽，通五淋。中酒呕吐恶心，煎饮之效。"

3.《本草纲目》："橘皮，苦能泻能燥，辛能散，温能和。其治百病，总是取其理气燥湿之功，同补药则补，同泻药则泻，同升药则升，同降药则降。脾乃元气之母，肺乃摄气之钥，故橘皮为二经气分之药，但随所配补泻升降也。洁古张氏云，陈皮、枳壳，利其气而痰自下，盖此义也。同杏仁治大肠气闷，同桃仁治大肠血閟，皆取其通滞也。按方勺《泊宅编》云，橘皮宽膈降气、消痰饮极有殊功。他药贵新，唯此贵陈。"

4.《本草经疏》："橘皮，主胸中瘕热逆气，气冲胸中呕咳者，以肺主气，气常则顺，气变则逆，逆则热聚于胸中而成瘕，瘕者假也，如痞满郁阿之类也，辛能散，苦能泄，温能通行，则逆气下，呕咳止，胸中瘕热消矣。脾为运动磨物主脏，气滞则不能消化水谷，为吐逆、霍乱、泄泻等证，苦温能燥脾家之湿，使滞气运行，诸证自瘳矣。肺为水之上源，源竭则下流不利，热结膀胱，肺得所养而津液贯输，气化运动，故膀胱留热，停水、五淋皆通也。去臭及寸白者，辛能散邪，苦能杀虫也。"

5.《本草正》："陈皮，气实痰滞必用。留白者微甘而性缓，去白者用辛而性速。"

6.《本草汇言》："顾朽匏曰，橘皮总属理气之珍，若霍乱呕吐，气之逆也；泄泻下利，气之寒也；关格中满，气之闭也；食积痰涎，气之滞也；风寒暑湿，气之搏也；七情之部，气之结也；橘皮统能治之。其去白开痰，留白和脾。盖味辛善散，故能开气；味苦善泄，故能行痰；其气温平，善于通达，故能止呕、止咳，健胃和脾者也。东垣曰，夫人以脾胃为主，而治病以调气为先，如欲调气健脾者，橘皮之功居其首焉。然君白术则益脾，单则利脾，佐甘草则和气，否则损气。同竹茹、黄芩、黄连治呃逆，因热也；同干姜、肉桂、香附治呃逆，因寒也。补中用之以益气，二陈用之以除痰，干葛用之以清胃解醒，平胃用之以消食去湿。"

7.《本草崇原》："按上古诸方，止曰橘皮，个用不切，并无去白之说，李东垣不参经义，不体物性，承雷孜炮制，谓留白则理脾健胃，去白则消痰止嗽。后人习以为法，每用橘红治虚劳咳嗽。……若去其白，其味但辛，止行皮毛，风寒咳嗽，似乎相宜，虚劳不足，益辛散矣。"

8.《本草经百种录》："橘柚通体皆香，而皮辛肉酸，乃肝胆通气之药也。故凡肝气不舒，克贼脾土之痴，皆能已之。"

9.《医林纂要》："橘皮，上则泻肺邪，降逆气；中则燥脾湿，和中气；下则舒肝木，润肾命。主于顺气、消痰、去郁。"

10.《本草求真》："橘皮，利气，虽有类于青皮，但此气味辛温，则入脾、肺而宣壅，不如青皮考入肝疏泄，而无入脾燥湿，入肺理气之故也。……治火痰童便制，寒痰姜汁制，治下焦盐水制。"

【临床应用】

1.陈皮有三大类作用，一是导胸中寒邪，二破滞气，三益脾胃。这三大作用中，主要作用是行脾胃之气。脾胃主运化水湿，故脾胃之气行则能去湿、健脾、化痰，故又可以说，陈皮温能养脾，辛能醒脾，苦能健脾。由于陈皮主行脾胃之气，脾胃地处中焦，中焦之气通行，使三焦之气也随之涌动。三焦为决渎之官，通行水液，与湿相伴；又为藏府之外府，上及心、肺，下及肝、肾。所以陈皮的作用可宽及所有脏腑，遍及全身之湿。从肺而言，则辛散肺气，苦泄肺气，温化寒气，能治痰多咳喘，气壅食停；从心而言，则辛开心气，苦泄心火，温化湿浊，能治胸中烦热，口气哕臭；从肝而言，则辛散肝郁，苦降肝火，温化寒湿，所以它能治肝郁有热，饮停食滞；从肾而言，则辛润肾燥，苦泄肾湿，温和肾气，所以它能治命火不足，饮食不化。当然，种种解释都与湿和脾有关，所以它的药性作用发挥余地比较大，一般理气化痰方中均可使用。如李时珍说："橘皮苦能泄能燥，辛能散能和，其治百病，总是取其理气燥湿之功。同补药则补，同泻药则泻，同升药则升，同降药则降。"当与白术同用，则有补脾胃的作用，与人参、甘草同用则有补肺气的作用，与杏仁同用则有通降大肠气秘的作用，与桃仁同用则有通润大肠血秘的作用，与半夏同用则有燥湿的作用，与茯苓同用则有祛湿的作用，与竹茹同用则有降气止呕的作用，与干姜同用能温化寒痰，与黄连同用能清除热痰，或者直接服用胃肠饮治疗胃肠疾病疗效更好。

①橘皮去其内白者，称之为橘红，其辛苦之味较重，故临床主要用在祛湿化痰上，尤其是痰多壅肺之时，如常用成药橘红丸之类。橘络有行经络之气，去经络痰湿的作用，故临床上用在气滞痰阻的肢体麻木之时，多配在其他成方之中。橘核有散结止痛去湿化痰的作用，故在临床上用于疝气疼痛、湿痹腰痛等。橘叶色青，有条达肝气的作用，故临床上用于胁肋疼痛，胸闷乳痛之时，也多配在成方中使用。

②青皮和陈皮一主肝脾，一主脾肺。从行气的力量来说，青皮较强，从化痰的能力来说陈皮较强，青皮破气故易伤正气，陈皮力缓不易伤正气。所以青陈皮在治疗气滞痰阻的疼痛时各有所长。比如左侧胸痛用青皮，右侧胸痛用陈皮；胁肋疼痛用青皮，中间疼痛用陈皮；乳头疼痛用青皮，乳房疼痛用陈皮；下腹疼痛用青皮，胸腹疼痛用陈皮。香橼皮与陈皮相似之处较多，但香橼皮苦辛不强，甘味有余，且略有酸味，辛甘化阳，酸甘化阴，故香橼

皮行气之中多有补养作用，所治范围也主要是限于脾胃气虚而引起的肠胃消化不良等疾病。其祛湿化痰作用虽然明显低于陈皮，但养脾行气作用则优于陈皮。佛手片与陈皮也有相似之处，但佛手片主行肝气，兼顾脾气，透散之力较强，所以主治范围主要是因肝气郁结，肝木不能疏达脾土而引起的消化不良，其透散能力优于陈皮，但其去湿能力不如陈皮，散结化痰能力不如橘核。可以说，在临床选用的时候，陈皮以脾胃为主，香橼皮以脾肝为主，佛手片以肝脾为主，有时还可以联用。

③临床使用陈皮时，若治痰湿不化，胸膈满闷，咳喘痰多，痰白粘稠，可配半夏、茯苓以燥湿化痰；若痰热咳喘，则与蛇胆、黄芩等配用以清化痰热；治脘腹胀满，食欲不振，恶心便溏，可配用白术、砂仁以健脾理气；治湿困脾胃，口淡纳呆，可配用苍术、厚朴以行气燥湿；治形寒饮冷，反胃吐泻，可配用生姜、神曲；因于寒可配干姜、肉桂；因于热可配竹茹、麦门冬；因气滞可配枳壳、木香；因于湿可配大腹皮、藿香；因于气虚可配人参、甘草；因于气滞血秘可配杏仁、桃仁。近代研究认为，橘皮的挥发油有刺激性祛痰和扩张支气管的作用，对胃肠道平滑肌有温和的刺激作用，能促进消化液的分泌和消除肠道积气。鲜品煎剂及醇提取物对心脏有兴奋作用，较大剂量有抑制作用；有轻微的收缩血管作用，静脉注射有迅速升压作用，反复给药亦无耐药性；甲基橙皮甙有使冠状动脉流量增加，冠状动脉阻力减小，血压降低心率减少的作用。橙皮甙能降低胆固醇，抑制试验性溃疡。降低毛细血管通透性。广陈皮有抑制葡萄球菌生长作用。

2. 治脾胃不调，冷气暴折，客乘于中，寒则气收聚，聚则壅遏不通，是以胀满，其脉弦迟：黄橘皮四两，白术二两。上为细末，酒糊和丸如桐子大，煎木香汤下三十丸，食前。（《鸡峰普济方》宽中丸）

3. 治胸痹，胸中气塞短气：橘皮一斤，枳实三两，生姜半斤。上三味，以水五升，煮取二升，分温再服。（橘皮枳实生姜汤）

4. 治干呕哕，手足厥者：橘皮四两，生姜半斤。上二味，以水七升，煮取三升，温服一升。（橘皮汤）

5. 治哕逆：橘皮二升，竹茹二升，大枣三十枚，生姜半斤，甘草五两，

人参一两。上六味，以水一斗，煮取三升，温服一升，日三服。(《金匮要略》橘皮竹茹汤)

6.治反胃吐食：真橘皮，以壁土炒香为末，每服二钱，生姜三片，枣肉一枚，水二盅，煎一盅，温服。(《仁斋直指方》)

7.治痰膈气胀：陈皮三钱。水煎热服。(《简便单方》)

8.治大便秘结：陈皮(不去白，酒浸)煮至软，焙干为末，复以温酒调服二钱。(《普济方》)

9.治卒食噎：橘皮一两(汤浸去瓤)。焙为末，以水一大盏，煎取半盏，热服。(《食医心镜》)

10.治疳瘦：陈橘皮一两，黄连一两五钱(去须，米泔浸一日)。上为细末，研入麝香五分，用猪胆七个，分药入在胆内，浆水煮，候临熟，以针微扎破，以熟为度，取出以粟米粥和丸绿豆大，每服十丸至二、三十丸，米饮下，量儿大小与之，无时。久服消食和气，长肌肉。(《小儿药证直诀》橘连丸)

11.治产后吹奶：陈皮一两，甘草一钱。水煎服，即散。(《纲目》)

12.治鱼骨鲠在喉中：常含橘皮即下。(《圣惠方》)

13.治疗急性乳腺炎：取陈皮一两，甘草二钱，每日1剂，煎服2次；严重者可每日2剂，煎服4次。据临床观察，发病在1~2天内治疗者，大都获得良好效果，治愈率在70%以上，一般2~3天即愈。发病时间愈长，疗效愈差。已化脓者无效。

14.用于胸腹胀满等症：橘皮辛散通温，气味芳香，长于理气，能入脾肺，故既能行散肺气壅遏，又能行气宽中，用于肺气壅滞、胸膈痞满及脾胃气滞、脘腹胀满等症。常与木香、枳壳等配伍应用。

15.用于湿阻中焦、脘腹痞胀、便溏泄泻，以及痰多咳嗽等症：橘皮苦温燥湿而能健脾行气，故常用于湿阻中焦、脘腹胀闷、便溏苔腻等症，可配伍苍术、厚朴同用。又善于燥湿化痰，为治湿痰壅肺、痰多咳嗽的常用要药，每与半夏、茯苓同用。

16.用于脾虚饮食减少、消化不良，以及恶心呕吐等症：该品燥湿而能健脾开胃，适用于脾胃虚弱、饮食减少、消化不良、大便泄泻等症，常与人参、白术、茯苓等配合应用。因其既能健脾，又能理气，故往往用作补气药之佐使，可使补而不滞，有防止壅遏作胀的作用。

此外，橘皮又能和中，可治胃失和降、恶心呕吐，若胃寒呕吐，可与生姜同用；胃热呕吐，又可配伍竹茹、黄连等药同用。

九、黑芥穗

【各家论述】

1.《本草纲目》："荆芥，入足厥阴经气分，其功长于祛风邪，散瘀血，破结气，消疮毒。盖厥阴乃风木也，主血而相火寄之。故风病、血病、疮病为要药。"

2.《本草经疏》："假苏，入血分之风药也，故能发汗；其主寒热者，寒热必由邪盛而作，散邪解肌出汗，则寒热自愈。鼠瘘由热结于足少阳、阳明二经火热郁结而成，瘰疬为病亦属二经故也。生疮者，血热有湿也，凉血燥湿，疮自脱矣。破结聚气者，辛温解散之力也。下瘀血入血分，辛以散之，温以行之之功用也。痹者，风寒湿三邪之所致也，祛风燥湿散寒，则湿痹除矣。""荆芥，风药之辛温者也，主升主散，不能降亦不能收。"

3.《本草汇言》："荆芥，轻扬之剂，散风清血之药也……凡一切风毒之证，已出未出，欲散不散之际，以荆芥之生用，可以清之……凡一切失血之证，已止未止，欲行不行之势，以荆芥之炒黑，可以止之。大抵辛香可以散风，苦温可以清血，为血中风药也。"

4.《本草备要》："荆芥，功本治风，又兼治血者，以其入风木之脏，即是藏血之地也。李士材曰：风在皮里膜外，荆芥主之，非若防风能入骨肉也。"

5. 张寿颐："荆芥，治风热在表在上诸症，能泄肺热而达皮毛，风热咳嗽宜之，风热外感头痛寒热，亦是主药。又入血分，清血热，能治咽、喉、口、舌、发颐、大头诸症，亦治疮疡、风疹、瘰疬，吐衄，下血，崩漏，能澈上澈下，散结导瘀，厥功甚多，而亦甚捷，诚风热血热之一大法王，不可以其微贱易得而忽视之。然古法每谓产后中风，口噤发痉，角弓反张，血晕不醒，有豆淋酒法，以防风、羌活、荆芥等药，炒研为末，另以黑大豆妙热，酒淋乘热调药冲服。意谓此是产后猝受外风，故宜风药酒服，温升疏散之法，无论何书，往往称为大效，甚且托名于华元化，称之为华陀愈风散。不知产后噤厥，角弓反张，纯是阴脱于下，阳浮于上，虽曰中风，明是内动之风，上升冲脑，以致知觉运动顿失其常，镇而降之，犹恐不济，妄投风药，加以热酒，是为教猱升木，火上添油，杀之尤速，安得有效之理，此皆古人误认内风作外风之治法……唯荆芥炒黑，则轻扬疏散之性已失，而黑能入血，可以止血之妄行，若产后去血过多，阴不涵阳，晕厥昏瞆者，用童便调灌，则又能立定其气血冲脑之变，是为一举两得，却是佳方，此不可与豆淋酒之法作一例观也。"

【临床应用】

1. 治风热头痛：荆芥穗、石膏等分。为末。每服二钱，茶调下。（《永类钤方》）

2. 治头目诸疾，血劳，风气头痛，头旋目眩：荆芥穗为末。每酒服三钱。（《眼科龙木论》）

3. 治风热肺壅，咽喉肿痛，语声不出，或如有物哽：荆芥穗半两，桔梗二两，甘草（炙）一两。上为粗末。每服四钱，水一盏，姜三片，煎六分，去渣，食后温服。（《局方》荆芥汤）

4. 治一切风，口眼偏斜：青荆芥一斤，青薄荷一斤。一处砂盆内研，生绢绞汁于磁器内，煎成膏；余滓三分，去一分，将二分淬日干为末，以膏和为丸，如梧桐子大。每服二十丸，早至暮可三服。忌动风物。（《经验后方》）

5. 治大便下血：荆芥，炒，为末。每米饮服二钱，妇人用酒下。亦可拌面作馄饨食之。（《经验方》）；荆芥二两，槐花一两。炒紫为末。每服三钱，清茶送下。（《简便单方》）

6. 治产后血晕，筑心，眼倒，风缩欲死者：干荆芥穗，捣筛。每用末二钱匕，童子小便一酒盏，调热服，口噤者挑齿，闭者灌鼻中。（《本草图经》）

7. 治小便尿血：荆芥、缩砂，等分。为末。糯米饮下三钱日三服。（《濒湖集简方》）

8. 治痔漏肿痛：荆芥煮汤，日日洗之。（《简便单方》）

9. 治癃闭不通，小腹急痛，肛门肿疼，无问新久：大黄（小便不通减半）、荆芥穗（大便不通减半），等分。各别为末。每服一二钱，温水调下，临时加

减服。(《宜明论方》倒换散)

10. 治一切疮疥：荆芥、金银花、土茯苓各等份。为末，熟地黄熬膏为丸，梧子大。每旦、晚各服百丸，茶酒任下。(《本草汇言》)

11. 治风毒寒疬、赤肿痛硬：鼠粘子一升(微炒)，荆芥穗四两。捣粗罗为散。每服三钱，以水一中盏，煎至五分，去滓，入竹沥半合，搅匀服之，日三服。(《圣惠方》)

12. 治脚丫湿烂：荆芥叶捣敷之。(《简便单方》)

13. 治疗皮肤瘙痒症：取净荆芥穗一两，碾为细面，过筛后装入纱布袋内，均匀地撒布患处(如范围广，可分片进行)，然后用手掌来回反复的揉搓，磨擦至手掌与患部发生热感为度。治疗急慢性荨麻疹及一切皮肤瘙痒病，轻者1~2次，重者2~4次即奏效。

十、柴胡

【各家论述】

1.《本草衍义》："柴胡《本经》并无一字治劳，今人治劳方中，鲜有不用者。尝原病劳，有一种真藏虚损，复受邪热；邪因虚而致劳，故曰劳者牢也，当须斟酌用之。如《经验方》中治劳热，青蒿煎丸，用柴胡正合宜耳。服之无不效。热去即须急已，若或无热，得此愈甚。《日华子》又谓补五劳七伤，《药性论》亦谓治劳乏羸瘦，若此等病，苟无实热，医者执而用之，不死何待！如张仲景治寒热往来如疟状用柴胡汤，正合其宜。"

2.《医学启源》："柴胡，少阳、厥阴引经药也。妇人产前产后必用之药也。善除本经头痛，非此药不能止。治心下痞、胸膈中痛……引胃气上升，以发散表热。"

3. 李杲："柴胡泻肝火，须用黄连佐之。欲上升则用根，酒浸；欲中及下降，则生用根，又治疮疡癖积之在左。十二经疮药中，须用以散诸经血结气聚，功用与连翘同。"

4.《滇南本草》："伤寒发汗用柴胡，至四日后方可用：若用在先，阳症引入阴经，当忌用。"

5.《纲目》："劳有五劳，病在五脏。若劳在肝、胆、心及包络有热，或少阳经寒热者，则柴胡乃手足厥阴、少阳必用之药；劳在脾胃有热，或阳气下陷，则柴胡乃引消气退热必用之药；唯劳在肺肾者不用可尔。然东垣李氏言诸有热者宜加之，无热则不加。又言诸经之疟，皆以柴胡为君；十二经疮疽，须用柴胡以散结聚。则是肺疟肾疟，十二经之疮有热者，皆可用之矣。但要用者精思病原，加减佐使可也。如《和剂局方》治上下诸血，龙脑鸡苏丸，用银柴胡浸汁熬膏之法，则世人知此意者鲜矣。按庞元英《淡薮》云，张知阁久病疟，热时如火，年余骨立，医用茸、附诸药，热益甚。召医官孙琳诊之，琳投小柴胡汤一帖，热减十之九，三服脱然。琳曰，此名劳疟，热从髓出，加以钢剂，气血愈亏，安得不瘦？盖热有在皮肤、在脏腑、在骨髓，非柴胡不可。若得银柴胡，只需一服，南方者力减，故三服乃效也。观此，则得用药之妙的矣。寇氏之说，可尽凭乎？"

6.《本草经疏》："柴胡，为少阳经表药。主心腹肠胃中结气，饮食积聚，寒热邪气，推陈致新，除伤寒心下烦热者，足少阳胆也。胆为清净之府，无出无入，不可汗，不可吐，不可下，其经在半表半里，故法从和解，小柴胡汤之属是也。其性升而散，居阳，故能达表散邪也。邪结则心下烦热，邪散则烦热自解。阳气下陷，则为饮食积聚，阳升则清气上行，脾胃之气行阳道，则饮食积聚自消散矣。诸痰热结实，胸中邪逆，五脏间游气者，少阳实热之邪所生病也。柴胡苦平而微寒，能除热散结而解表，故能愈以上诸病。大肠停积，水胀，及湿痹拘挛者，柴胡为风药，风能胜湿故也。按今柴胡有二种，一种色白黄而大者，名银柴胡，专用治劳热骨蒸；色微黑而细者，用以解表发散。《本经》并无二种之说，功用亦无分别，但云银州者为最，则知其优于发散，而非治虚热之药明矣。"

7.《本草汇言》："银柴胡、北柴胡、软柴胡，气味虽皆苦寒，而俱入少阳、厥阴，然又有别也。银柴胡清热，治阴虚内热也；北柴胡清热，治伤寒邪热也；软柴胡清热，治肝热骨蒸也。其出处生成不同，其形色长短黑白不同，其功用内外两伤主治不同，胡前人混称一物，漫五分理？《日华子》所谓补五劳七伤，治久热羸瘦，与《经验方》治劳热，青蒿煎丸少佐柴胡，言银柴胡也。《衍义》云，《本经》并无一字治劳，而治劳方中用之，鲜有不误者，言北柴胡也。然又有真藏虚损，原因肝郁血闭成劳，虚因郁致，热由郁成，软柴胡亦可相机而用。如《伤寒》方有大、小柴胡汤。仲景氏用北柴胡也。脾虚劳倦，用补中益气汤，妇人肝郁劳弱，用逍遥散、青蒿煎丸少佐柴胡，俱指软柴胡也。业医者当明辨而分治可也。"

8.《本草正》："柴胡，用此者用其凉散，平肝之热。其性凉，故解寒热往来，肌表潮热，肝胆火炎，胸胁痛结，兼治疮疡，血室受热；其性散，故主伤寒邪热未解，温病热盛，少阳头痛，肝经郁证。总之，邪实者可用，真虚者当酌其宜，虽引清气上升，然升中有散，中虚者不可散，虚热者不可寒，岂容误哉？柴胡之性，善泄善散，所以大能走汗，大能泄气，断非滋补之物，凡病阴虚水亏而孤阳劳热者，不可再损营气，盖未有用散而不泄营气者，未有动汗而不伤营血者。营即阴也，阴既虚矣，尚堪再损其阴否？然则用柴胡以治虚劳之热者，果亦何所取义耶。"

9.《药品化义》："柴胡，性轻清，主升散，味微苦，主疏肝。若多用二、三钱，能祛散肌表。属足少阳胆经药，治寒热往来，疗疟疾，除潮热。若少用三、四分，能升提下陷，佐补中益气汤，提元气而左旋，升达参芪以补中气。凡三焦胆热，或偏头风，或耳内生疮，或潮热胆痹，或两胁刺痛，用柴胡清肝散以疏肝胆之气，诸症悉愈。凡肝脾血虚，骨蒸发热，用逍遥散，以此同白芍抑肝散火，恐柴胡性凉，制以酒拌，领入血分，以清抑郁之气，而血虚之热自退，若真脏亏损，易于外感，复受邪热，或阴虚劳怯致身发热者，以此佐滋阴降火汤除热甚效。所谓内热用黄芩，外热用柴胡，为和解要剂。"

10.《本草崇原》："柴胡，乃从太阴地土、阳明中土而外达于太阳之药也，故仲祖《卒病论》言伤寒中风不从表解，太阳之气逆于中土，不能枢转外出，则用小柴胡汤达太阳之气于肌表，是柴胡并非少阳主药。后人有病在太阳而用柴胡，则引邪入于少阳之说，此无稽之言。"

11.《本经逢原》："柴胡，小儿五疳羸热，诸疟寒热，咸宜用之。痘疹见点后有寒热，或胁下疼热，于透表药内用之，不使热留少阳经中，则将来无咬牙之患。"

12.《本草经解》："柴胡，其主心腹肠胃中结气者，心腹肠胃，五藏六府也，藏府共十二经，凡十一藏皆取决于胆，柴胡轻清，升达胆气，胆气条达，则十一藏从之宣化，故心腹肠胃中，凡有结气，皆能散之也。其主饮食积聚者，盖饮食入胃，散精于肝，肝之疏散，又借少阳胆为生发之主也，柴胡升达胆气，则肝能散精，而饮食积聚自下矣。少阳经行半表半里，少阳受邪，邪并于阴则寒，邪并于阳则热，柴胡和解少阳，故主寒热之邪气也。"

13.《本草经百种录》："柴胡，肠胃之药也。观《经》中所言治效，皆主肠胃，以其气味轻清，能于顽土中疏理滞气，故其功如此。天下唯木能疏土，前人皆指为少阳之药，是知末而未知其本也。"

14.《本草求真》："柴胡能治五痨，必其诸脏诸腑，其痨挟有实热者，暂可用其解散（实热是外邪内郁而实）。真虚而挟实热，亦当酌其所宜。虽引清阳之气左旋上行，然升中有散，若无归、耆同投，其散滋甚。虚热不可寒，血衰火毒者不可操，岂容误哉？兼之性滑善通，凡溏泄大便者，当善用之。"

15.《药征》："《本草纲目》柴胡部中，往往以往来寒热为其主治也。夫世所谓疟疾，其寒热往来也剧矣，而有用柴胡而治也者，亦有不治也者。于是质之仲氏之书，其用柴胡也，无不有胸胁苦满之证。今乃施诸胸胁苦满，而寒热往来者，其应犹响之于声，非直疟也，百疾皆然。无胸胁苦满证者，则用之无效焉。然则柴胡之所主治，不在彼而在此。"

16.《重庆堂随笔》："柴胡为正伤寒要药，不可以概治温热诸感；为少阳疟主药；不可以概治他经诸疟；为妇科妙药，不可以概治阴虚阳越之体，用者审之。"

17.《本草正义》："柴胡味苦，而专主邪热，故《名医别录》称其微寒。然香气馥郁，而体质轻清，气味俱薄，故与其他之苦寒泄降者，性情功用，大是不同。《本经》《别录》主治，多属肠胃中饮食痰水停滞积聚之症，则诸般积聚，皆由于中气无权，不能宣布使然。柴胡能振举其清阳，则大气斡旋，而积滞自化。其治外邪寒热之病，则必寒热往来，邪气已渐入于里，不在肌表，非仅散表诸药所能透达，则以柴胡之气味轻清芳香疏泄者，引而举之以祛邪，仍自表分而解，故柴胡亦为解表之药，而与麻、桂、荆、防等专主肌表者有别。且柴胡证之呕逆及胸痞痛诸症，固皆肝胆木邪横逆为患，乃以柴胡之升腾疏泄者治之，既非镇摄之品，何以能制刚木之横？则以病由外来之邪所乘，肝胆之阳，遏抑不得宣布，失其条达之本性，因而攻动恣肆。柴胡能疏泄外邪，则邪气解而肝胆之气亦舒，木既畅茂，斯诸证自已。乃或又因此而谓柴胡能平肝胆之横，凡遇木火上凌，如头痛耳胀，眩晕呕逆、胁肋胀痛等症，不辨是郁非郁，概投柴胡，愈以助其鸱张，是为教猱升木，则又毫厘之差，千里之谬矣。且柴胡之治寒热往来，本主外感之病也，故伤寒、温热、湿温诸病，始则火寒大热，已而寒热间断，发作有时，胸胁不舒，舌苔浊腻者，斯为邪在半表半里，柴胡泄满透表，固是专司。若乍病之时，忽寐忽热，一日数作，则邪在气分，尚是表病，柴胡亦非其治。若至病久气虚，亦复寒热来往，而脉见虚软，舌色光滑，疑谓虚热，又非邪盛之寒热可比，则柴胡升举，亦非所宜。惟必审知其为脾阳不振，中气下陷，则东垣补中益气之方，乃堪采用，然升、柴升清，特其少少之辅佐品耳。至如疟病之寒热往来，既有不移时刻，又似仲景小柴胡成法，正为此证一定不易之主方。然在寒热方盛之初，或多寒，或多热，亦当分别见证，各为治疗，并非用得一味柴胡，便可自谓通治疟病之秘钥。唯必至寒热发作，虽有定时，而日至日晏，则邪入渐深，乃为正气不足，清阳下陷之侯，所谓阳病渐入于阴，非柴胡升举其清气，不能提出阴分，还归于表而病解，则柴胡乃是必不可少之药。又疟缠既久，邪势已衰，而正气亦惫，是又所谓脾阳不振之候，亦必以柴胡升举中气，使其清阳敷布，而后寒热可止，则须与补脾之药并用，东垣之补中益气汤方，最为合拍，是乃虚疟之宜于柴胡者。此外则虽是往来之寒热，而柴胡亦非必用之药矣。约而言之，柴胡主治，止有二层：一为邪实，则外邪之在半表半里者，引而出之，使还于表，而外邪自散；一为正虚，则清气之陷于阴分者，举而升之，使返其宅，而中气自振。此外则有肝络不疏之症，在上为胁肋搚痛，在下为脐腹䐜胀，实皆阳气不宜，木失条达所致，于应用药中，少入柴胡，以为佐使而作向导，奏效甚捷。柴胡以气胜，故能宣通阳气，祛散外邪，是去病之药，非补虚之药。在脾虚之病用之者，乃借其升发之气，振动清阳。提其下陷，以助脾土之转输，所以必与补脾之参、芪、术并用，非即以柴胡补脾也。甄权《药性论》谓，治热劳骨节烦疼，虚乏羸瘦，盖亦指脾气不振，清阳陷入阴分者言之，故下文更有宣畅气血四字。明谓此是气血不畅，用柴胡以振举其清气，则气血自能宣畅，且可透泄其热，斯为热劳羸瘦之正治。初非谓劳瘵既成之后，血液耗竭，灼热将枯，而亦以柴胡升散之也。乃后人不知辨别，竟误以为劳瘵通治之良方。《日华子本草》竟有补五劳七伤之句，以升阳散邪之药而妄称为补，大错铸成，实源于此；洁古因之，亦宜以除虚劳三字为言，盖至此而柴胡遂为虚劳之专主矣。亦知劳有五藏之分，虚亦有中下之异，而无不发内热者。心脾之劳，阳气郁结而为灼热，以柴胡升举而泄散其热，宜也。若肝肾之劳，阴精耗烁而为蒸热，亦以柴胡拔本而发扬其热，可乎？中虚之热，为阳入于阴，以柴胡提出阴分，是使之返归本位，如人坠深渊，挈之登岸，是也。若下虚之热，为阴出之阳，亦以柴胡举之上升，是使之脱离根柢，如百谷丽土，拔之石上，可乎？"

【临床应用】

1.治伤寒五、六日，中风，往来寒热，胸胁苦满，嘿嘿不欲食，心烦喜呕，或胸中烦而不呕，或渴，或腹中痛，或胁下痞硬，或心下悸、小便不利，或不渴、身有微热，或咳者：柴胡半斤，黄芩三两，人参三两，半夏半升（洗），甘草（炙）、生姜各三两（切），大枣十二枚（擘）。上七味，以水一斗二升，煮取六升，去滓，再煎取三升，温服一升，日三服。（《伤寒论》小柴胡汤）

2.治邪入经络，体瘦肌热，推陈致新；解利伤寒、时疾、中喝、伏暑：柴胡四两（洗，去苗），甘草一两（炙）。上细末。每服二钱，水一盏，同煎至八分，食后热服。（《本事方》柴胡散）

3.治外感风寒，发热憎寒，头疼身痛；疟疾初起：柴胡一至三钱，防风一钱，陈皮一钱半，芍药二钱，甘草一钱，生姜三、五片。水一钟半，煎七、八分，热服。（《景岳全书》正柴胡饮）

4.治肝气，左胁痛：柴胡、陈皮各一钱二分，赤芍、枳壳、醋炒香附各一钱，炙草五分。（《医医偶录》柴胡疏肝饮）

5.治肝经郁火，内伤胁痛：柴胡、黄芩、山栀、青皮、白芍、枳壳。（《症因脉治》柴胡清肝饮）

6.治血虚劳倦，五心烦热，肢体疼痛，头目昏重，心忪颊赤，口燥咽干，发热盗汗，减食嗜卧，及血热相搏，月水不调，脐腹胀痛，寒热如疟；又疗室女血弱阴虚，荣卫不和，痰嗽潮热，肌体羸瘦，渐成骨蒸：甘草半两（炙微赤）、当归（去苗，锉，微炒）、茯苓（去皮，白者）、白芍药、白术、柴胡（去苗）各一两。上为粗末。每服二钱，水一大盏，煨生姜一块切破，薄荷少许，同煎至七分，去渣热服，不拘时候。（《局方》逍遥散）

7. 治盗汗往来寒热：柴胡（去苗）、胡黄连等分，为末，炼蜜和膏，丸鸡头子大。每一二丸，用酒少许化开，入水五分，重汤煮二三十沸，放温服，无时。（《小儿卫生总微论方》柴胡黄连膏）

8. 治荣卫不顺，体热盗汗，筋骨疼痛，多困少力，饮食进退：柴胡二两，鳖甲二两，甘草、知母各一两，秦艽一两半。上五味杵为末。每服二钱，水八分，枣二枚，煎六分，热服。（《博济方》柴胡散）

9. 治黄疸：柴胡一两（去苗），甘草一分。上都细锉作一剂，以水一碗，白茅根一握，同煎至七分，绞去渣，任意时时服，一日尽。（《传家秘宝方》）

10. 治肝黄：柴胡一两（去苗），甘草半两（炙微亦，锉），决明子、车前子、羚羊角屑各半两。上药捣筛为散。每服三钱，以水一中盏，煎至五分，去滓，不计时候温服。（《圣惠方》柴胡散）

11. 治积热下痢：柴胡、黄芩等分。半酒半水，煎七分，浸冷，饭前服之。（《济急仙方》）

12. 用柴胡注射液（每支2ml，含生药8g）及柴胡糖浆临床观察197例发热患者，其中感冒115例，扁桃体炎39例，大叶性肺炎16例，急性支气管炎21例，急性咽炎6例。以北柴胡注射液治疗110例，总有效率为54.54%。其剂量不同，疗效有异，肌注2ml者，总有效率为31.47%，4ml者为68.54%，6ml者为89.91%，2~4ml注射后30~60min退热0.4℃~1℃，而有回升现象，6ml注射后有出汗，体温下降未见回升；柴胡糖浆口服20ml（相当生药3g），每日3次，治87例，总有效率为78.15%，服后约90min，体温逐渐下降，3h可达正常。如不维持，4h后又可逐渐上升。

13. 用柴胡注射液滴鼻，也有明显的退热作用：使患者平卧，取头后伸位，用注射器抽取药液，两侧鼻孔各滴柴胡注射液1~3滴后，轻轻按摩鼻翼，再继续滴完全量。用量：小儿0.3~0.5ml，成人0.5~0.8ml。用于60例发热患者，其中感染性疾病所致的发热45例，普通感冒10例，其他发热（如输液反应等）5例。结果显效48例，有效4例，无效8例，普通感冒均系显效。

14. 治疗病毒性肝炎：柴胡注射液（每lml含生药2g）10~20ml加入50%葡萄糖液静注或5%葡萄糖液250~500ml静滴，每日1次，10次为1疗程，治疗病毒性肝炎120例，其中急性病例97例，有效率为98.4%；慢性病例23例，有效率为100%，对改善症状、回缩肝脾、恢复肝功及乙肝抗原阴转率均有较好作用。

15. 治疗单孢病毒角膜炎：用柴胡注射液（每1ml相当于原生药1g）采取滴眼、球结膜下注射及肌内注射三种方法综合治疗。滴眼，柴胡注射液加生理盐水配制成10%眼液，每次1~2滴，每1小时1次。球结膜下注射，每次0.3~0.5ml，隔日1次。肌内注射，每次2ml，每日1~2次。病变程度重，症状严重者，合并使用10%阿托品溶液散瞳，每日1~2次。共治疗21例，除3例外，其余18例，均获得满意效果。

16. 治疗多形红斑：用柴胡注射液（每2ml含原生药4g）每次2ml肌内注射，每日2次。治疗13例，结果全部治愈，其中5日治愈者5例，7日治愈者6例，10日治愈者2例。

17. 治疗眼色素膜炎：柴胡注射液2ml肌内注射，每日1次；柴胡注射液0.2ml球结膜下注射，隔日1次；10%柴胡注射液滴眼，每次1滴，每日6次。肌肉注射和球结膜下注射10次为一疗程。治疗眼前部或全色素膜炎21例23眼，结果痊愈23眼。可全部治愈。

18. 治疗扁平疣：柴胡注射液（每1ml相当于生药1g），肌肉注射，每日1次。治疗39例，结果痊愈35例，3例比原皮损缩小1/2，1例比原皮损缩小1/3，全部病例均有效。

19. 治疗链霉素中毒所致眩晕耳鸣：香附30g，柴胡30g，川芎15g。共研细末，装入胶囊。饭后温开水送服，每次2粒，每日3次。老人及小儿酌减。治疗10例，结果有效率为100%。其中眩晕1例1周消失，3例2周消失；耳鸣3例1周消失，3例2周消失，1例3周消失。可全部治愈。

第二章 完带汤方临证思维

第一节 临证要点

一、肝郁

【概述】急慢性肝炎或肝硬化的乙肝患者，常诉两胁或右肋肝区胀痛，痛无定处，常呈间歇性，急躁生气后加重，时时叹息，欲出长气，伴有胸闷腹胀，咽喉部似有物梗塞。舌质略红，苔薄白，脉弦可诊为肝郁气滞。中医认为肝郁气滞型乙肝治宜舒肝解郁，解毒活血。常用逍遥散，方剂中柴胡舒肝解郁，当归、白芍养血柔肝，白术、茯苓、甘草健脾益气，使肝气条达、脾得健运；加板蓝根、金银花、夏枯草、丹参以活血解毒；胁痛重者可加川楝子（用量不可超过10g）、元胡舒肝止痛；食少腹胀加焦三仙、鸡内金，可消食除胀；失眠多梦加酸枣仁、夜交藤、百合，可清心安神。

【病因病机】情志不遂，或突然受到精神刺激，或因病邪侵扰，阻遏肝脉，致使肝气失于疏泄条达。

【辨证要点】情志抑郁，胸胁或少腹胀痛，舌苔薄白，脉弦。

【临床表现】情志抑郁，胸胁或少腹胀满窜痛，善太息，或见咽部异物感，或颈部瘿瘤，或胁下肿块。妇女可见乳房胀痛，月经不调，痛经。舌苔薄白，脉弦。病情轻重与情绪变化关系密切。

【治法】疏肝解郁。

【常见病证】

1. 肝郁气滞型胃痛

临床表现：胃脘疼痛，连及两胁，攻撑走窜，每因情志不遂而加重，善太息，不思饮食，寐差，舌苔薄白，脉弦。

治法：疏肝和胃，理气止痛。

常用方剂：柴胡疏肝散加减。

常用中药：陈皮、柴胡、川芎、香附、枳壳、芍药、元胡、五灵脂、甘草。

针灸疗法：水沟、内关、神门、太冲、曲泉、膻中、期门，针刺泻法。

2. 肝郁气滞型痞满

临床表现：脘腹痞塞胀闷不舒，连及两胁，嗳气则舒，心烦易怒，时作太息，常因情志因素而加重，苔薄白，脉弦。

治法：疏肝解郁，理气消痞。

常用方剂：柴胡疏肝散或半夏厚朴汤加减。

常用中药：陈皮、柴胡、川芎、香附、枳壳、芍药、甘草、半夏、厚朴、茯苓、生姜、苏叶。

针灸疗法：气海、足三里、水沟、内关、神门、太冲，针刺泻法。

3. 肝郁气滞型呃逆

临床表现：呃逆连声，胸胁胀满，或肠鸣矢气，或呼吸不利，或恶心嗳气，脘闷食少，舌苔薄腻，弦而滑。

治法：理气化痰，降逆止呃。

常用方剂：旋覆代赭汤加减。

针灸疗法：水沟、内关、神门、太冲、中脘，针刺泻法。

4. 肝郁气滞型腹痛

临床表现：腹部疼痛，胀满不舒，痛无定处，攻撑走窜，常引发少腹，时聚时散，得嗳气则舒，每因情志不遂而加重，舌苔薄白，脉弦。

治法：疏肝和胃，理气止痛。

常用方剂：柴胡疏肝散加减。

常用中药：陈皮、青皮、柴胡、川芎、香附、枳壳、芍药、郁金、甘草。

针灸疗法：中脘、关元、水沟、内关、神门、气海、隐白、太冲，针刺泻法。

5. 肝郁气滞型便秘

临床表现：大便干结、欲便不出，腹中胀满，伴见胸胁满闷，嗳气呃逆，食欲不振，肠鸣矢气，便后不畅，舌苔薄白，或薄黄，脉弦。

治法：顺气导滞，降逆通便。

常用方剂：六磨汤加减。

常用中药：槟榔、沉香、木香、乌药、大黄、枳壳。

针灸疗法：水沟、内关、神门、太冲、中脘、行间、大敦、足三里，针刺泻法。

6. 肝郁气滞型胁痛

临床表现：胁肋胀痛，走窜，痛无定处，每因情志喜怒而增减，胸闷脘痞，饮食减少，嗳气频作，善太息，苔薄，脉弦。

治法：疏肝理气止痛。

常用方剂：柴胡疏肝散加减。

常用中药：陈皮、柴胡、川芎、香附、枳壳、芍药、郁金、佛手、甘草。

针灸疗法：支沟、内关、神门、期门、阳陵泉、行间、太冲，针刺泻法。

7. 肝郁气滞型积聚

临床表现：腹中气聚，结块柔软，攻窜胀痛，时聚时散，脘胁胀闷不舒，多因情志而引起。

治法：疏肝解郁，行气消聚。

常用方剂：木香顺气散加减。

常用中药：木香、香附、槟榔、青皮、陈皮、枳壳、砂仁、厚朴（制）、苍术、炙甘草。

针灸疗法：肝俞、脾俞、期门、章门、中脘、太冲、针刺泻法。

8. 肝郁气滞型郁病

临床表现：精神抑郁，情绪不宁，胁肋胀痛，痛无定处，脘腹胀闷不舒，不思饮食，善太息，或大便不调，女子月经不调，舌质淡红，苔薄腻，脉弦。

治法：疏肝理气解郁。

常用方剂：柴胡疏肝散加减。

常用中药：陈皮、柴胡、川芎、香附、枳壳、芍药、绿萼梅、甘草。

针灸疗法：水沟、内关、神门、太冲，针刺泻法。

9.肝郁气滞型瘿病

临床表现：颈前喉结两旁结块肿大，质软不痛，颈部感觉肿胀，胸闷，善太息，或胁肋窜痛，病情随情志波动，苔薄白，脉弦。

治法：疏肝理气，化痰消瘿。

常用方剂：四海舒郁丸加减。

常用中药：青木香、陈皮、海蛤粉、海带、海藻、昆布、海螵蛸。

针灸疗法：天突、膻中、合谷、水沟、内关、神门、太冲，针刺泻法。

【预防调摄】调节情志，保持心情舒畅；适当做体育锻炼，减少精神压力。

二、脾虚

【概述】脾虚，中医术语。泛指因脾气虚损引起的一系列脾生理功能失常的病理现象及病证。包括脾气虚、脾阳虚、中气下陷、脾不统血等证型。多因饮食失调，劳逸失度，或久病体虚所引起。脾有运化食物中的营养物质和输布水液以及统摄血液等作用。脾虚则运化失常，并可出现营养障碍，水液失于布散而生湿酿痰，或发生失血等症。

【病因病机】脾在五行中属土，在五脏阴阳中属阴中之至阴。脾主运化，统血，升清，输布水谷精微，为"气血生化之源"。人体出生后，各脏腑组织器官皆依赖脾所化生的水谷精微以濡养，故称脾为"后天之本"。其与胃、肉、唇、口等构成脾系统。素体脾虚或饮食不节、情志因素、劳逸失调，药、食损脾或慢性肾病患者湿邪久居，损伤脾气等原因引起脾的功能虚衰、生化之源不足。脾对食物的消化和吸收起着十分重要的作用，因此几乎所有的胃肠道疾病都可出现或伴有脾虚。

1.脾气虚：多因饮食不节，或劳倦过度，或忧思日久，损伤脾土，或抵抗力不足，素体虚弱。

2.脾阳虚：多因脾气虚衰进一步发展而成，也可因饮食失调，过食生冷，或因寒凉药物太过，损伤脾阳，或肾阳不足，命门火衰，火不生土而致。

3.中气下陷：中气亦指脾气。脾气上升，将水谷精微之气上输于肺，以荣养其他脏腑，若脾虚中气下陷，可出现久泻、脱肛、子宫脱垂等症。

4.脾不统血：脾气虚弱，不能摄血，则血不循经。

现代医学认为，脾虚的原因例如中老年，牙齿松动、脱落，味觉减退；胃肠道平滑肌开始萎缩，弹性减低，蠕动变慢，食物在胃肠道中行进（消化）速度减慢，易于滞留；同时，胃肠道内的表面的枯膜逐渐变薄，消化腺也逐渐萎缩，消化液分泌减少，对食物的分解能力降低。由于这些生理的变化，造成了中老年人的脾胃逐渐衰弱，消化功能下降，从而发生了上述的种种不适。

【辨证要点】1.脾气虚：腹胀纳少，食后胀甚，肢体倦怠，神疲乏力，少气懒言，形体消瘦，或肥胖浮肿，舌苔淡白。

2.脾阳虚：大便溏稀，纳少腹胀，腹痛绵绵，喜温喜按，行寒气怯，四肢不温，面目无华或浮肿，小便短少或白带多而清晰色白，舌苔白滑。

3.中气下陷：如久泻、脱肛、子宫脱垂等。

4.脾不统血：多见于慢性出血的病证，如月经过多、崩漏、便血、衄血、皮下出血等。除出血外，必兼见脾气虚弱的一些症状。

【临床症状】中医脾虚症是指中医所称之脾脏虚弱而引起的病症，其病情虽较繁杂，主要有呕吐、泄泻、水肿、出血、经闭、带下、四肢逆冷、小儿多涎等。

【治法】脾为湿土，喜燥恶湿。湿盛可以导致脾虚，脾虚也可以生湿，往往互为因果。因脾虚失运，水湿停留，多属本虚标实之证。本虚为主者，治多健脾，佐以化湿；标实为主者，则应以祛湿为主，兼以运脾。

【常见病证】

1.脾虚呕吐

临床表现：饮食稍有不慎即易呕吐，时作时止，胃纳不佳，食入难化，脘腹痞闷，口淡不渴，面白少华，倦怠乏力，舌质淡，苔薄白，脉濡弱。

病机病理：脾虚呕吐为脾脏虚弱，胃气上逆所致。

治法：健脾和胃止呕。

常用方剂：香砂六君子汤加减

2. 脾虚泄泻

临床表现：大便时溏时泻，迁延反复，完谷不化，饮食减少，食后脘闷不舒，稍进油腻食物则大便次数增多，面色萎黄，神疲倦怠，舌淡苔白，脉细弱。

病机病理：脾虚泄泻由脾虚失运，湿注肠道所致。

治法：健脾渗湿止泻。

常用方剂：参苓白术散加减。

3. 脾虚水肿

临床表现：身肿，腰以下为甚，按之凹陷不易恢复，脘腹胀闷，食纳减少，面色不华，神疲肢冷，小便短少，舌质淡，苔白滑，脉沉缓。

病机病理：脾虚水肿由脾虚水停，泛溢肌肤所致。

治法：温脾利水消肿。

常用方剂：实脾饮加减。

4. 脾虚出血

临床表现：便血紫黯，甚则黑色，或尿血、吐血、衄血及紫斑，神疲乏力，气短声低，面白无华，头晕，舌质淡，苔薄白，脉细无力。

病机病理：脾虚出血乃脾气虚弱，血失统摄为罹。

治法：健脾益气摄血。

常用方剂：生脉饮合参附汤加减，或补中益气汤。

5. 脾虚带下

临床表现：带下绵绵，量多色淡黄或色白如涕唾，无臭，并且面色淡黄，精神疲倦，不思饮食，腰酸腹坠，或下肢浮肿、便溏等。

病机病理：脾主运化水湿，脾虚则运化无能，聚湿下注，伤及任、带二脉而致。

治法：健脾益气，升阳除湿。

常用方剂：完带汤，或用白扁豆20g，向日葵瓢25g，水煎服。

6. 脾虚经闭

临床表现：经闭，常兼见饮食不振，痞满，大便不实等症。

病机病理：多因脾胃虚弱，健运失职，复为饮食所伤，饮食日见减少，导致生化之源不足，无血下达冲任胞宫而致经闭。

治法：补脾胃、养气血。

常用方剂：八珍汤加减，或人参养荣汤。

7. 脾虚多涎

临床表现：神疲，面色萎黄，涎多清稀。

病机病理：《证治准绳·幼科》："小儿多涎，由脾气不足，不能四布津液而成。"

治法：补益脾气。

常用方剂：五味异功散加减。

8. 脾虚生风

临床表现：以手足微搐，肢冷，昏睡露睛，口鼻气微主证。

病机病理：脾虚引动内风，多由吐泻或药、食损脾所致。《张氏医通·诸风门》："若体倦神昏不语，脉迟缓，四肢欠温者，脾虚生风也。"

治法：补脾祛风。

常用方剂：六君子汤加蝎尾、炮姜、肉桂、地龙、鸡血藤。

9. 脾虚目肿

临床表现：目之上下眼胞肿胀，虚起如球，无赤痛，喜按。

病机病理：因脾虚挟湿或气血不足，虚火壅于气分所致。眼部五轮理论：脾属土曰肉轮，为上下胞睑，脾在此指胞睑。

治法：以补脾益气为主，辅以祛邪之药。

常用方剂：补中益气汤加减。

10. 脾虚生热

临床表现：面色萎黄，神疲倦怠，目之上下眼胞肿胀，舌淡苔黄腻，脉细数无力，烦渴不能多饮，皮屑增多，言语无力，小便短赤，耳鸣遗精。

病机病理：因脾虚所至内湿停滞，久而生热，无养气血，水湿不化，阴虚阳盛。

治法：以健脾益气、养气血为主，辅以清虚热，滋肾阴。

常用方剂：人参健脾丸合知柏地黄丸加减。

【食疗保健】脾虚证的宜忌食物

脾胃是人体纳运食物及化生气血最重要的脏腑。对脾胃病患者来说，食疗亦不可缺少，但必须根据病人平素的体质和病情不同来选择饮食，即所谓"辨证施食"。若平素脾胃虚寒的人，或寒证的胃痛、腹痛、泄泻等，应多食性味辛热的葱、姜、韭、蒜、胡椒等；若脾胃虚弱的人，宜食用红枣、山药、扁豆、芡实、莲子肉等；若胃热素盛的人，宜食梨、藕、甘蔗、蜂蜜等干寒生津之品；若气机阻滞的病人，宜多食萝卜、佛手、金橘，或用橘皮做成的调料，兹将与脾胃病有关者，择要叙述。

1.宜食食物：具有补脾益气、醒脾开胃消食的食品，如粳米、籼米、锅巴（焦锅）、薏米、熟藕、粟子、山药、扁豆、豇豆、牛肉、鸡肉、兔肉、牛肚、猪肚、鳜鱼、葡萄、红枣、胡萝卜、马铃薯、香菇等。

2.忌食食物：性质寒凉，易损伤脾气的食品，如苦瓜、黄瓜、冬瓜、茄子、空心菜、芹菜、苋菜、茭白、莴笋、金针菜、柿子、香蕉、枇杷、梨、西瓜、绿豆、豆腐、荞麦等。味厚滋腻，容易阻碍脾气运化功能的食品，如鸭肉、猪肉、甲鱼肉、牡蛎肉、牛奶、芝麻等。利气消积，容易耗伤脾气的食品，如荞麦、山楂、萝卜、香菜等。

【补脾食谱】

将谷物与某些食物和药物一起制作成饭、糕、饼、包子、馒头等主食或点心，用以防治疾病的一种方法。

1.橘红糕：鲜橘皮10g，打碎成细粒后用糖浸渍，再和入面粉制成糕点。适用于食欲不振，消化不良，咳嗽痰多。

2.豆蔻馒头：白豆蔻粉6g，撒入适量的面粉内，再蒸煮成馒头，适用于腹胀、食欲不振。

3.红枣益脾糕：红枣30g、白术10g，干姜1g，鸡内金10g。先煮熬取汁，再将汁与面粉500g及适量的糖制成糕，适用于胃呆纳减，大便溏薄。

4.山药饭：山药、莲肉、米仁、扁豆各30g，洗净切碎，莲肉去皮、芯后煮烂，再与粳米一起煮饭，适用于脾虚泄泻、食欲不振。

5. 八仙糕：黄芪、白术、山药、山楂、茯苓、陈皮、湘莲末、党参各5g。先将上述药物煎煮取汁，再与适当粳米粉、糯米粉、白糖一起蒸成糕。适用于脾虚泄泻，食欲不振。

6. 砂仁藕粉：砂仁5g，三七2g，藕粉30g，白糖适量，将砂仁、三七研为细末，拌匀即成。适用于胃胀痛、呕吐纳呆。

7. 麻仁玉米糕：火麻仁、芝麻各30g，玉米粉、红糖适量，将火麻仁研末、芝麻洗净，放入玉米粉拌匀，再加入红糖用水和面做成糕。适用于脾虚血亏损引起的便秘。

8. 姜糖山芋：山芋500g，生姜2片，蜂蜜适量同煮。适用于肠燥便秘。

【食物作用】

1. 马铃薯（洋芋、土豆、山药蛋）味甘、性平。作用：补气、健脾。宜于脾虚体弱，食欲不振，消化不良。发芽的马铃薯芽与皮有毒，忌食。

2. 红薯（甘薯、地瓜、番薯）味甘、性平，归脾胃经。作用：补脾胃、益气力、宽肠胃。宜于脾胃虚弱、形瘦乏力、纳少泄泻。多食易引起反酸烧心、胃肠道胀气。

3. 香菇味甘、性平。作用：益胃气，托痘疹。宜于脾胃虚弱，食欲不振，倦怠乏力。属于发物，麻疹和皮肤病、过敏性疾病忌食。

4. 山药味甘、性平，归脾、肺、肾经。作用：补气健脾，养阴益肺，补肾固精。宜于脾气虚弱，食少便溏，慢性泄泻。湿盛和气滞胀满者忌食。

5. 栗子味甘、性温，归脾、胃、肾经。作用：补脾健胃，补肾强筋，活血止血。宜于脾虚食少，反胃，泻泄。气滞腹胀者忌食。

6. 红枣（大枣）味甘、性温，归脾、胃经。作用：补益脾胃，养血安神。宜于脾胃虚弱，食少便稀，疲乏无力。气滞、湿热和便秘者忌食。

7. 鸡肉味甘、性温，归脾、胃经。作用：补中益气，补精添髓。宜于脾胃虚弱，疲乏，纳食不香，慢性泄泻。实证、热证、疮疡和痘疹后忌食。

8. 兔肉味甘、性凉。作用：补中益气，凉血解毒。宜于脾虚食少，血热便血，胃热呕吐反胃，肠燥便秘。虚寒、泄泻者忌食。

9. 猪肚（猪胃）味甘、性温。作用：补益脾胃。宜于虚弱、泄泻，近代用于胃下垂和消化性溃疡。

10. 牛肚（牛百叶）味甘、性温。作用：益脾胃，补五脏。宜于病后气虚，脾胃虚弱，消化不良。

11. 羊肚（羊胃）味甘、性温。作用：补虚弱、益脾胃。宜于形体瘦弱、脾胃虚寒。

12. 牛肉味甘、性平，归脾、胃经。作用：补脾胃，益气血，强筋骨。宜于脾胃虚弱，食少便稀，中气下陷，慢性泄泻。

13. 鳜鱼味甘、性平，归脾、胃经。作用：补脾胃，益气血。宜于脾胃虚弱，食欲不振。虚寒证、寒湿证忌食。

14. 泥鳅味甘、性平，归脾、肺经。作用：补中益气，利水祛湿。宜于中气不足、泄泻、脱肛。

15. 粳米（大米、硬米）味甘、性平，归脾、胃经。作用：补中益气，健脾和胃。宜于中气不足，倦怠乏力、食少便溏，脾胃不和，呕吐、泄泻。

16. 籼米味甘、性温，归肺、脾、心经。作用：补脾胃，养五脏。宜于脾虚湿盛腹泻。热证、湿热证、阴虚证忌食。

17. 糯米（江米）味甘、性温，归脾、胃、肺经。作用，补中益气，补肺敛汗。宜于脾虚腹泻，现代用于慢性胃炎、消化性溃疡。黏滞难化，食积证、气滞证、湿证、脾虚胃弱及消化不良者忌食。

18. 扁豆味甘、性微温，归脾、胃经。作用，健脾化湿，清暑和中。宜于脾虚湿盛，食少便稀，暑湿吐泻。气滞腹胀者忌食。

19. 豇豆味甘、性平，归脾、肾经。作用：健脾，补肾。宜于脾胃虚弱，腹泻，呕吐。气滞证和便秘者忌食。

20. 蜂蜜味甘、性平，归脾、肺、大肠经。作用：补脾缓急，润肺止咳，润肠通便。宜于脾胃虚弱胃痛，津亏肠燥便秘，近代用于消化性溃疡。湿证、湿热证、胃胀腹胀、呕吐、便稀者忌食；不宜与葱、莴苣同食。

【食疗参考方】

1. 粳米粥：粳米50g，葡萄干10g，以适量清水先煮粳米至九成熟，加入葡萄干，共同炖煮至稀烂。

2. 香菇牛肉汤：香菇10g，瘦牛肉30g先用粉面裹好，汤沸后入香菇，再拨进牛肉，同时点入适量味精、食盐、香油，煮沸后可食。

3. 炒牛肚土豆丝：熟牛肚50g切丝，马铃薯80g，切丝后以清水淘洗掉表面淀粉，油锅热后加入少许葱丝和碎蒜，遂入肚丝、土豆丝爆炒，并点入适量牛肉汤和盐、味精，土豆丝成熟即可。

4. 扁豆馅包子：鲜扁豆两份，鸡肉一份，剁碎后加盐、味精、鲜姜汁和花椒水拌匀作馅，以小麦粉起面作皮，成型包子置笼中，旺火蒸20min。

三、肝郁脾虚

【概述】肝郁脾虚是指肝失疏泄，脾失健运，表现以胸胁胀痛、腹胀、便溏等为主症的证候，又称肝脾不和证。肝主疏泄，肝气郁结则疏泄不利，脾气亦因之运化失职，出现以消化功能减弱为主的证候，如食少纳呆，脘腹胀闷，四肢倦怠，肠鸣失气，及胁胀痛等。治宜健脾疏肝，以健脾为主。

【病因病机】本证多因情志不遂，郁怒伤肝，肝失调达，横乘脾土；或饮食不节、劳倦太过，损伤脾气，脾失健运，湿壅木郁，肝失疏泄而成。肝失疏泄，经气郁滞，则胸胁胀满窜痛；太息可引气舒展，气郁得散，故胀闷疼痛可减；肝气郁滞，情志不畅，则精神抑郁；气郁化火，肝失柔顺之性，则急躁易怒；肝气横逆犯脾，脾气虚弱，不能运化水谷，则食少腹胀；气滞湿阻，则肠鸣矢气，便溏不爽，或溏结不调；肝气犯脾，气机郁结，运化失常，故腹痛则泻；便后气机得以条畅，则泻后腹痛暂得缓解；舌苔白，脉弦或缓，为肝郁脾虚之证。

【辨证要点】本证以胸胁作痛、情志抑郁、腹胀、便溏等为辩证的主要依据。肝胃不和、肝郁脾虚、胃肠气滞的鉴别：前两者是肝气郁结，而见胸胁胀满疼痛、情志抑郁或烦躁等表现，但肝胃不和证兼胃失和降，常有胃脘胀痛、嗳气、呃逆等症；肝郁脾虚证兼脾失健运，常有食少、腹胀、便溏等症。胃肠气滞证则肝气郁结的症候不明显，而但见胃肠气机郁滞的症状，以脘腹胀痛走窜、嗳气、肠鸣、矢气等为主要表现。

【临床表现】

主症：①大便溏薄、少腹胀痛与情绪有关；②情绪焦虑或精神抑郁；③食少纳呆、神疲懒言、体倦乏力。

次症：①胁肋胀满疼痛、或胃脘满闷；②口苦咽干；咽部异物感；③嗳气泛酸；④舌尖边稍红，舌苔微黄；或舌质淡、舌体稍胖或有齿痕；脉弦。

凡具有主症①②③中任一项，即可辨为肝郁脾虚证。

【治疗方法】疏肝健脾。

【常见病证】

1. 肝郁脾虚型泄泻

临床表现：素有胸胁胀闷，嗳气食少，每因抑郁恼怒，或情绪紧张之时，发生腹痛腹泻，腹中雷鸣，攻窜作痛，矢气频作，舌淡红，脉弦。

治法：抑肝扶脾。

常用方剂：痛泻要方加味。

常用中药：白术20g，白芍15g，陈皮15g，防风6g，木香10g，砂仁10g，云苓20g，山药20g，甘草10g。此为肝胆气郁，横犯脾胃，脾失健运所致。临床主要以胁肋胀痛，时轻时重，肠鸣泄泻为特征。而且多与情绪因素有关。故方中白术、云苓健脾止泻，陈皮，防风和中醒脾，白芍柔肝止痛，木香、砂仁理气调脾，山药补脾和胃，甘草调和诸药。

针灸泻法：足三里、中脘、公孙。

2. 肝郁脾虚型厌食症

临床表现：食欲不振，拒食，便溏，月经不调或无月经，舌质暗淡，舌苔白腻，脉弦细；烦闷，难入睡或失眠，多疑，注意力不集中，强迫思虑。

治法：疏肝解郁，健脾化痰为主。

常用方药：柴胡疏肝散加减

常用中药：陈皮、柴胡、川芎、香附、枳壳、芍药、甘草。

针灸平补平泻：章门、期门、足三里、三阴交、中脘、足三里。

常用腧穴：足三里、内关、中脘等。

【肝郁消解法】常揉肝经的太冲至行间，大腿赘肉过多的人，用拇指从肝经腿根部推到膝窝曲泉穴100次，每日敲带脉300次，用拳峰或指节敲打大腿外侧胆经3min，拨动阳陵泉1min，揉"地筋"3min。肝郁也是乳腺增生、子宫肌瘤、卵巢囊肿等许多妇科疾病的主因，还有痛经、黄褐斑、偏头痛等病症也与肝郁关系密切。敲带脉擅消"游泳圈"（腰旁赘肉），敲胆经易减臀部和大腿上的赘肉，此二法实为一法，都是在疏通胆经，因"带脉"束腰一周，约束诸经，与肝胆经相交会。如果用此二法一段时间，效果不显（临床可见大便增多或食欲略减），可从增强脾经入手。

【脾虚的消解法】脾虚影响肠胃的消化功能，食后腹胀，大便行而无力。身体赘肉如棉花团，四肢困重，体倦乏力，嗜睡。脾虚可用食补，最好的食物就是山药薏米芡实粥。胃寒可去薏米；胃热可减芡实、山药，易为绿豆，绿豆薏米粥，祛湿热，对于肝旺脾虚，舌苔黄腻的人，最为对症。如果胃寒、怕冷又脾虚的人，附子理中丸当为首选，此药祛寒湿而养胃，扶中气而健脾。如果食后饱胀难消，其主要原因是心脏功能虚弱，供给胃用于消化的气血不足，此时补心实为健脾，选用柏子养心丸。柏子养心丸补心、养肝，安神、通便，若出现心神不宁，气短乏力，大便难下此药最为恰当。每日空腹多吃小枣，既补血健脾，又益气通便。大枣补血力强，小枣活血力强，暑日以小枣为佳。此外，经常按摩小腿脾经，再刺激公孙穴，配合内服粥药，健脾也并非难事。

四、湿浊

【概述】湿浊是指因湿性重浊黏腻，每于病位停留滞着，阻碍阳气的活动，故名。湿浊，即湿气。中医认为自然界中气候潮湿、食肉等是湿气的来源，湿邪过重则易伤阳气。认为通过饮食、起居可以对湿气进行调节。

【病因病机】湿证既可因外湿侵袭，如淋雨下水、居处潮湿、冒受雾露而形成，又可因脾失健运，水液不能正常输布而化为湿浊，或多食油腻、嗜酒饮冷等而湿浊内生，前者称为外湿，后者称为内湿。但湿淫证常是内外合邪而为病，故其证候亦常涉及内外。湿为阴邪，具有阻遏气机，损伤阳气，黏滞缠绵，重浊趋下等致病特点。外湿是中医病因中的概念，指自然界多雨或潮湿气候或环境状态，容易使身体虚弱和体质偏的人发生疾病，对这些人来说，外湿便是致病的因素。内湿，则是中医病机（疾病发生、发展、变化及其结局的机理）中的概念，指因各种原因引起的脾胃运化功能失调、体内水湿停聚所形成的病理状态。内湿与脾的关系最为密切，也与肺、肾等脏腑有关。脾主运化，负责提取食物中对身体有益的营养物质，并将食物中的糟粕通过大小便排出体外。脾的运化功能减弱，体内或饮食中产生的水湿气就不能正常排出体外，这就是平常所说的"脾虚生内湿""湿气重"。

【辨证要点】起病较缓而缠绵，以困重、酸楚、痞闷、腻浊、脉濡等为证候特点。

【临床表现】湿为有形之邪，留滞在身体任何部位都容易影响气的流通。留滞于经络，则出现肢体困重、关节重着痹痛、屈伸不利等；如留滞于脾胃，会消化不良、腹胀、大便不爽等。湿性重浊，指沉重、浑浊的特点。临床上表现为周身困重、四肢倦、头重如裹、关节重着痹痛、分泌物与排泄物秽浊不清等。湿性黏滞，指黏腻、停滞的特点，表现为舌苔黏腻、小便涩滞不通、大便黏腻不爽、病情缠绵难愈等。湿性趋下。湿为水邪，有向下的趋势。湿病易患于人体的下部，表现为下肢浮肿、泄痢、白带异常等。

【治法】健脾祛湿，芳香化湿，清热燥湿，逐水利湿。

【常见病证】

1.伤湿（外湿）：湿邪致伤表，即表湿证。

①湿郁卫表证

临床表现：身热不扬，午后热势较显，恶寒，无汗或少汗，头重如裹，身重酸困，四肢倦怠，胸闷脘痞，口不渴。苔白腻，脉濡缓。

治法：芳香辛散，宣化表里湿邪。

常用方剂：藿朴夏苓汤。

常用中药：藿香、半夏、赤苓、杏仁、生薏仁、蔻仁、猪苓、泽泻、淡豆豉、厚朴。

②气分湿热证

临床表现：身热不扬，肢体沉重疼痛，脘腹痞胀，纳呆欲呕，口腻不渴，或渴不欲饮，舌红苔黄腻，脉濡数。

治法：清化湿浊。

常用方剂：甘露消毒丹。

常用中药：飞滑石、绵茵陈、淡黄芩、石菖蒲、川贝母、木通、藿香、射干、连翘、薄荷、白豆蔻。

③脾虚湿困证

临床表现：面色萎黄，神疲乏力，肢体困重，脘腹痞闷喜揉按，纳呆，厌食油腻，大便溏薄或泻泄，舌质淡胖，脉濡缓。

治法：健脾渗湿。

常用方剂：苓桂术甘汤。

常用中药：茯苓、肉桂、白术、甘草、泽泻、猪苓。

2. 湿痹也称着痹。湿犯经络，关节酸痛沉重，甚则难以转侧或肿胀。

①风湿痹阻证

临床表现：肢体关节肌肉重着、肿胀、麻木，疼痛呈游走性；兼见恶风，或恶寒，汗出，头痛，头重身困，随天气变化而发作，或身体微肿，舌质淡，苔薄白或稍腻，脉浮缓或濡缓。

治法：祛风除湿，蠲痹通络。

常用方剂：羌活胜湿汤加减。

常用中药：羌活、独活、藁本、防风、甘草（炙）、川芎、蔓荆子。

②寒湿痹阻证

临床表现：肢体关节肌肉重着、肿胀、麻木、凉痛，痛有定处，遇冷及阴雨天气加重，屈伸不利，得热痛减，以下肢关节多见。舌淡胖，苔白腻，脉弦紧或弦缓。

治法：散寒除湿，温经通络。

常用方剂：乌头汤加减。

常用中药：麻黄、芍药、黄芪、甘草（炙）、川乌。

③湿热痹阻证

临床表现：肢体关节肌肉重着、肿胀、麻木、疼痛，局部热感；或关节屈伸不利，发热，汗出，或身热不扬，渴不欲饮，烦闷尿黄，大便不爽，舌质红，苔黄腻，脉滑数或濡数。

治法：清热除湿，宣痹通络。

常用方剂：宣痹汤加减。

常用中药：防己、杏仁、滑石、连翘、山栀、薏苡、半夏（醋炒）、晚蚕沙、赤小豆皮。

④暑湿痹阻证

临床表现：肢体关节肌肉重着、肿胀、麻木、疼痛，肢困体重，肢体屈伸不利，抬举无力，以下肢关节多见，恶寒发热，纳呆腹胀，大便不爽，舌质淡胖，苔滑腻，脉濡。

治法：化湿通络，行气宣痹。

常用方剂：三仁汤加减。

常用中药：杏仁、飞滑石、白通草、白蔻仁、竹叶、厚朴、生薏仁、半夏。

⑤脾虚湿阻证

临床表现：肢体关节肌肉重着、肿胀、麻木、酸痛，纳呆腹胀，肌肉痿软无力，面色苍黄或浮肿，身重肢困，大便稀溏，舌淡胖，边有齿痕，苔白腻，脉沉缓。

治法：健脾利湿，升阳蠲痹。

常用方剂：升阳益胃汤加减。

常用中药：黄芪、半夏、人参（去芦）、甘草（炙）、独活、防风、白芍药、羌活、橘皮、茯苓、柴胡、泽泻、白术、黄连。

⑥脾肾阳虚证

临床表现：肢体关节肌肉重着、肿胀、麻木、酸痛，四肢不温，便溏，腰酸腹胀，纳呆，畏寒喜暖，或面浮肢肿，小便清长，或男子阳痿，女子带下清稀，舌淡胖，苔白滑，脉沉迟无力。

治法：温补脾肾，通阳化湿。

常用方剂：理中丸合右归丸加减。

常用中药：人参、附子、干姜、茯苓、泽泻、牡丹皮、熟地、山药、山茱肉。

⑦湿痰痹阻证

临床表现：肢体关节肌肉重着、肿胀、麻木，胸闷痰多，肢困体重，甚则关节畸形，皮下痰核结节，头晕目眩，咳嗽、痰白，舌淡胖，苔白腻或滑腻，脉弦滑。

治法：燥湿化痰，蠲痹通络。

常用方剂：导痰汤加减。

常用中药：半夏、天南星（炮，去皮）、橘红、枳实（去瓤，麸炒）、赤茯苓（去皮）、甘草（炙）。

3. 内湿：由脾肾阳虚，运化水液功能障碍引起体内水湿停滞之证。

临床表现：面垢眵多，头重如裹，倦怠乏力，胸脘痞闷，泛恶，口腻，腹泻、尿少、水肿、腹水，小便浑浊、大便溏泻，下痢黏液脓血，妇女白带多等，舌苔厚腻，但也有部分患者苔滑或少苔，脉象缓、濡等。

治法：健脾利湿化痰，芳化湿浊。在上焦宜化，在中焦宜燥，在下焦宜利。

常用方剂：苍术汤。

常用中药：苍术（制）、白芍药、枳壳、白茯苓、白芷、广陈皮、川芎、炙半夏、升麻、炙甘草。

【预防调摄】

1. 多吃健脾利尿的食物：比如苋菜、薏仁、扁豆、冬瓜、绿豆、西瓜翠衣等。苋菜梗性凉味甘，它富含易被人体吸收的钙质，也有解毒清热、通利小便、补血止血的作用。扁豆有滋补强壮、补脾益气、消暑化湿以及利水消肿的功效。

2. 保持屋内空气流通：房间内的湿气如果很重，建议多保持空气流通，让空气带走湿气。地板湿了，立即拖干，免得湿气滞留。如果外界湿气也很重，可以打开风扇、空调，借助这些电器保持空气的对流。

3. 少食甜腻食物：在湿气如此重的环境中别吃伤脾胃的食物。比如，凉拌食品，冷饮，因为"甘腻化湿"。

4. 避开生冷食物：中医认为生冷食物、冰品或凉性蔬果，会让肠胃消化吸收功能停滞，不宜大量食用。

5. 洗头时注意两点：在外洗头时，用洗发精后按摩湿头发，这样会使湿气进入头皮（要吹干头发后再按摩）；洗完澡（头）后要充分擦干身体水分。

6. 保持衣物干爽：勿穿潮湿未干的衣服、盖潮湿的被子，被子（垫絮）

常晒。

7.夏天不要贪凉睡地板：尽量不要住地下室（潮气重），热天也不要直接睡地板。空气中水分会下降且地板阴寒重，容易入侵体内造成四肢酸痛。最好睡在与地板有一定距离的床上。

8.潮湿下雨天减少外出：避免冒雨和涉水，别让水分湿气包裹你的身体（淋雨后要及时换上干衣服）。

9.少饮酒：酒助湿邪。

五、脾虚有湿

【概述】脾虚有湿是一个中医学术语，指脾虚湿困和湿困脾阳两个脏腑辩证方法。主要症状有饮食减少，胃脘满闷，大便泄泻，甚或恶心呕吐，口黏不渴或渴喜热饮，肢体困倦，甚或浮肿，舌苔厚腻，脉缓等。常吃山药、茯苓、薏苡仁可以帮助利水运湿，还可以服用一些燥湿的中药如陈皮、半夏、苍术、厚朴等，都是可以化湿补脾。

【病因病机】脾虚生湿，脾气虚损，运化失健，水湿内滞的病理状态。脾主运化水液，为胃行其津液，脾虚则水湿停滞。

【临床表现】纳呆、腹胀、泄泻、肢体困重、口黏苔腻等症。多见于慢性胃肠炎，慢性痢疾，慢性肝炎等疾病。

【治法】补气健脾，佐以燥湿。

【湿困脾阳】与脾虚湿困症状大致相同，但病机上稍有差异。湿困脾阳，是因外湿影响脾阳的运化，脾脏本身无病，只因饮食或气候环境等外因引起水湿过重，脾困其中，阻碍运化功能。这种病症简单来讲就是脾虚是因为有湿。故治法应以燥湿利湿为主，医学上很难治。总之，脾脏恶湿喜燥，无论是外因还是内因，都要以此为治法原则。

【适合的食物】常吃山药、茯苓、薏苡仁可以帮助利水运湿，还可以服用一些燥湿的中药、陈皮、半夏、苍术、厚朴等都是可以化湿补脾。

六、脾虚湿滞

【概述】脾虚湿滞证中医病证名，是指久病后或饮食不节，致脾气血亏虚，运化失司，湿浊内生，而导致湿邪或蕴于肌肤，诱发皮疹、脓疱或脾胃运化为水湿所困，而导致气血生成不足，水湿内停，而出现面目及肌肤淡黄，舌质淡，苔黄，脉濡细一类病证。本病证见于黄水疮、黄疸。

【病因病机】久病或饮食不节。脾虚失运，湿热内生，熏蒸肌肤，故见脓疱稀疏，色淡白或淡黄，糜烂面淡红，或面目及肌肤淡黄；脾虚失运，则食纳少，大便溏薄；舌质淡，苔黄，脉濡细为脾虚湿滞之象。

【辨证要点】皮损，起脓疱，或面目及肌肤淡黄，舌质淡，苔黄，脉濡细。

【治法】健脾利湿。

【常见病证】

1. 脾虚湿滞证黄水疮

临床表现：皮疹少而脓疱稀疏，色淡黄或淡白，四周红晕不显，破后糜烂面淡红；多有食少、面白无华、大便溏薄；舌淡，苔薄微腻，脉濡细。

治法：健脾渗湿。

常用方剂：参苓白术散加冬瓜仁、广藿香。

常用中药：人参、茯苓、白术（炒）、山药、白扁豆（炒）、莲子、薏苡仁（炒）、砂仁、桔梗、甘草。

2. 脾虚湿滞证黄疸

临床表现：面目及肌肤淡黄，甚则晦暗不泽，肢软乏力，心悸气短，大便溏薄，舌质淡苔薄，脉濡细。

治法：健脾养血，利湿退黄。

常用方剂：黄芪建中汤加减。

常用中药：黄芪、桂枝（去皮）、甘草（炙）、大枣、芍药、生姜、胶饴。

第二节　与类方的鉴别要点

一、完带汤与止带方

止带方是为中药方剂，功能清利湿热、止带，佐以解毒杀虫。其适用病症重在湿毒下攻，其病势更甚，而完带汤重在治疗肝郁脾虚湿浊之带下。

二、完带汤与祛湿止带方

祛湿止带方以二妙散为主加味组成，功能清热燥湿且兼利湿化浊、收涩通利，适用于湿盛之带下，而完带汤重在疏肝健脾利湿。

三、完带汤与健脾止带汤

健脾止带汤只适用于身体虚弱所引起的白带症，而无肝郁之病机，故在临床选用上需与完带汤做好鉴别。

四、完带汤与黄土汤

黄土汤具有温阳健脾，养血止血之功效，主要适用于脾阳亏虚而致血虚、带下之症，与完带汤肝郁脾虚所致带下不同。

五、完带汤与易黄汤

两方均以山药为君，健脾利湿、补肾固摄，用于治疗脾虚带下证，易黄汤中配伍清热祛湿的黄柏、车前子，主治肾虚湿热下注的带下病。完带汤中白术与山药共为君药，配伍柴胡、荆芥、白芍生发肝气，用于治疗脾虚肝郁湿浊下注的带下症。

六、完带汤与清带汤

清带汤主要治疗脾肾不足之赤白带下、清稀连绵不断者，其病机在脾肾二脏，而其症状主要是赤白带下，与完带汤之白带不同，且清带汤治疗上重在固涩收敛止带。

七、完带汤与固冲汤

固冲汤功能益气健脾、固冲摄血，主治脾气虚弱，冲脉不固之血崩，表现为血崩或月经过多，月经色淡质稀，心悸气短，舌质淡，脉细弱或虚大。其主要治疗靶点在于月经之病变，着重表现在月经量、质、色方面，与完带汤着重治疗带下病相鉴别。

八、完带汤与逍遥散

逍遥散功能疏肝养血、健脾和中，主治肝郁血虚脾弱证，主要用来治肝郁血虚，五心烦热，或往来寒热，肢体疼痛，头目昏重，心悸颊赤，口燥咽干，胸闷胁痛，减食嗜卧，月经不调，乳房作胀，脉弦而虚之脏腑之症。而完带汤侧重治疗肝郁脾虚之带下疾病。

九、完带汤与四逆散

四逆散专于疏泄肝郁，主治阳郁厥逆或肝脾不和之证，该方中在治疗肝郁之症，而完带汤主要治疗肝郁脾虚之带下之症。

十、完带汤与参苓白术散

两方均具补脾祛湿之功。但完带汤以补脾祛湿之药配伍疏肝止带之品，主治脾虚肝郁，湿浊下注之带下。参苓白术散在益气健脾的基础上，又增渗湿止泻之功，主治脾胃气虚夹湿之泄泻。

十一、完带汤与痛泻要方

痛泻要方以治脾为主，兼柔肝，主治脾虚肝旺之痛泻，该方剂治疗疾病病位属脾、兼养肝，为治疗脾胃等中焦脏腑病证的主要方剂。而完带汤兼健脾疏肝，主要用来治疗下焦带下疾病。

十二、完带汤与左金丸

左金丸功能清肝泻火，降逆止呕。治肝火犯胃，胁肋及脘腹胀痛，呕吐口苦，吞酸嘈杂，嗳气，口干，舌红苔黄，脉弦数。其所治疗疾病病性属实，病位在中焦。与完带汤所属病性虚实夹杂、病位在下焦不同。

十三、完带汤与龙胆泻肝汤

龙胆泻肝汤也是清热泻火的方剂，除用于肝经实火之证外，且有清利湿热之功，亦用于肝经湿热下注之证，其带下量多、色黄、质黄或伴恶臭，然其主要治疗湿热下注之带下疾病，与完带汤治疗肝郁脾虚之带下色淡、质稀、量多不同。

第三节　临证思路与加减

带下病的主要病因是湿邪为患。湿邪的来源可感染自外界环境，亦可因脾虚、肝郁而自内生。湿盛则损伤"带脉"，使其不能约束任脉及胞宫，湿邪循任脉下注，从而形成带下病。所以傅青主说："带下俱是湿证，而以带名者，因带脉不能约束，而有此病。"傅青主的完带汤是针对白带而设。据临床经验，其加减为：

一、脾虚带下

其病因为饮食不节或劳倦过度损伤脾气，使水湿运化失常，湿流于下焦而成带下。常见带下色白或淡黄，兼见面色㿠白，四肢不温，精神疲倦，食欲不振或大便溏，舌苔薄白，脉缓弱。可用原方治疗。

二、肾虚带下

其病因为素体肾阳不足，下元亏损，或纵欲无节，致使肾气大伤，带脉失约，任脉不固，津液滑脱而下。常见带下色白清冷量多，兼见腰膝酸软无力，少腹有冷感，小便长，舌淡苔白，脉沉迟。可用本方去柴胡、芥穗加川断、杜仲、菟丝子、芡实、小茴香、巴戟天治疗。如日久不止，势有滑脱现象者，宜加固涩止带之品，如乌贼骨、煅龙骨、煅牡蛎、芡实、金樱子等；若年老体衰，带下如注者，可酌加人参、升麻、黄芪等，以补气升提固摄。

三、湿毒带下

其病因为经前、产后、胞脉空虚、血室正开或因洗浴用具不洁，或为房事所伤，湿毒之气内侵，损伤冲任之脉而致任脉不固、带脉失约为带下。常见带下如米泔水或黄绿如脓或赤白相杂，气味腥臭，兼见阴部瘙痒，小便短赤。口苦咽干，舌苔黄腻，脉数。可用本方去人参，加白术、蒲公英、金银花、苦参、蛇床子、青蒿等，并可用三煎液趁热洗阴部。

第四节　临证应用调护与预后

一、治疗方法

预防带下病应从增强体质和防止感染入手。平时应积极参加体育锻炼，增强体质，下腹部要保暖，防止风冷之邪入侵，饮食要有节制，免伤脾胃。经期禁止游泳，防止病菌上行感染；浴具要分开；有脚癣者，脚布与洗会阴布分开；提倡淋浴，厕所改为蹲式，以防止交叉感染。

二、饮食保健

【带下病食疗】

（一）温热型：临床表现带下量多、色黄白、质黏腻、有臭气、或带下色白质黏如豆腐渣状、阴痒等，纳食较差，小便黄，舌苔黄腻厚，脉弦数。

【食疗药膳】

1. 白果豆腐煎：白果10个（去心），豆腐100g，炖熟服食。

2. 三仁汤：炒白果仁10个，薏苡仁50g，冬瓜仁50g，水煎，取汤半碗，每天1次。

3. 藕汁鸡冠花汤：藕汁半碗，鸡冠花30g，水煎，调红糖服，每日服2次。

（二）脾虚型：临床表现带下色白或淡黄、质黏稠、无臭气、绵绵不断、面色苍白、四肢不温、精神疲倦、纳少便溏，舌质淡，苔白腻，脉缓。

【食疗药膳】

1. 鱼鳔炖猪蹄：鱼鳔20g，猪蹄1只，共放砂锅内，加适量的水，慢火炖烂调味食，每日1次。

2. 鸡肉白果煎：鸡肉200g（切块），白果10g，党参30g，白术10g，淮山30g，茯苓15g，黄芪30g，煮汤，去药渣，饮汤食肉。每日1次。

3. 扁豆止带煎：白扁豆30g，淮山药30g，红糖适量。白扁豆用米泔水浸透去皮，同淮山药共煮至熟，加适量红糖，每日服2次。

三、预防护理

1. 带下的量、色、质、气味异常，并伴随症状者，都属带下病范畴，并见于生殖系统炎症和妇科肿瘤。依据带下的异常颜色及其特有症状，又有白带、黄带、赤带、青带、黑带、五色带之分。白带如色白无臭味，量不多，不伴症状者，属正常生理现象。白带量多或有臭味，并伴不适症状者则为带下病，可因外感湿邪，或脾失健运、肾气不固、带脉失约所致，可予清化湿热、健脾化湿或益肾固涩止带之法治疗。

2. 黄带色黄如脓，黏腻秽臭，多见于生殖道炎症，如阴道炎、宫颈炎、急性盆腔炎等。治疗应以清热解毒、抗菌消炎，化湿止带。对于素体阴虚或湿热偏盛者，忌服辛苦酸辣之品，以免热灼阴液，导致阴虚火旺。

3. 赤带乃阴道内流出红色而黏浊的分泌物，或有腥臭味者。赤带可因生殖道炎症，亦可由生殖道肿瘤引起。发现赤带时，首先应查明原因排除癌症，可作妇科检查、B超及活检等。对于伴有重度糜烂之宫颈炎，应积极治疗，并定期组织妇检，必要时作宫颈活检，排除宫颈癌。

第三章　临床各论

完带汤首先出自《傅青主女科》，由炒白术、炒山药、人参、白芍、炒车前子、制苍术、甘草、陈皮、黑芥穗、柴胡组成，原治脾虚不运，湿浊不化，肝郁乘脾，带脉失摄所致的带证。本方肝脾同治，升降并用，消补兼顾，以健脾补气，燥湿运脾为主，兼疏肝解郁，补中寓散，化浊于升清之中。

傅青主对白带的解释：夫带下俱是湿症。而以"带"名者，因带脉不能约束，而有此病，故以名之。盖带脉通于任、督，任、督病而带脉始病。带脉者，所以约束胞胎之系也。带脉无力，则难以提系，必然胞胎不固，故曰带弱则胎易坠，带上则胎不牢。……况加以脾气之虚，肝气之郁，湿气之侵，热气之逼，安得补成带下之病哉！故妇人有终年累月下流白物，如涕如唾，不能禁止，甚则臭秽者，所谓白带也。夫白带乃湿盛而火衰，肝郁而气病，则脾土受伤，湿土之气下陷，是以脾精不守，不能化荣血以为经水，反变成白滑之物，有阴门直下，欲自禁而不可得也。治法宜大补脾胃之气，稍佐以舒肝之品，使风木不闭塞于地中，则地气自升腾于天上，脾气健而湿气消，自无白带之患矣。方用完带汤。据其舒肝，升阳化湿之功，效情化哉，治脾虚肝郁，湿浊所致病者，可收佳效，举案如下：

一、带下

带下病是妇科临床常见病，相当于西医学的阴道炎、宫颈炎、盆腔炎、妇科肿瘤等引起的带下异常。临床上常以完带汤为主方，随症加减，或与其他方剂联合应用，疗效显著。如袁铁珍以完带汤为主方随症加减治疗脾虚带下症患者116例，若带下日久量多、滑脱不止者，加龙骨、牡蛎、海螵蛸以固涩止带；

脾虚及肾虚腰痛者，加川断、杜仲以温补肾阳；四肢不温、畏寒怕冷者，加干姜、黑附片以温阳祛寒；腹中冷痛者，加香附、艾叶以温经止痛；若带下色红或有血丝者，加黑芥穗、茜草以止血；若带下色微黄，脾虚症状仍存而无湿热征象者，上方稍加黄柏以防湿从热化。结果痊愈109例，好转5例，无效2例。蒋清、赵相洪以完带汤治疗293例均确诊为带下病患者，结果治愈219例，好转67例，未愈7例。其中脾虚带下治愈96例，好转23例，未愈 1例；肾虚带下治愈64例，好转20例，未愈1例；湿热带下治愈40例，好转15例，未愈2例；其他感染性带下治愈19例，好转9例，未愈3例，治愈率为74.4%，有效率为97.6%。杨晓霞、崔炜萍等以完带汤治疗慢性子宫内膜炎60例，经过7~32天的治疗，结果痊愈者42例，有效者13例，无效者5例，总有效率达91.7%。杨光华以本方随症加减治疗慢性盆腔炎48例，经过2~3个疗程的治疗，结果治愈18例，好转27例，无效3例，总有效率93.75%。孙萌以完带汤合血府逐瘀汤加减治疗慢性盆腔炎患者55例，结果痊愈28例，好转22例，无效5例，总有效率90%。

有报道称用本方如上加减治疗妇科带下100余例，均收到良好的效果。曾治某女，自述患带下病6年之久，多方治疗病情反复不愈，曾服妇科千金片、金鸡胶囊，效不显，近半年来，少腹坠痛，大小便均有坠胀感，兼有阴部瘙痒难忍。白带转黄时如绿脓样并有腥臭味，时有大便意，小便黄而频数，并兼有腰痛，舌体胖，尖红，苔黄腻，脉濡数。诊为带下病，脾虚湿毒型。治以健脾化湿，解毒止带。处方：山药30g，苍术、白术各10g，陈皮10g，白芍10g，黑芥穗、柴胡各10g，生龙牡各30g，车前子15g，茵陈20g，知母10g，黄柏10g，金银花20g，蒲公英20g，苦参10g，土茯苓20g，蛇床子10g，甘草5g，5剂，水煎分两次服，并用三煎药液熏洗阴部。药后症状明显减轻，阴部已不瘙痒，黄带转白，量亦减少，少腹稍有下坠感，舌质淡，苔白腻，脉同前，效不更方，继服三剂，再诊带下基本痊愈。时有小便黄，少腹时有胀感，舌脉正常，用初诊方去蒲公英、苦参、蛇床子，加覆盆子15g，党参15g，4剂，临床治愈。

带下病的发病机制主要是湿邪损及任带二脉，导致带脉失约，任脉不固，脾虚水失运化，湿浊内停，或肾虚封藏失职，阴液滑脱而下发病。清代傅山《傅青主女科》卷上："夫带下俱是湿症。而以'带'名者，因带脉不能约束，而有此病，故以名之。盖带脉通于任、督，任、督病而带脉始病……加以脾气之虚，肝气之郁，湿气之侵，热气之逼，安得不成带下之病哉！故妇人有终年累月下流白物，如涕如唾，不能禁止，甚则臭秽者，所谓白带也……治法宜大补脾胃之气，稍佐以舒肝之品，使风木不闭塞于地中，则地气自升腾于天上，脾气健而湿气消，自无白带之患矣"。明代薛立斋《妇科撮要·带下》也提出带下病治疗以壮脾胃，升阳气为主。因为脾居中焦，主司运化，能分解水谷精微，泌别清浊，清者上输心肺，化生气血，营养周身。若脾胃运化功能失职，则水谷不化精微，反变为湿浊之邪下注，伤及任带，而致带下病。健脾益气，复其运化之职，则可使湿无从所生。肾主封藏，与任带之脉关系密切，所以在健脾益气，除湿止带的同时，应酌加固肾摄精之品，使阴精得固而无带下之疾。

患者因饮食不节，过劳耗气，脾胃运化功能失职，湿浊内生，流注于下焦，影响任带之功能，加之生产、流产次数较多，损伤肾气，肾脏封藏功能失职，阴精滑脱而下，而致白带量多；脾虚中气下陷，故下腹部坠胀不适，乏力气短；脾胃虚弱，运化功能失职，故纳差；肾气不足，任带受损，外府失荣，故腰酸骶困。治宜健脾固肾，升阳除湿。完带汤是主病症为脾虚肝郁，带脉失约，湿浊下注所致，本病例稍有不同，患者肝郁症状不明显，肾虚肾精不固较为明显，故去疏肝之柴胡，加入固肾益气之药，方中仍然重用白术、山药为君，意在补脾祛湿，使脾气健运，湿浊得消，山药并有固肾止带之功，党参、黄芪、茯苓、苍术助健脾益气化湿之力，金樱子、枸杞子补肾固精止带，狗脊补肾强腰，使脾气键，肾气强，精气固。苍术、陈皮燥湿理气，车前子利尿渗湿，给湿浊邪气以出路。炙甘草健脾益气，调和诸药。诸药相配，使脾气健旺，肾气得固，清阳得升，湿浊得化，则带下自止。需要注意的是，妇科疾病的分阶段辨证施治非常重要，必须顺应女性的生理周期特点，带下病的治疗也要根据经期和平时的不同生理特点调整用药，以免因药性的偏颇而影响正常的生理周期。

二、在妇科他病中的运用

汪萍以本方治疗经行头痛20例，兼血虚者，可加枸杞子、首乌；兼肝郁症状者，可加菊花、夏枯草、白芷；兼血瘀症状者，可加当归、川芎、红花。月经期前3天开始服药，至月经期结束。1个月经周期为1个疗程，结果：治愈18例，显效2例。其中2个疗程治愈者8例，3个疗程治愈者10例。王正苹以本方为基本方治疗32例确诊为乳泣的患者，血性溢液加赤小豆、紫草、红鸡冠花等；脂乳样溢液加白芷、芡实、白鸡冠花等；血清样溢液加薏苡仁、泽泻、黄鸡冠花等；水样溢液加茯苓皮、白鸡冠花等；伴乳腺结构不良加皂荚、橘核、制南星等。药渣趁热袋外敷乳房20min左右。结果治愈18例，占56%；显效7例，占22.5%；有效4例，占12.5%；无效3例，占9%，总有效率91%。王晓彬观察完带汤加减联合利普刀治疗宫颈糜烂的临床效果。方法：选取86例宫颈糜烂患者为受试对象，依照随机数表分为观察组与对照组各43例。对照组患者仅采取利普刀治疗，观察组患者则在其基础上联合服用完带汤辨证加减施治。比较治疗前及治疗2周后，两组患者中医症状积分（带下量多、恶心纳差、头身困重）、血清炎症因子[肿瘤坏死因子–α（TNF–α）、白细胞介素–1（IL–1）、白细胞介素–6（IL–6）]水平变化，分析两组患者利普刀治疗后恢复情况（阴道出血持续时间、阴道流液持续时间、创面脱痂时间）及2周后治疗效果差异。结果：治疗2周后，两组血清TNF–α、IL–1、IL–6水平及各项中医症状积分均较治疗前有显著下降，且观察组明显低于同期对照组；观察组治疗有效率明显高于对照组。观察组阴道出血持续时间、阴道流液持续时间、创面脱痂时间均明显少于对照组。结论：完带汤加减联合利普刀治疗宫颈糜烂可取得较为理想的临床效果，对促进患者预后恢复有利。多囊卵巢综合征是妇科常见的疑难病，其中约有70%伴有不孕，严重危害女性身心健康。黎小斌主任用完带汤治疗多囊卵巢综合征不孕取得良好疗效。刘碧星观察发现完带汤联合氟康唑治疗RVVC可有效缓解患者临床症状并改善阴道微环境，利于维持阴道酸性环境从而减少复发。赵巧萍实验发现使用完带汤加减联合米可定治疗复发性霉菌性阴道炎可有效改善患者临床症状，降低疾病复发率，治疗效果较好。此外，很多的个别病例的报道，完带汤可广泛应用于经行泄泻、功能性子宫出血、妊娠水肿、产后尿潴留、不孕、闭经、经行浮肿等病症的治疗。

傅氏完带汤是针对白带而设，用于脾虚带下。正常妇女阴道内有少量白色无臭的分泌物，润滑阴道黏膜，维持阴道内的清洁，防止感染，称为白带，此属生理性白带。若其量多，色质异常，有秽臭气并伴局部或全身症状者，属带下病的范畴。中医学认为，带下的发生是肝脾肾功能失常，任脉不固，带脉失约所致。完带汤中重用白术、山药为君药。人参补气，苍术燥湿，白芍柔肝，车前子利尿，陈皮理气，柴胡、芥穗疏肝升阳，以上共为佐药。甘草调和诸药，用以为使。综合本方的作用，健脾疏肝，升阳除湿，使脾运健，湿浊化，自无白带之患。诸药相伍，寓补于散之中，寄消于升提之内，补益脾土之源，升提肝木之气，使脾气健旺，肝气条达。故本方虽针对带下而创，但在临床实际中凡辨证为脾虚肝郁者，皆可用之。白带、漏证、泄泻，病症不同，但病机相同，故能收到异病同治之效。临床应用此方不必拘于妇科带下诸症，只要符合脾虚肝郁之病机，皆可用之，皆有良效。

三、在内科中的运用

陈维初用完带汤治疗慢性结肠炎49例，其中大便有脓血者加川黄连、生地榆、槐花；里急后重者加木香；腹胀者加厚朴、枳壳；食少者加神曲、鸡内金；久泻者加煨肉豆蔻、石榴皮；肾阳亏损者加肉桂，结果痊愈10例，显效21例，好转14例，无效4例，总有效率为91.8%。马冠军、孙大森以完带汤为基本方，治疗符合诊断标准的脾胃气虚型慢性腹泻患者120例，并与参苓白术散比较，结果显示治疗组痊愈43例，好转16例，无效1例，总有效率98.33%，其疗效优于对照组。李维龙用完带汤加减配合雷公藤多苷片随症加减治疗慢性肾炎41例，显效19例（46.34%），有效18例（43.9%），无效4例（9.75%），总有效率为90.24%。吕贵东以本方治疗无症状性蛋白尿35例，气虚明显，易感冒者，加黄芪、防风、白果；阴虚明显者，去人参，加何首乌、山茱萸；小便黄浊有灼热感者，加石苇、白花蛇舌草、白茅根；病程较长，或兼有血尿者，加琥珀（冲服）、丹参。结果：35例中，完全缓解19例，有效9例，无效7例，总有效率80%。李维龙用完带汤合过敏煎加减治疗肠易激综合征96例，并配合思密达口服，对照组采用心痛定、谷维素口服，结果治疗组治愈42例，有效率96%；对照组治愈26例，有效率82.6%。两组比较，差异有显著性；而且治疗组无明显不良反应，对照组中有22例出现有不同程度的不良反应。

吕贵东观察完带汤治疗无症状性蛋白尿的临床疗效。疗效标准：参照国家中医药管理局1987年制定《中药治疗慢性肾小球肾炎的临床研究标准》。完全缓解：尿蛋白消失，或24h尿蛋白小于0.2g。有效：尿蛋白较治疗前减少50%或24h尿蛋白小于0.5g；无效：尿蛋白无减少或增加者。结果：本组35例，完全缓解19例，有效9例，无效7例，总有效率80%。朱荣宽回顾性分析以完带汤组方治疗膜性肾病60例的临床疗效和安全性。方法：临床表现为肾病综合征，经我院或他院肾活检病理明确诊断为膜性肾病的60例患者，随机分为治疗组和对照组，各30例，对照组予应用糖皮质激素标准疗程、环磷酰胺治疗，治疗组在对照组基础上加服中药完带汤组方，两组治疗满6个月后，统计24h尿蛋白定量、血清白蛋白、甘油三酯、胆固醇、血肌酐等相关实验室检查指标，分析其临床疗效。结果：治疗6个月后，治疗组总有效率为83.3%，对照组总有效率为70.0%，治疗组疗效明显优于对照组。结论：在糖皮质激素标准疗程、环磷酰胺治疗的基础上，联合中药完带汤组方能更有效地降低特发性膜性肾病患者的尿蛋白，升高血清白蛋白，改善肾功能，不良反应轻微。杨文聪观察完带汤治疗腹泻型肠易激综合征的临床效果。方法：将100例腹泻型肠易激综合征患者按随机方法分为治疗组50例以及对照组50例，两组均给予谷维素片、蒙脱石散、三联双歧杆菌片治疗，治疗组在上述基础上加用完带汤治疗，使用4周后观察疗效。结果：治疗组总有效率为82.0%，对照组总有效率为64.0%。两组疗效比较有显著性差异。结论：本方具有健脾化湿，兼以疏肝的特点，对腹泻型肠易激综合征证属脾虚湿阻者疗效明显。

此外，个别的病案报道，完带汤还可广泛应用于头痛、慢性胃炎、眩晕、水肿、下肢静脉曲张、尿浊、小便不禁、耳鸣、腰痛、胃痛、嗜睡、慢性肝炎、白细胞减少症、肝硬化等病症的治疗。

四、在儿科中的运用

李文荣以完带汤加炒山楂、煨诃子治疗婴幼儿消化不良128例，并与西药组比较，结果治愈120例，好转6例，无效2例。平均治疗天数2.5天，总有效率98%，与西医组比较无显著性差异，但在胃肠功能恢复方面优于对照组。梁将宏以完带汤加味治疗小儿睾丸鞘膜积液32例，兼有食滞纳呆，大便不调者加神曲、山楂、谷芽、莱菔子等；病程长者加小茴香。结果痊愈26例，有效6例。祖秀萍用完带汤加炙升麻、茯苓、焦三仙治疗小儿脾虚泄泻80例，结果痊愈66例，好转12例，无效2例，总有效率97.5%。

五、在男科中的运用

曾艺文观察运用完带汤加减治疗慢性前列腺炎的临床疗效。方法：将90例慢性前列腺炎患者随机分为2组。治疗组46例采用完带汤加减治疗，对照组44例用氧氟沙星或阿奇霉素治疗，比较2组临床疗效。结果：治疗组总有效率91.31%，对照组总有效率70.45%，2组比较，差异有统计学意义（X^2=3.532，$P<0.05$）。治疗后，两组卵磷脂及白细胞计数与治疗前比较，差异有统计学意义；两组卵磷脂及白细胞计数治疗后比较，差异有统计学意义。结论：完带汤加减治疗慢性前列腺炎疗效显著，安全可靠。王学福、杨顺利、王建芳等以完带汤随症加味治疗慢性前列腺炎113例，尿路刺激症明显者倍车前子、加海金沙、木通；腰骶及会阴部疼痛者加伸筋草、川断、杜仲；会阴及睾丸坠胀者倍芍药，加台乌药、小茴香、川楝子；遗精、早泄者倍山药，加芡实、白蒺藜、金樱子等，经治疗后临床治愈79例，占69.91%；好转25例，占22.12%；无效9例，占7.96%；总有效率为92.04%。唐志安亦以完带汤和失笑散、六一散、鱼腥草、马鞭草治疗慢性前列腺炎48例，临床治愈28例，显效6例，有效10例，无效2例，总有效率95.8%。

另外，孙志宇探讨健脾类中药对男性不育症的治疗方法及效果。方法：给予本院收治的男性不育症患者归脾汤、六君子汤、完带汤等补脾方药治疗，观察患者的治疗效果。结果：经过治疗后，男性不育症患者的精子活力和精子密度均得到提升。结论：健脾类中药能有效治疗男性不育症，可以使患者的精子活力和精子密度得到显著提升，值得临床推广与应用。还有报道称该方可以治疗阴囊出汗、阴囊湿疹、阳痿、遗精、精液不化等男科疾病。

另有病例报道其可用于治疗寻常性痤疮、过敏性鼻炎等疾病的治疗。

第四章 特色医案

一、肥胖

胡某，男，48岁。平素喜吃甜食，多生肥腻，近6个月来，胸闷神疲，体重逐渐增加，乏力而来诊。诊见形体肥胖，大腹便便，身高186cm，体重103kg，骨节酸软，腹胀痞满，大便不干但黏滞不爽，舌胖大，边有齿印，苔黄腻，脉濡细数。证属脾虚湿阻，湿浊蕴于肌肤，且有发热之势，治宜健脾益气，渗利湿浊，佐以清化。治以完带汤加减：炒白术20g，苍术10g，陈皮10g，荆芥6g，柴胡10g，荷叶6g，泽泻15g，生山楂15g，黄芩9g，甘草3g. 每日一剂，控制饮食，加强锻炼，服药十剂，药已中病。

按：《素问·奇病论》中有："素食甘美而多肥"的记载，恣食肥甘厚味导致脾虚失运，以致水谷不化精微，反为水湿，湿浊聚集于肌肤而致肥胖，且水湿郁久不化能发热，故治疗应健脾补气助运治其本，利水渗湿、清热燥湿治其标。用具有健脾化湿功效的完带汤为主方治疗，且柴胡用量较重是取其："推陈致新，久服轻身"。

二、过敏性鼻炎

单某，女，25岁。反复鼻流清涕，喷嚏鼻痒5年。患者5年前因感冒后出现鼻流清涕，喷嚏鼻痒，以后病情反复，多在天气转冷时发作，初则喷嚏鼻痒，继则鼻流清涕，晨起为著，伴有白带较多。诊见性情忧郁，形体稍胖，面色萎黄，舌质淡，苔薄白，脉缓。证属肝郁脾虚，肾虚不固，予完带汤加苍耳子10g，辛夷花10g。服药一周后，鼻涕明显减少，原方再服一周，流涕、鼻痒、喷嚏等症悉除，随访一年，未见复发。

按：过敏性鼻炎系机体免疫力下降所致，中医属于脾肺肾虚损。白带和鼻涕的原始物质均为人体津液，只是在不同部位所产生的同源异类的病理产物，其病机相似，故选用完带汤加苍耳子、辛夷花标本兼顾，而获良效。

三、遗精

樊某，男，23岁。反复遗精3年，遗精频作，渐至滑泄，疲劳后则发，精神萎靡，伴有腰膝酸软，口干失眠，舌质淡红，舌有齿印，脉细。曾予补肾止遗之剂未效。综合脉症，辨为脾虚肝郁，肾失固摄。予以完带汤加酸枣仁15g，鸡内金15g，乌贼骨15g，炙刺猬15g。服药一周后遗精一月未作，随访一年，未见复发。

按：该患者腰膝酸软，遗精日久，补肾无效，实由带脉失约所致。补肾不如补脾，故选用完带汤健脾扶肝、除湿升清，加用固精升提安神之品，则精不妄泄于下，神不妄摇于上，漏危自止，精生气旺。男子遗精借用完带汤用之，效果既肯定，理论亦不谬。

四、脑挫伤后的意识障碍

上述案例在临床中很常见，而现代医学中还用完带汤来改善脑挫裂伤后的意识障碍。其方剂组成为：白晒参、白术、茯苓、苍术、车前草、白芍、柴胡、陈皮、石菖蒲、泽泻、淮山药、银杏叶、甘草。临床上运用完带汤治疗脑挫裂伤后意识障碍获得了较好的疗效，其机制可能是：

1. 中医认为脑挫裂伤脑意识障碍的病机初为血瘀气闭，继则痰阻窍，浊毒损伤脑络，其形成与气之病理生理联系密切。加减完带汤既可健脾益气，调理气机，又可利水消瘀，使气机条畅而瘀阻浊毒自化，从而快速改善意识障碍的病机；

2. 现代医学认为颅脑创伤后脑积水是影响患者意识障碍或神经功能恢复的重要原因，及时有效地改善脑积水有助于改善患者的预后，加减完带汤通过健脾利湿可迅捷而平稳地改善患者的脑积水，降低颅内压，促进神经功能或意识障碍的尽快恢复；

3. 加减完带汤中单味药物的成分复杂，多种药物对脑神经功能的恢复有显著的影响。如人参具有拟胆碱活性和儿茶酚胺活性，能显著促进昏迷患者的清醒，对细胞分裂活跃组织能促进 DNA 合成及神经纤维组织生长……总之加减完带汤能改善受损脑组织的抑顿和冬眠状态，促进脑组织的恢复和生长，增强脑组织血流量，提高脑细胞的保护能力，从而使意识障碍得到尽快恢复。

五、滑精

患者，男，27岁。常手淫。半年后，出现滑精。辗转治疗2年余，病情不但没有好转，反而日益加重，以致需要经常换短裤。查看患者以前的病历，有的医生认为是相火过旺，用三才封髓丹和龙胆泻肝汤；有的医生认为是肝经湿热下注，用龙胆泻肝汤；有的医生认为是肾气不固，用金锁固精丸；有的医生认为是心脾两虚，用归脾汤；有的医生认为是中气下陷，用补中益气汤；有的医生用桂枝龙牡汤，有的医生用知柏地黄丸，有的医生用六味地黄丸，还有的医生用单方、验方等等，结果不尽如人意。细察病人：面色㿠白，倦怠乏力，语音低微，口淡无味，纳谷不香，诉大便溏泄，一日2~3次。舌淡苔白，脉弱。诊断：滑精。病机：肝郁脾虚、带脉失约、精关不固。方药：炒白术30g、山药30g、吉林人参10g、白芍15g、车前子10g、苍术10g、甘草3g、陈皮6g、黑芥穗6g、柴胡6g、金樱子15g、芡实30g。7剂，1日1剂，水煎服。嘱：吉林人参用200ml水，浓煎取汁，分3次口服，并将吉林人参食用；服药期间禁食萝卜。

二诊，患者进门就说："医生您好，我早点来找您看病就好了，您看"，边说边解裤子，短裤是干的。仔细察看，患者面带笑容，语音较前洪亮，精神也较以前为好，舌淡苔白，尺脉沉。效不更方，继服完带汤加味。炒白术30g、山药30g、吉林人参6g、白芍15g、车前子10g、苍术10g、甘草3g、陈皮6g、黑芥穗6g、柴胡6g、金樱子15g、芡实30g。15剂，1日1剂，水煎服。

三诊，患者自述近10天无滑精，精神饱满，面有光泽，食量增加，大便成形，舌淡红苔薄，尺脉沉。服健脾益气、摄精止遗中药，调治月余而愈。

按：这是用完带汤治疗滑精的典型案例，完带汤为什么可以治疗滑精？男子的滑精和女子的带下都是从前阴而出，只是叫法不同。带脉，起于季肋，斜向下行到带脉穴，绕身一周，环行于腰腹部，并于带脉穴处再向前下方沿髂骨上缘斜行至少腹。男女都有带脉。女子任脉损伤，带脉失约是带下病的核心病机；男子任脉损伤，带脉失约是滑精的病机之一。因此，在临床上，遇到肝郁脾虚、带脉失约、精关不固的滑精，可以大胆使用完带汤治疗。方中重用白术、山药、金樱子、芡实为君，意在补脾祛湿，使脾气健运，湿浊得消；山药、金樱子、芡实并有固肾止精之功。臣药以人参补脾益肾，以壮元气，生精止遗。苍术燥湿运脾，以增祛湿化浊之力；白芍柔肝理脾，使肝木调达而脾土自旺；车前子利湿清热，令湿浊从小便分利，并消除人参的壅满之弊；佐以陈皮之理气燥湿，既可使补药补而不滞，又可行气以化湿；黑芥穗、柴胡之辛散，得白术则升发脾胃清阳，配白芍则疏肝解郁。使以甘草调药和中。诸药相配，使脾气旺盛，肝气调达，清阳得升，湿浊得化，则滑精自止。

六、治疗经期延长

李文艳用完带汤加味治疗经期延长56例，服药1~2个疗程内血止、月经正常者38例，2~4个疗程月经正常者15例，4个疗程病情仍发者3例，总有效率为94.16%。报道如下：临床资料：56例患者均符合《中医妇科学》（第4版）月经延长的诊断标准：月经周期基本正常，经期延长7天以上，甚至淋漓不净达半月之久，一般经量不多，但亦偶见过多或过少。未婚12例，年龄最小18岁，最大51岁；18~28岁16例，29~42岁28例，42岁以上者12例。病程最短8天，最长3个月。月经初潮年龄13~16岁，周期24~31天54例，无规律者2例，行经3~6天，经量正常38例，量少8例，量多7例，痛经6例；未孕14例；足月产35例，早产2例，剖腹产5例，人工流产32例，自然流产4例。曾服宫血宁及云南白药治疗未愈12例，服避孕药治疗未愈2例。治疗方法：全部病例均以完带汤为基本方治疗。处方：潞党参、白芍、车前子各15g，淮山药、炒白术各20g，苍术18g，柴胡、陈皮各9g，黑芥穗10g，甘草6g。若经色淡质清，面萎黄，四肢无力，腰酸坠，带下多，舌质淡，脉濡滑，系脾肾两虚明显，用基本方选加寄生、菟丝子、续断、阿胶、芡实、莲子、金樱子、乌贼骨、茜草炭、地榆炭；若经色暗，夹小瘀块，小腹坠胀，舌有瘀点，脉细滑微弦，为气虚有瘀，用基本方选加益母草、赤芍、桂枝、炒艾叶、蒲黄炭、玄胡等；若经色红，时而量多，并口燥咽干，心烦口苦，而腰腹症状不明显，舌红，脉细滑数，为阴虚血热之症，用基本方选加生地、麦冬、丹皮、地骨皮、黄芩、芡实、莲子、益母草、炒藕节。笔者临床所治，以脾肾两虚夹瘀最为多见，需根据病情轻重不同，参照上述加减化裁即可。每日1剂，每剂3次温服，每4剂为1疗程。血未止者，可连服2个疗程停药，少数患者，下次经期如再延长，又继服1~2个疗程。治疗结果：服药1~2个疗程内血止，下次月经正常者38例；服药后经净，下次经期又延长，再继服1~2个疗程后月经正常者15例；服药4个疗程，病情再发者3例（后经查2例为血小板重度减少，1例为子宫肌瘤引起）。总有效率为94.16%。

典型病例：赵某某，女，46岁。自诉2个月来，无明显诱因经期延长达半月，此次行经12天，经量不多，色淡红或呈浅咖啡样，淋漓不净，伴腰酸坠无力，舌质淡苔薄白，脉细滑。证属脾肾两虚夹瘀。治以健脾化湿，固肾化瘀。拟完带汤加味：潞党参、白芍、车前子、寄生、续断、益母草各15g，淮山药、炒白术、阿胶各20g，苍术18g，柴胡、陈皮各9g，黑芥穗、茜草炭、地榆炭、芡实、莲子各10g，甘草6g。服药2剂，经止，余症随之好转，随访月经正常。

讨论：经期延长因其发病机理主要是冲任不固所致，与肝、脾、肾密切相关，故治应以补虚为主，法当扶正，正复则经自调。虽有血热，但出血日久，气随血羸，摄约无力，以致出血不止，因而血热亦为气虚夹热。又因出血日久，无瘀亦瘀，既有离经之血，定有瘀血内停，以致血不循经，出血不止，故虽有瘀阻，实属气虚夹瘀。张景岳《妇人规》曰："调经之要，贵在补脾胃以滋血之源，养肾气以安血之室"。又《妇人规》曰："凡今妇人，十有九虚"。因此，治疗经期延长，健脾化湿、补肾固摄应贯穿始终，至于疏肝解郁、养阴清热、化瘀止血等法，应审因兼治。完带汤出自《傅青主女科》，是专用于治疗脾虚带下病的经典方。笔者以为，既然脾虚带下乃水湿内停下注，肾虚带下乃精气不固而下泄使然，而脾肾两虚，血不固摄又是经期延长的主要原因，那么，经血延长与脾肾两虚带下两者的病机类同，完带汤既然可止带，亦应可止血。方中潞党参、淮山药、甘草补气扶中，苍术、白术健脾燥湿，共同健脾益气摄血；柴胡、白芍、陈皮舒肝解郁，使气机畅达，调和阴血；车前子利水除湿以涩血。

七、阴汗案

患者，男，34岁，主诉阴囊潮湿10年，加重1个月。现病史：患者10年前无明显诱因出现阴囊潮湿，1个月前加重，阴囊皮肤不痒。5年来咳白稀痰，食凉则腹泻。刻诊：患者神疲乏力，气短懒言，面色暗黄，舌有齿痕，苔白厚，左脉滑，右脉弦。西医诊断：慢性前列腺炎；中医诊断：阴汗。治以疏肝健脾化湿，方用完带汤加减，方药组成：白术10g，苍术15g，陈皮15g，车前子10g，党参10g，柴胡10g，白芍10g，山药15g，黑芥穗10g，干姜6g，藿香10g，佩兰15g，炙甘草6g。7剂，水煎服，每日1剂，早晚各服1次。

二诊：服上方后患者自觉效好，遂连服28剂，阴囊潮湿、痰白稀、食凉则腹泻症状均明显减轻。舌淡苔白，左脉缓，右脉弦。前方加佛手10g、香橼10g。7剂，水煎服，每日1剂，早晚各服1次，嘱其忌冷饮，以防食凉腹泻。

按：阴汗之名首见于《兰室秘藏》，是男科疾病常见症状之一。傅氏认为带下病关键在"湿""夫带下俱是湿症"，无论是何种带下，其发病均离不开湿邪，湿邪既是致病因素，又是病理产物。本症与带下病病位均为阴位，病邪均为湿邪，故采用完带汤治疗。本案患者脾虚生湿，故见阴囊潮湿、腹泻、齿痕舌、苔白厚等症；母病及子，"脾为生痰之源，肺为贮痰之器"故见咳白稀痰；湿邪易阻滞气机，故见左脉滑、右脉弦。患者苔白厚、食凉则腹泻，故加入干姜、藿香和佩兰以温化寒湿。方证相合，故取效迅捷。

八、无子嗣案

患者，男，39岁，主因不育初诊。患者结婚10年，2年未避孕，未育。心悸、乏力、自汗3年，自诉思虑过度，舌淡，脉沉弱无力。近日精液检查：禁欲5天，液化时间30min，精子密度26.749×10^6/mL，精子活力a级7.65%、b级9.21%、c级33.72%、d级49.42%；2012年7月20日精液检查：禁欲3天，液化时间30min，精子密度22.753×10^6/mL，精子活力a级7.76%、b级8.32%、c级34.27%、d级49.65%。女方检查均正常。西医诊断：男性不育症；中医诊断：无嗣。治以健脾舒肝安神，方用完带汤加减，方药组成：白术15g，苍术6g，党参15g，陈皮6g，车前子15g，山药15g，柴胡10g，黑芥穗15g，白芍10g，酸枣仁15g，炙甘草6g。7剂，水煎服，每日1剂，早晚各服1次。

二诊：以上方为主调理1个月，患者诉诸症均已消失。精液检查：禁欲4天，液化时间30min，精子密度32.238×10^6/mL，精子活力a级16.65%、b级14.69%、c级52.76%、d级15.9%。

按：临床常以补肾填精法治疗男性不育症，但不育症患者多以中青年为主，虽有肾虚，但并不多见。中青年由于工作压力、饮食不节，常有脾虚肝郁，故采用完带汤随症加减治疗。本案患者思虑过度，思则伤脾，思则气结，肝主谋虑，故患者以肝脾气血亏虚为主，伴有肝气萎弱不及，故加酸枣仁，与白芍共奏养肝体、助肝用之功。

九、阳痿案

患者，男，35岁，主诉：勃起不坚3个月。患者3个月前出现勃起不坚，能纳入阴道，自觉硬度不如以前。无晨勃，性欲正常。流泪，遇风加重；胃脘胀闷，食后加重；大便偏干，排便困难。美国Rigscan检查示：阴茎间断勃起，勃起硬度Ⅲ级。舌淡苔白滑，脉弦。西医诊断：男性勃起功能障碍；中医诊断：阳痿。治以健脾疏肝，方用完带汤加减，方药组成：白术15g，苍术15g，党参10g，陈皮15g，山药15g，白蒺藜30g，黑芥穗10g，茯苓30g，益智仁10g，六神曲15g，山楂15g。7剂，水煎服，每日1剂，早晚各服1次。

二诊：患者诉胃脘胀闷基本消失，大便通畅，流泪明显减轻。舌淡苔白，苔滑减，脉弦。上方为主服用21剂，患者自觉晨勃良好，性生活时硬度增加，嘱患者戒烟酒，勤锻炼。

按：本案患者舌淡苔白滑、脉弦，胃脘胀闷、食后加重，大便偏干、排便困难等均为脾虚生湿、气机阻滞之症；肝开窍于目，流泪，遇风加重是肝郁之象，脉弦、胃脘胀闷，亦与肝气郁滞有关。肝经"循股阴，入毛中，环阴器"其病……阴器小用"，肝气郁滞可导致阳痿。以完带汤为主方治疗阳痿，与"治痿独取阳明"异曲同工。加茯苓、益智仁和白蒺藜以增健脾理气化湿之效；加六神曲、山楂以消食，解胃脘胀闷，食后加重之苦。

通过以上临床案例可以看到完带汤已超过了傅青主用来治疗白带的最初目的，运用范围越来越广，西医治疗时效果也显著。所以通过讨论完带汤在临床中的运用让我们认识到中医思维不能局限，要发散地去看临床问题，不能生搬硬套。当然这需要我们积累知识和临床经验，敢于突破。

下篇 现代研究

第一章　现代实验室研究概述

第一节　完带汤全方研究

一、完带汤对肝郁脾虚型慢性宫颈炎模型大鼠病理形态及阴道微生态的影响

慢性宫颈炎是20~40岁间已婚妇女中常见疾病之一，影响的范围包括阴道、宫颈黏膜及宫颈部。因女性生殖系统解剖位置原因，子宫颈的外伤、内因皆可导致宫口的异位和变形。宫颈和阴道鳞状上皮相延续，又使其极易受到外界细菌的感染，导致阴道内炎症和子宫颈炎症经常会同时发生，或者相互感染。而根据女性阴道的解剖特点，正常菌群、内分泌系统、自身免疫系统，共同构建成女性阴道微生态。不同种菌群，对维持女性阴道微生态环境的平衡，预防阴道内外因感染起了重要的作用。当某些菌群发生改变时，内环境的失衡，对阴道及宫颈会产生不同的影响，如带下淋漓，气味腥臭，分泌物异常等，由阴道内的感染，继而引发宫颈炎症，因此就会出现各种不适的临床症状。现代医学治疗常采用物理激光疗法或者手术疗法，同时联合抗生素来治疗本病，而慢性宫颈炎为慢性疾病，上述治疗手段容易导致宫颈创面难愈合、物理手段也容易导致宫颈口的粘连和硬化，长期使用抗生素本身会破坏机体自身的平衡和内环境系统，易产生耐药性。中医学在治疗中强调扶正祛邪，以增强患者自身体质为基础，将疾病从源头上消除，具有长远意义，但缺乏现代医学的理论支持。

完带汤，健脾疏肝，化湿止带，适用于治疗肝郁脾虚之带下病。利用完带汤对肝郁脾虚型大鼠慢性宫颈炎进行干预，探讨完带汤不同剂量在治疗慢性宫颈炎阴道微生态调控的机制以及病理变化。

袁亚美将大鼠按照体质量随机分为正常对照组、模型组、奥硝唑组、抗宫炎片组和完带汤中、高剂量组，每组动物10只。除正常对照组外，其余各组均参照文献方式，用苯酚胶浆对郁怒饥饿大鼠阴道造模3d，构建肝郁脾虚型大鼠慢性宫颈炎模型，造模过后，采用不同剂量药物对模型大鼠进行干预，14d后测定大鼠肉眼阴道评分及阴道宫颈形态学变化积分、阴道与宫颈HE染色。探讨完带汤对肝郁脾虚型慢性宫颈炎模型大鼠病理形态、阴道微生态的影响。结果与正常对照组比较，模型组大鼠阴道病理评分，显著增高，同时阴道及宫颈可见明显病理变化；与模型组比较，药物干预的大鼠阴道微生态环境良好，同时阴道及宫颈病变减轻，差异具有统计学意义；完带汤高中低剂量组阴道病理评分显著降低，差异具有统计学意义。结论：完带汤可明显改善阴道环境，减轻慢性宫颈炎炎性病变程度。

1. 材料与方法

1.1 药物与试剂

完带汤（由白术、山药、人参等中药组成），药材购于安徽中医药大学第一附属医院药房；奥硝唑片（0.25mg/片，湖南九典制药股份有限公司，国药准字H10980289，批号：161024），抗宫炎片（江西京通美联药业股份有限公司，批准文号：国药准字Z36021602，批号：170207）。奥硝唑（0.25mg/片），将其研碎配成0.0125mg/mL混悬液。抗宫炎片的配制：规格0.25g/片，将药片研碎后用生理盐水溶解成浓度为1g/mL。完带汤的配制：各组成药物按照傅山完带汤药物组成比例。

1.2 实验动物

SD大鼠，雌性，月龄10，体质量（215±35）g，由安徽中医药大学实验动物中心提供，动物许可证号：SCXK（皖）2013-001，检疫后备用。实验前先饲养观察3天。将动物按随机数字表法随机分成正常对照组（A）、模型对照组（B）、奥硝唑组（C）、抗宫炎片组（D）、完带汤中剂量组（E）、完带汤高剂量组（F），每组10只。A组大鼠体质量（241.20±12.96）g，B组大鼠体质量（243.10±12.24）g；C组大鼠体质量（225.10±14.83）g；D组大鼠体质量（245.50±12.56）g；E组大鼠体质量（239.30±12.11）g；F组大鼠体质量（251.30±15.58）g。所有大鼠均完成研究，各组大鼠体质量、鼠龄等比较，差异无统计学意义（$P>0.05$）。

1.3 主要仪器

HR/T16M台式高速冷冻离心机、脱水机、包埋机、染色机、显微镜，由安徽中医药大学科研实验中心提供。

1.4 造模方法

参照文献方法，各组大鼠均饲养在室温（22±2）℃环境中，自由摄食、饮水7d后开始造模。B、C、D、E、F组大鼠用塑料夹夹尾30min，刺激撕咬、打斗或尝试转头咬掉塑料夹，并隔日禁食，禁食时将食物悬挂在鼠笼上方。激发至大鼠情绪、行为状态、睡眠状态、大便、毛发、饮食、叫声、体质量等出现明显变化，表明模型复制成功，连续造模14d。同时，在模型大鼠阴道内注射0.01mL/kg体质量苯酚胶浆，连续3天；直至大鼠宫颈口出现红肿，有脓性物流出。提示肝郁脾虚型慢性宫颈炎模型复制成功。

1.4.1 实验方法

由人标准体质量到动物标准体质量公式（Db=Da·Rab）换算成标准大鼠所需生药量，即9.8×生药量（g）/大鼠体质量（kg）。生药量按每只大鼠1mL/（100g·d）计算，灌胃量只按每分组与给药大鼠每天所需生药量这一比例煎煮。将方中的生药放在清水中浸泡20~30min后，取出置入煎煮器皿中，煎煮3次，每次沸腾后煎30min，合并煎液，浓缩至0.98g/mL，冰箱保存备用。将60只大鼠按体质量分层随机分成6组，在大鼠造模过后开始进行灌胃及阴道给药，A、B组每天给予等量生理盐水灌服，C组每天给予奥硝唑灌服（剂量为0.125mg/kg·d）。D组每天给予抗宫颈炎片（10g/kg/d），E、F组给予完带汤灌胃（ig）给药（容积为25ml/kg）。实验结束后，停药禁食1d后处死动物。

1.4.2 取材和观察检测指标、动物行为表现及局部组织变化

用3%戊巴比妥钠1mL/100g对大鼠进行腹腔注射麻醉，待麻醉生效后断

头处死，腹部剪毛、酒精消毒、暴露实验部位。在尿道上端约1/3处纵向切开皮肤及腹壁，解剖取材阴道至子宫角处组织。用中性福尔马林的浸泡固定标本，石蜡包埋，制片厚，HE 染色，石蜡切片，光镜下观察大鼠阴道及子宫颈组织有无病理变化并做记录。观察指标对比不同剂量治疗后，大鼠阴道局部病理变化以及阴道内环境。

1.5 统计学方法

以 SPSS21.0软件分析。数据比较以 x^2检验。计量数据以 t 检验。$P<0.05$为差异有统计学意义。

2.结果

正常对照组大鼠：阴道、宫颈组织正常。阴道及阴道黏膜基本正常，无水肿、溃疡及充血，宫颈切片细胞间质内无明显炎性细胞。

模型对照组大鼠：（1）阴道黏膜有炎性渗出物，细胞发生脱落及变性坏死，有溃疡面的形成，黏膜下可见水肿及炎症细胞。（2）宫颈黏膜上皮细胞变性，黏膜及其下固有层充血水肿及炎细胞浸润，腔内有大量炎性脓性渗出物及坏死组织。模型组与空白组比较，模型组比空白组相比阴道黏膜有炎性渗出物，细胞发生脱落及变性坏死，有溃疡面的形成，黏膜下可见水肿及炎症细胞。宫颈黏膜上皮细胞变性，黏膜及其下固有层充血水肿及炎细胞浸润，腔内有大量炎性脓性渗出物及坏死组织。

奥硝唑组大鼠：阴道组织表面上皮基本完整，有少许脱落坏死上皮细胞，固有层内有明显炎细胞浸润淋巴细胞，腔内未见炎性渗出物及坏死组织；宫颈黏膜上皮尚未完全增生修复，腔内未见大量炎性渗出物及坏死组织。部分宫颈黏膜已接近正常，未见明显异常改变。

抗宫颈炎片组大鼠：阴道组织表面上皮基本完整，有少许脱落坏死上皮细胞，固有层内有明显炎细胞浸润淋巴细胞，腔内未见炎性渗出物及坏死组织；宫颈黏膜上皮尚未完全增生修复，腔内未见大量炎性渗出物及坏死组织。部分宫颈黏膜已接近正常，未见明显异常改变。

完带汤中剂量组：阴道组织表面上皮基本完整，有少许脱落坏死上皮细胞，固有层内有明显炎细胞浸润淋巴细胞，腔内未见炎性渗出物及坏死组织；

宫颈黏膜上皮尚未完全增生修复，腔内未见大量炎性渗出物及坏死组织。部分宫颈黏膜已接近正常，未见明显异常改变。

完带汤高剂量组：阴道组织表面上皮基本完整，固有层内未见有明显炎细胞浸润，腔内未见炎性渗出物及坏死组织；宫颈黏膜上皮尚未完全增生修复，腔内未见大量炎性渗出物及坏死组织。部分宫颈黏膜已接近正常，未见明显异常改变。

药物组与模型组比较，完带汤组比其他药物组阴道组织表面上皮基本完整，有少许脱落坏死上皮细胞，固有层内有明显炎细胞浸润淋巴细胞，腔内未见炎性渗出物及坏死组织，宫颈黏膜上皮尚未完全增生修复，腔内未见大量炎性渗出物及坏死组织。部分宫颈黏膜已接近正常，未见明显异常改变。

3. 讨论

当前，约50%的已婚妇女都患有慢性宫颈炎，而其出现的带下异常，腰腹部、尾骶骨部酸胀及疼痛症状，严重的影响这些人群的正常工作生活和学习。从中医学角度来说，慢性宫颈炎与带下病相联系，主要分为脾虚湿困、肾阳虚、湿热下注、阴虚夹湿、气滞血瘀五个证型，临床上以脾虚湿困为主，冲任不固，进而带脉失于约束能力，白浊之邪下注于胞宫子门。而本研究以女性阴道和宫颈为研究，由阴道子宫的炎性病变继而导致的阴道微生态的失衡，以此为契合点，为宫颈疾病的治疗和恢复利用中医药方剂，开启新方向。《傅青主女科》认为，带下病的主要病机是湿邪，病机是任脉损伤，带脉失约，运用完带汤大补脾胃之气，脾气健而湿气消。本文研究发现，使用完带汤后，各给药组阴道和宫颈病变均有所减轻，阴道黏膜基本正常，无溃疡，无充血水肿，炎性细胞减少；中药中剂量组病理评分显著降低；中药高剂量组病理评分无统计学差异。此结果可能与完带汤中的中药成分有关，完带汤中白术归脾、胃二经，补气健脾，又能燥湿、利尿，对于脾虚湿滞的人群可达到标本兼顾的疗效；山药是一种药食同源之品，可"益肾气，健脾胃，止泄痢，化痰涎，润皮毛"，对妇女带下病症有很好的辅助治疗效果，从药理学成分来说，其主要有效成分是多糖，而多糖可提高人体自身免疫力以及抗癌和抗突变能力；方中人参大补元气、复脉固脱是危重症患者之要药，单用人参或者配合他药使用均可达到补气生津等功效；白芍是一种敛阴、柔肝、平抑肝阳的药物，其主要有效成分是白芍总苷，可抗炎止痛以及抑制自身免疫反应；车前子中药理成分车前子多糖可调节阴道菌群，进行抗炎，车前子还可促进伤口愈合；苍术用于脘腹胀满、泄泻、食欲不振等脾胃不适之症；现代医学研究表明，甘草具有抗病毒、抗炎、保肝的功效，用于脾虚饮食减少、消化不良等症状，其与他药配伍使用同样能够调和营卫，健运脾胃增加药效；而柴胡中的主要药理活性物质是柴胡皂苷，在抗炎、免疫力的提升、肿瘤的抑制、机体镇静方面有很大的效果。研究表明，完带汤方通过降低炎症因子水平使宫颈炎得到改善，不仅治疗局部阴道微生态失调，还具有提高免疫力等多重功效，同时，健脾中药，能改善脾虚证，从而在整体上提高人体机能。

综上，完带汤可明显改善阴道环境，减轻慢性宫颈炎炎性病变程度，从阴道内环境着手，防止长期使用抗生素造成的耐药性和阴道内菌群失调，也避免了物理疗法和手术方法对机体本身的损害。因此名方完带汤的使用对治疗慢性宫颈炎有着显著的临床意义。

二、完带汤对肝郁脾虚型慢性宫颈炎模型大鼠 EGF、EGFR 水平及 DNA 倍体的影响

慢性子宫颈炎是最常见的妇科疾病之一，多发生于急性子宫颈炎之后，可能因为各种因素导致的宫颈裂伤使宫口变形，极易受外界细菌的感染。病原体（主要为葡萄球菌、链球菌、大肠杆菌及厌氧菌）侵入而引发感染。临床多无急性表现，宫颈内膜皱襞多，病原体潜藏此处，感染不易彻底清除，故往往形成慢性子宫颈炎。西医对慢性宫颈炎治疗常用物理及手术治疗，联合使用抗生素，易导致创面愈合期延长、宫颈粘连、硬化；且长期使用抗生素易产生耐药性，而其本身就属于破坏生态平衡的因素。既往研究显示，中药方剂治疗疾病可"扶正祛邪"，改善并增强机体体质，从源头消除病症的发生，但缺乏现代医学的理论研究基础。

本研究采用傅山完带汤为治疗方剂，建立肝郁脾虚型大鼠模型，运用病理形态学、免疫学技术、流式细胞术等分子生物学技术，测定表皮生长因子（EGF）、表皮生长因子受体（EGFR），为临床治疗慢性宫颈炎，防止慢性宫颈炎进一步恶化提供理论依据，现报道如下：

1. 材料与方法

1.1 材料：选取 SD 雄性大鼠50只为实验动物，体质量（210±10）g，动物许可证号：SCXK（京）2009-0001，由北京维通利华实验动物中心提供。将动物按随机数字表法随机分成正常对照组（A）、模型对照组（B）、阿奇霉素组（C）、抗宫颈炎片组（D）、完带汤组（E），每组10只。A组大鼠体质量（206.84±2.18）g，鼠龄（52.65±2.15）d；B组大鼠体质量（205.92±2.07）g，鼠龄（51.99±3.06）d；C组大鼠体质量（206.39±2.18）g，鼠龄（52.02±3.11）d；D组大鼠体质量（205.97±2.11）g，鼠龄（51.96±3.12）d；E组大鼠体质量（205.98±2.12）g，鼠龄（52.03±3.14）d。所有大鼠均完成研究，各组大鼠体质量、鼠龄等比较，差异无统计学意义（$P>0.05$）。

1.2 方法：（1）造模：各组大鼠均饲养在室温（22±2）℃环境中，自由摄食、饮水7d后开始造模。B、C、D、E组大鼠用塑料夹夹尾30min，刺激撕咬、打斗或尝试转头咬掉塑料夹，并隔日禁食，禁食时将食物悬挂在鼠笼上方。激发至大鼠情绪、行为状态、睡眠状态、大便、毛发、饮食、叫声、体质量等出现明显变化，表明模型复制成功，连续造模14d。同时按照文献方法，在模型组大鼠阴道内按0.01ml/kg体质量注射苯酚胶浆，连续3d，直至大鼠阴道口红肿，有脓性物流出，提示肝郁脾虚型慢性宫颈炎模型复制成功。（2）实验方法：阿奇霉素（浙江省亚太药业股份有限公司；批准文号：国药准字H10980289）的配制：规格0.25mg/片，将药片研碎后用生理盐水溶解成浓度为0.0125mg/ml，冰箱保存备用。抗宫颈炎片（江西京通美联药业股份有限公司；批准文号：国药准字Z36021602）的配制：将药片研碎后用生理盐水溶解成浓度为1g/ml，冰箱保存备用。完带汤的配制：各组成药物均取常规剂量。由人标准体质量到动物标准体质量公式（Db=Da·Rab）换算成标准大鼠所需生药量，即9.8×生药量（g）/大鼠体质量（kg）。生药量按每只大鼠1ml/（100g·d）计算，灌胃量按每只大鼠每天所需生药量这一比例煎煮。将方中的生药放在清水中浸泡20~30min后，取出置入煎煮器皿中，煎煮3次，每次沸腾后煎30min，合并煎液，浓缩至0.98g/ml，冰箱保存备用。于模型成功后开始大鼠灌胃，A、B组大鼠每天给予等量蒸馏水灌服，C组大鼠每天给予阿奇霉素灌服，剂量0.125mg/（kg·d），D组大鼠每天给予抗宫颈炎片，10g/（kg·d），E组大鼠给予完带汤灌胃，25ml/（kg·d）。实验结束后，停药禁食1d后处死动物。（3）病理学检查：用3%戊巴比妥钠1ml/100g对大鼠进行腹腔注射麻醉，待麻醉生效后断头处死，腹部剪毛、酒精消毒、暴露实验部位。在尿道上端约1/3处纵向切开皮肤及腹壁，解剖取材阴道至子宫角处组织。将标本随即置于装有中性福尔马林的标本瓶中浸泡固定，然后进行病理组织学检查，常规取材脱水、石蜡包埋、制片后常规染色、石蜡切片，显微镜下观察子宫颈组织有无病理变化并记录。比较不同方式治疗后DNA倍体影响情况，以及各组大鼠EGF和EGFR水平。

1.3 统计学方法：以SPSS21.0软件进行统计分析，计量资料采用均数 ± 标准差（$\bar{x} \pm s$）表示，比较采用单因素方差分析和两两比较q检验；计数资料采用百分比（%）表示，比较采用Fisher确切概率法；以$P<0.05$为差异有统计学意义。

2. 结果

2.1 不同方式治疗后DNA倍体影响：不同治疗方式各组大鼠对异倍体和近二倍体的影响比较，差异无统计学意义（$P>0.05$）。不同治疗方式对E组二倍体影响例数显著低于其他4组大鼠，差异具有统计学意义。

2.2 EGF和EGFR水平比较：E组大鼠EGF水平（1.009±0.099）ng/ml，显著高于A、B、C、D组大鼠，差异有统计学意义。E组大鼠EGFR水平（14.24±1.31）ng/ml，显著低于B、C、D组大鼠，差异具有统计学意义；A组与E组大鼠EGFR水平比较，差异无统计学意义（$P>0.05$）。

3. 讨论

目前，宫颈癌的高发年龄为40~50岁，主要好发于育龄妇女（特别是已婚经产），有宫颈糜烂的妇女。方剂完带汤具有补脾疏肝，化湿止带的功效，大量研究对其化学成分及药理活性等方面进行了探讨。

本研究发现，使用完带汤治疗组的二倍体影响例数显著低于其他组，且EGF水平显著高于其他组，表明完带汤对于慢性宫颈炎具有十分重要的意义，实验所出现这一结果的原因可能是与完带汤中的中药成分有关。完带汤中白术甘温补虚，苦温燥湿，主归脾、胃二经，既能补气以健脾，又能燥湿、利尿。可广泛用于脾气虚弱，运化失职，水湿内生的食少、便溏或泄泻、痰饮、水肿、带下等症状，对于脾虚湿滞的人群有标本兼顾的功效。山药是一种药食兼用的植物，李时珍的《本草纲目》中记载，山药包含"益肾气，健脾胃，止泄痢，化痰涎，润皮毛"5个方面的主要功效，可改善慢性腹泻、食少、体倦、虚劳咳嗽、妇女带下等病症。山药的营养成分十分全面，包含丰富的碳水化合物及蛋白质。山药主要有效成分是多糖，可显著提升免疫力，具有抗肿瘤及抗突变的功用；而其中的尿囊素具有麻醉镇痛、消炎抑菌等功能。人参甘温能补，可大补元气、复脉固脱，为拯救危重症患者之要药。凡大汗、大吐、大泻、大失血或大病久病所导致的元气虚极欲脱，气息微弱，汗出不止，脉微欲绝的危重症候，可单用人参大量煎服。若见亡阳证兼气虚欲脱汗出、四肢逆冷等症，可与附子同用以补气固脱、回阳救逆。此外，人参又兼生津作用，可同麦冬、五味子等配伍，以补气养阴，益气固脱。白芍是一种补血类药物，具有养血敛阴、柔肝止痛、平抑肝阳等功效。白芍的主要有效成分是白芍总苷，具有止痛、抗炎及多途径抑制自身免疫反应等多种药理作用。车前子多糖具有明显调节阴道菌群的作用，能够通过抑制滑膜炎症中肿瘤坏死因子 α（TNF-α）、白细胞介素12（IL-12）的含量进行抗炎。车前子还有免疫调节、抗病毒及促进伤口愈合作用。苍术具有燥湿健脾、祛风散寒、明目的功效，主要用于脘腹胀满、泄泻、食欲不振等症。甘草是一味应用非常广泛的中药，有补脾益气、润肺止咳、泻火解毒、缓急止痛、调和诸药等多方面的功效。现代医学研究表明，甘草具有抗病毒、抗炎、保肝的功效，可治疗脾虚、咳嗽气喘、咽喉肿痛、痈疮肿毒等病症，用于脾虚饮食减少、消化不良，以及恶心呕吐等症状。甘草燥湿而能健脾开胃，常与人参、白术、茯苓等配合应用，因其既能健脾，又能理气，故往往用作补气药之佐使，可使补而不滞，有防止壅遏肺胀的作用。此外，橘皮能和中，可治胃失和降、恶心呕吐，若胃寒呕吐可与生姜同用，胃热呕吐，又可配伍竹茹、黄连等药同用。柴胡具有解表退热，疏肝解郁，升举清气之功效，柴胡的主要化学和生物活性成分是柴胡皂苷，其具有抗炎、提高免疫力、抗肿瘤、镇静的作用。

EGF 借由刺激表皮细胞生长因子受体的之酪氨酸磷酸化，达到修补增生肌肤表层细胞的作用，对受伤、受损之表皮肌肤拥有绝佳的疗效。EGF 最大特点是能够促进细胞的增殖分化，从而以新生细胞代替衰老和死亡的细胞。EGFR 信号通路对于细胞的生长、增殖及分化等生理过程具有十分重要的作用。EGFR 等蛋白酪氨酸激酶功能缺失或其相关信号通路中关键因子的活性或细胞定位异常，可导致慢性宫颈炎的发生。DNA 倍体能够反映细胞增殖能力，DNA 异倍体的肿瘤细胞更易发生淋巴结转移，因此 EGF、EGFR 及 DNA 倍体进行测定，能够为临床治疗慢性宫颈炎，防止慢性宫颈炎进一步恶化提供理论依据。

综上所述，完带汤对肝郁脾虚型慢性宫颈炎模型大鼠可有效改善其 EGF 及 EGFR 水平，减少 DNA 倍体受影响程度，对于临床肝郁脾虚型慢性宫颈炎具有十分重要的意义。

三、基于阴道局部免疫研究完带汤对脾虚湿盛型 RVVC 的影响

高晓红团队研究复发性外阴阴道假丝酵母菌病（recurrent vulvovaginal candidiasis，RVVC）患者阴道局部免疫功能，从阴道黏膜免疫、阴道高致敏状态及阴道局部 Th1/Th2平衡等方面阐述 RVVC 发病的机制，探讨完带汤对 RVVC 患者的治疗作用及阴道局部免疫功能的调节机制。方法收集广州中医药大学第一附属医院妇科门诊就诊的64例符合 RWC 诊断标准的妇女及23例健康妇女作对照组，RVVC 患者随机分中药巩固治疗组（n=32）、西药巩固治疗组（n=32），分别用完带汤或伊曲康唑口服巩固治疗6个月并于治疗结束后随访6个月，均于巩固治疗第1、3、6个月月经干净后及随访第1、3、6个月月经干净后复查阴道分泌物并填写临床观察表，进行疗效评价。其中 RVVC 患者已完成巩固治疗及随访的有46例，已完成巩固治疗但未完成随访的10例，未完成巩固治疗的8例。分别于 RWC 患者急性发作期、缓解期、巩固治疗第3、6次月经干净后及随访第3个月月经干净后采集阴道灌洗液。正常对照组于卵泡期体检时采集，另设外阴阴道假丝酵母菌病（vulvovaginal candidiasis，VVC）组、细菌性阴道病（bacterial vaginosis，BV）组，均于发作期采集阴道

灌洗液。所得灌洗液离心后吸取上清液，采用 ELISA 法（酶联免疫吸附试验）检测阴道灌洗液的细胞因子分泌型 lgA（secretedlgA，slgA）、前列腺素 E2（prostaglandinE2，PGE2）、特异性免疫球蛋白 E（immunoglobulin-E，lgE）、白细胞介素 -4（interleukin-4，IL-4）、IL-12和 γ 干扰素（interferon-gamma，IFN-γ）水平。计算样本中 slgA、PGE2、IgE、IL-4、IL-12、IFN-γ 浓度。最后采用 SPSS18.0版统计软件进行统计分析，实验数据用均数 ± 标准差（$\bar{x} \pm S$）表示。计量资料采用 t 检验或单因素方差分析，两两比较采用 LSD 检验，计数资料比较用 x^2 检验。

1. 结果

1.1. 64例 RVVC 患者中，年龄最小的20岁，最大的46岁，其平均年龄为 32.1 ± 5.3岁。其中26~30岁年龄段所占比例最大，共27例，占42.2%；46~50 岁年龄段所占比例最少，共2例，占3.1%。

1.2. 中药组中已完成巩固治疗的28例，巩固治疗期间复发的共9例，复发率为32.1%，已完成随访的23例，随访期间复发的共4例，复发率为17.4%；西药组中已完成巩固治疗的28例，巩固治疗期间复发的共11例，复发率39.3%，已完成随访的23例，随访期间复发的共10例，复发率43.5%。用卡方检验，差异无统计学意义（$P>0.05$）。

1.3. 巩固治疗结束后，中药组治愈率34.8%，显效率17.4%，总有效率95.7%；西药组治愈率21.7%，显效率26.1%，总有效率91.3%，经卡方检验，差异无统计学意义（$P>0.05$）。

1.4. RVVC 急性发作期患者阴道局部的 PGE2、IL-4、IL-12、IFN-Y、IgE 水平明显高于健康妇女，slgA 则无统计学差异；RVVC 缓解期患者阴道局部 IL-4、IgE 水平明显高于健康妇女；RVVC 急性发作期患者阴道局部 IL-4、IL-12水平明显高于 VVC 患者；RWC 急性发作期患者阴道局部 IL-4、IL-12、IgE 水平明显高于 BV 患者，slgA 水平明显低于 BV 患者，PGE2、IFN-γ 差异无统计学意义（$P>0.05$）。VVC 及 BV 患者较健康妇女阴道局部 IgE 水平均显著升高，slgA、PGE2、IL-4、IL-12、IFN-γ 则无统计学意义（$P>0.05$）。

1.5. 中药组随访期 PGE2、IL-4、IgE 水平明显低于巩固治疗前，随访期的

IgE 水平明显低于巩固治疗第三个月，而 slgA、IL-12、IFN-γ 水平治疗前后相比无显著差异（P>0.05）。而正常对照组与中药随访期的 slgA、IgE、PGE2、IL-4、IL-12、IFN-γ 水平相比均无显著性差异（P>0.05）。中药组巩固治疗期间无复发的16例患者，随访期 PGE2、IL-4水平明显低于治疗前，而 IgE 水平差异则无统计学意义。中药组巩固治疗期间复发的患者，其随访期 IL-4、IgE 水平明显低于治疗前，随访期的 IgE 水平明显低于巩固治疗第三个月。

1.6. 西药组随访期的 slgA、IFN-γ 水平显著高于巩固治疗前，随访期的 IFN-γ 水平显著高于正常组。西药组巩固治疗期间无复发的13例患者，随访期 IFN-γ 水平明显高于治疗前，IgE 水平较治疗前显著降低。西药组巩固治疗期间复发的患者，治疗后 slgA 水平明显高于治疗前，而 IFN-γ 水平无显著性差异，随访期的 slgA 水平显著高于巩固治疗第六个月。

1.7. 中药组与西药组两组间在巩固治疗第三个月、第六个月及随访期的 slgA、lgE、PGE2、IL-4、IL-12、IFN-γ 水平差异均无统计学意义（P>0.05）。

2. 结论

2.1. 中药完带汤巩固治疗可取得与西药伊曲康唑巩固治疗相近的疗效。

2.2.RVVC 发作期的妇女阴道局部免疫处于"亢奋"状态，Th1抵御假丝酵母菌感染的作用过度，同时 Th2效应增强，共同作用使阴道局部过敏、损伤。VVC、BV 患者无明显阴道黏膜免疫缺陷及 Th1/Th2失衡，但仍存在一定的阴道局部高致敏状态。

2.3. 巩固治疗能改善 RWC 患者的阴道局部免疫功能；中药完带汤可以改善阴道过敏反应及削弱 Th2主导地位；西药伊曲康唑可改善阴道黏膜免疫缺陷情况，但未能明显改善 RWC 患者 Thl 过度反应及减弱 Th2的优势。中药完带汤改善阴道局部免疫的途径与西药伊曲康唑存在一定的差异。

第二节　完带汤常见联合治法

一、完带汤加针刺治疗脾虚肝郁型带下病的临床观察

带下病是指带下量明显增多，色、质、气味异常或伴有局部及全身症状

的妇科常见病。涵盖西医学的非特异性外阴、阴道炎，外阴阴道假丝酵母菌病等。由于女性特殊的生殖解剖及生理特点，此病又为临床多发病，病程长、易反复，严重影响女性的生活质量。笔者从2014年5月—2016年9月采用完带汤口服加针刺疗法治疗脾虚肝郁型带下病取得满意疗效。

1. 资料与方法

1.1 一般资料

所有病例均为某医院妇科门诊患者。112例患者，年龄最小15岁，最大58岁。15~20岁18例；21~30岁32例；31~40岁30例；40~50岁22例；50岁以上10例。病程最短60d，最长12年。患者知情同意，自愿选择对照组和治疗组。两组患者一般资料比较，差异无显著性（$P>0.05$），具有可比性。全部病例均经彩超排除生殖系统器质性病变、经白带常规检查排除滴虫性阴道炎的患者。

1.2 临床表现

带下量多、质稀、色白，绵绵不断，无臭。面色萎黄，全身乏力倦怠。胸胁脘腹不舒，纳少便溏日2~4次。舌淡苔白边有齿痕，脉细弱缓。月经先期色淡量少。

1.3 治疗方法

补脾益气，升阳化湿止带。

1.3.1 一般疗法

两组患者均先进行心理疏导，规律作息，适量运动。又嘱其注意卫生，合理膳食：富营养、忌生冷、禁烟酒、杜绝暴饮暴食。

1.3.2 方药

完带汤药物组成：炒白术30g，炒山药30g，人参6g，白芍（酒炒）15g，车前子（酒炒）9g，制苍术9g，陈皮1.5g，黑芥穗1.5g，柴胡2g，甘草3g。带下量多日久加龙骨、牡蛎；脾虚日久及肾，出现腰酸腿软加杜仲、续断；四肢不温，小腹冷痛，加干姜、茴香；经量少，有血块，加益母草、桂枝等。每日1剂，水煎3遍，饭前温服。10d为一个疗程，经期持续。一个疗程结束后休息2d，观察疗效，调整药物继续下一个疗程。

1.3.3 针刺治疗

穴位：带脉、关元、中极、气海、次髎、三阴交、足三里、脾腧、肝腧、肾腧、阴陵泉。带脉平补平泻法；中极、阴陵泉、肝腧、次髎用泻法；关元、气海、三阴交、足三里、脾腧、肾腧用补法，加温针。留针45min，15min行针1次。

1.4 疗效标准

参照《妇科专病中医临床诊治》制定。痊愈：临床症候全部消失，停止治疗三个月，无复发；有效：带下量减少，临床诸症部分消失或减轻，劳累或全身状态不佳及经期前后有复发；无效：临床症候没有明显改善或有加重。

2. 结果

治疗组痊愈49例，有效7例，痊愈率87.5%。合并统计显效例数，其中一个疗程显效者23例，两个疗程显效者24例，三个疗程显效9例。停止治疗三个月随访无复发。对照组痊愈21例，有效29例。合并统计显效例数，一个疗程显效7例，两个疗程显效15例，三个疗程显效16例，四个疗程显效12例，6例无效放弃治疗。

3. 讨论

妇女带下属阴液，由肾精所化。脾主运化，脾气健运传输津液各走其道。渗灌于前阴空窍，与精之余和合而为带下，润泽胞宫、阴道、外阴。任脉源于胞中，为阴脉之海。带脉环腰一周，约束诸经，通于任督。督脉贯脊属肾，为阳脉之海。任脉所司之阴液，失去督脉温化则为湿浊之邪，伤于带脉发为带下病。其主要病因是湿邪，分内湿、外湿。内湿责之于脾肾肝功能失调。现代女性往往过度追求食物的口感，肥甘厚味困脾、暴食冷饮伤脾阳。或情志不遂，忧思气结，肝郁乘脾，致脾虚失运，日久伤及肾阳，气化失常，内生水湿，伤及任带：任脉不固，带脉失约导致带下过多。又因女性特殊的生理特点：经、带、胎、产，加之育龄期房事频繁；出差、旅游、游泳等摄生不洁；还有不当的宫腔阴道操作术，都会成为外湿的来源，导致带下病缠绵难愈，反复发作。而现代人对抗生素的滥用，不仅破坏了体内的菌群结构，久之更损伤脾阳肾阳。一部分带下病患者因病程久反复冲洗上药不愈而情绪低落。由此，发挥中医药特长，提高疗效、缩短疗程，成为当务之急。

完带汤是清代医家傅青主的名方，主治肝郁脾虚湿浊下注证。傅氏言："夫白带乃湿盛而火衰，肝郁而气弱，则脾土受伤，湿土之气下陷，是以脾精不守，不能化荣血以为经水，反变成白滑之物，由阴门直下，欲自禁而不可得也"。"治法宜大补脾胃之气，稍佐以舒肝之品，脾气健而湿气消，自无白带之患矣。方用完带汤"。两组患者均出现脾虚的临床证候：面色萎黄，全身乏力，纳少便溏，舌淡，脉细缓以及由于脾失健运气虚造成的湿浊下注，带下量多，清稀，无臭。完带汤体现了健脾益气，助脾化湿的特点，又通过疏肝助脾升发清阳，肝木不闭郁，脾气自能升发。方中白术、山药、人参同用为君，补气健脾。白术、苍术联用，增加燥湿运脾的作用；用量较大之山药既能补脾，又因本证带脉失固而起固肾作用；车前子泌别清浊，淡渗利湿，使水湿从小便而去；苍术、陈皮芳香行气，既使君药补而不滞、又有气行湿自去之意；白芍益阴养血，稍佐柴胡升阳共起调肝之效；黑芥穗为荆芥花穗，气味清香，药用上部更增升散之效，经炒入血分祛风胜湿以止带；甘草和中。诸药配合，补散并用，使气旺脾健而阳升湿化，则带下自止。

完带汤因其配伍严谨，疗效明显而为临床常用，也获得了患者的认可。这也是本研究选择其做为对照组治疗的原因。然而部分患者因脾虚已久服汤药难以坚持，欲求缩短疗程。带下病不仅与肝脾肾功能失调有关，与任督带奇经的功能直接相关。《景岳全书》曰："盖白带出自胞宫"，冲、任、督三脉下起于胞中，上与带脉交会。故选取肝脾肾经及任带脉的相应穴位，针刺和用温针法联合完带汤口服，提高疗效，缩短疗程。选取带脉穴固摄带脉；三阴交、肝腧舒肝健脾；阴陵泉、中极利湿祛浊；关元、气海为任脉要穴，加肾腧共起调补冲任之效；脾腧、足三里健脾益气、补益气血。针刺穴位具有抗炎，影响免疫反应的作用。温针的艾灸可促使局部小血管扩张……有温通作用，可温阳固本，鼓舞正气，祛邪外出。脾健湿去，任带司约，督脉温化而恢复正常带下。

完带汤和针灸疗法配合，药效得以更快更好发挥。联合疗法弥补了单个治法的局限性，取效显著，值得推广。

二、完带汤加减联合利普刀治疗宫颈糜烂临床研究

作为妇科临床最常见的疾病之一，慢性宫颈炎的主要临床表现为宫颈糜烂。宫颈糜烂可引发阴道炎、尿道感染及外阴瘙痒等病症，甚至有较高转为宫颈癌前瘤变的风险，因而西医临床对其重视度较高，目前已发展出物理治疗、药物治疗及手术治疗等方式。其中利普刀治疗作为物理疗法的代表性方式，能借助利普刀短时间在小范围灶面产生高热令其变性凝固的特点，相对激光、微波与红外线能量更低且更容易把控，故安全性良好，目前临床应用亦最为广泛。中医理论将宫颈糜烂归属至"带下病"之范畴，多认为与湿邪入侵导致的水湿内停有关，又因湿久而蕴热，脾、肝、肾运作失职，是故损伤冲任，带脉失约，当以燥湿止带、健脾益气之法施治。完带汤是《傅青主女科》中记载之经方，能使脾气健旺而肝气调达，升清阳而化湿浊，是专治带下病之经典方剂。对此，本研究在完带汤基础上辨证加减联合利普刀疗法治疗宫颈糜烂，取得一定成果，现报道如下。

1. 资料与方法

1.1 一般资料

选取某医院接受治疗的86例宫颈糜烂患者为受试对象，依照随机数表分为观察组与对照组各43例。纳入标准：（1）临床症状、阴道窥器及宫腔镜检查结果符合宫颈糜烂西医相关诊断标准者；（2）符合中医带下病脾虚湿困证相关诊断标准者：①主症：带下量多，绵绵不断，质地如涕，白稀或黏着，色白或淡黄，无臭；②次症：面色㿠白或萎黄，恶心纳差，腹胀便溏，头身困重，神疲懒言，舌质淡，舌体胖而有齿痕，苔白腻，脉象缓弱；（3）具备利普刀治疗相关指征者；（4）年龄为20~50岁者；（5）经医院伦理委员会批准，并自愿签署知情同意书者。排除标准：①伴有月经紊乱或无法解释的阴道出血者；②未婚未育或有生育需求者；③处于妊娠期或哺乳期者；④对研究内药物有过敏反应者；⑤合并全身关键脏器严重病变或其他利普刀治疗禁忌证者；⑥诊断出宫颈息肉、宫颈腺体囊肿、宫颈肥大、宫颈管炎、宫颈癌前瘤变及宫颈癌者；⑦既往有精神疾病史或无法配合治疗者；⑧同时参与其他临

床药物研究、擅自改变用药方案或退出研究者。其中观察组年龄为25~47岁，平均（34.22±6.83）岁；病程为9~54个月，平均（33.68±14.29）个月；糜烂面积分度轻度14例，中度17例，重度12例。对照组年龄为25~49岁，平均（35.97±7.16）岁；病程为7~51个月，平均（32.73±14.05）个月；糜烂面积分度轻度15例，中度18例，重度10例。两组患者一般临床资料比较均无统计学意义（P均>0.05），具有可比性。

1.2 方法

1.2.1 治疗方法

所有患者均于月经干净后3~5天开始采取利普刀疗法进行手术治疗，取截石位并充分消毒外阴与阴道后，阴道窥器充分显露宫颈，擦净其周围分泌物；将利普刀治疗仪装置适宜规格探头（功率调为35W~50W），于糜烂面轻度施压，启动利普刀，若为浅表糜烂，遵循由内而外的方式圆周电凝糜烂面；苦为颗粒状糜烂，从宫颈12点方向顺时针环形切除糜烂组织，深度控制在6~8mm；电凝与切除范围至糜烂灶缘外0.5cm处；治疗后常规以碘伏消毒并给予抗感染药物，嘱患者严禁性生活与盆浴，避免剧烈运动，并按时回院复查。观察组患者则在其基础上联合完带汤进行辨证加减治疗，基本药方为：白术30g，山药30g，党参15g，白芍15g，苍术9g，车前子9g，柴胡9g，黑芥穗6g，陈皮6g，甘草6g；辨证加减方案如下：所有患者因利普刀治疗均加用仙鹤草9g，紫珠9g；带下质稀如涕而无味者，加用金樱子30g，芡实15g；带下偏黄兼具热证者，加用土茯苓20g，黄柏15g，龙胆草9g；四肢欠温兼具寒证者，加用炮姜15g，小茴香9g；腰膝酸软兼具肾阴虚证者加用独活9g，虎杖9g。所有药材由院方统一购买，加水500ml煎取200ml药汁装袋密封发放予患者，1剂/天，分早晚2次服用，嘱患者持续治疗2周后回院复查。

1.2.2 指标检测方法

于治疗前及治疗2周后，常规采集患者肘静脉血样，于低温下充分凝血并离心后提取上层血清，采用肿瘤坏死因子–α（TNF-α）、白细胞介素–1（IL-1）、白细胞介素–6（IL-6）对应试剂盒经由酶联免疫吸附法（ELISA）测定其在血清中的浓度。

1.3 评估标准

1.3.1 中医症状积分评估

参照《中药新药临床研究指导原则》中涉及带下病脾虚湿困证相关中医症状，对患者带下量多、恶心纳差、头身困重3类症状进行评价：0分，无症状；1分，轻度症状；2分，中度症状；3分，重度症状。

1.3.2 治疗效果评估

根据治疗后糜烂灶面缩小比例进行评估，痊愈：宫颈光滑，糜烂灶面消失；显效：宫颈糜烂灶面缩小 >2/3；好转：宫颈糜烂灶面缩小1/3~2/3；无效：宫颈糜烂灶面缩小1/3或有所扩张。治疗有效率 = 治愈 + 显效 + 好转。

1.4 观察指标

比较治疗前及治疗2周后，两组患者中医症状积分（带下量多、恶心纳差、头身困重）、血清炎症因子（TNF-α、IL-1、IL-6）水平变化，分析两组患者利普刀治疗后恢复情况（阴道出血持续时间、阴道流液持续时间、创面脱痂时间）及2周后治疗效果差异。

1.5 统计学方法

采用统计学软件 SPSS20.0分析数据，计数资料以百分率表示，采用 X^2 检验，计量资料以均数 ± 标准差表示，采用 t 检验，$P<0.05$ 为差异有统计学意义。

2. 结果

2.1 两组中医症状积分比较

治疗前，两组带下量多、恶心纳差、头身困重中医症状积分比较均无统计学意义（P 均 >0.05）。治疗2周后，两组各项中医症状积分均较治疗前有显著下降，且观察组明显低于同期对照组。

2.2 两组血清炎症因子比较

治疗前，两组血清 TNF-α、IL-1、IL-6水平比较均无统计学意义（P 均 >0.05）。治疗2周后，两组血清 TNF-α、IL-1、IL-6水平均较治疗前有显著下降，且观察组明显低于同期对照组。

2.3 两组利普刀治疗后恢复情况比较

观察组阴道出血持续时间、阴道流液持续时间、创面脱痂时间均明显少于对照组。

2.4 两组治疗效果比较

治疗2周后，观察组治疗有效率明显高于对照组。

3. 讨论

利普刀疗法属于微创手术治疗方法，但其治疗深度较浅，灶面深部炎症及病变无法有效去除，治疗效果受到一定限制，加之仍不可避免造成一定范围灼伤，宫颈表面则与体表皮肤不同，其灼伤自修复过程相对缓慢，且在此期间阴道分泌物较多，同时感染风险较大，患者治疗体验还有待改善。因此纳入中医之治未病、内外兼治等思想进行治疗的必要性较大。

《素问·骨空论》是我国最早记载带下病的医学典籍，其上有"任脉为病，男子内结七疝，女子带下瘕聚"之论述。众多后世医家在其基础上总结出，带下病主要源于外感湿邪损于任、带二脉之病机，久居于潮湿之地、下体涉水或性交不洁，其次脾虚而失于健运，水蓄积而生内湿，肝郁侮脾，化火而携脾湿下注任、带二脉，此所以任脉不固、带脉失约，当辨以脾虚湿困证。完带汤组方中，白术性温味苦，可燥湿利水、益气健脾；山药性平味甘，可健脾消肿、补中养胃，与白术合为汤方君药，均有补脾祛湿之效，脾气健运则湿浊得消；党参性平味甘，可健脾益气、养血生津；白芍性微寒味苦，可柔肝止痛、补血敛阴；苍术性温味辛苦，可祛风燥湿、健脾和胃；车前子性寒味甘，可清热利尿、渗湿止泻，与党参、白芍、苍术共为臣药，协君药滋补健脾、利湿化浊之能；柴胡性微寒味苦，可疏肝解郁，升阳退热；黑芥穗性微温味辛，可解表散风、消疮止血；陈皮性温味辛苦，可燥湿化痰、理气健脾；甘草性平味甘，益气补脾、调和诸药；可共奏健脾补气、祛湿化浊之功，带下方可消止尽净。本研究结果显示，两组患者治疗后，带下病相关带下量多、恶心纳差、头身困重中医症状积分均有显著下降，且观察组下降幅度较大，这表明完带汤辨证加减治疗可有效缓解宫颈糜烂临床症状。完带汤立方者傅山认为，此方"寓补于散之中，寄消于升之内"，言病机为湿胜而并未加入祛除湿邪之方剂，是有围魏救赵、标本兼顾之妙。

现代医学多将宫颈糜烂归为慢性炎症的表现，由于难以根除病原体感染，在并存物理治疗创伤前提下，基质金属蛋白酶（MMP）表达活性进一步增强，患者局部免疫应答及炎症反应均难以通过西药完全控制。本研究根据利普刀治疗预后恢复特点，辨证加用仙鹤草、紫珠收敛止血，发现可有效降低血清TNF-α、IL-1、IL-6水平，这表明完带汤加减治疗可通过增加抗炎药材用量，降低宫颈糜烂原本存在及因利普刀治疗引起的炎症反应，有助于加快疾病转归。有学者认为，仙鹤草所含仙鹤草酚、仙鹤草内酯等活性成分可有效加速血小板凝聚止血，且其对枯草杆菌、金黄色葡萄球菌等菌落活性有较强抑制作用。本研究还发现，观察组患者治疗效果更佳，且利普刀治疗后恢复较快，究其原因认为，完带汤加减应用联合利普刀疗法可对宫颈糜烂进行内外兼治，能有效避免过度炎症反应带来的阴道持续性出血、流液及创面结痂、脱痂困难，加快患者预后恢复并降低疾病复发风险。李岩等认为，白术挥发油中所含甘露聚糖 AM-3、白芍提取物中所含的白芍总苷均可有效调节个体免疫功能，前者促进创伤部位蛋白合成，而后者作用甚至与相同剂量非甾体类抗炎药相当，因此可一定程度解释完带汤加减方药对妇科疾病患者经物理治疗后，采用标本兼顾理念加快患者康复的机制。

综上所述，完带汤辨证加减应用联合利普刀疗法治疗宫颈糜烂可获得较为理想的治疗效果，并能抑制炎症反应、缓解临床症状，对加快其身体预后恢复有利。

三、完带汤联合氟康唑治疗复发性念珠菌阴道炎100例临床观察

念珠菌性阴道炎（VovaginalCandidiasis，VVC）是因念珠菌属真菌引起的外阴阴道炎症，患者多出现外阴瘙痒、灼痛、性交痛等症状，部分患者阴道分泌物增多。VVC 经治疗后临床症状和体征消失，真菌学检查转阴后再次出现相关症状及真菌学检查阳性，则为复发。临床将1年内有症状并经真菌学证实，发作4次以上称为复发性念珠菌性阴道炎（RecurrentvulVovaginalCandidiasis，RVVC）。据报道，VVC 患者中40%~50% 再次发作，5%~10% 的患者发展为 RVVC。有文献显示，中医疗法联合抗真菌治疗可增强 RVVC 治疗效果。

选用完带汤联合氟康唑治疗RVVC100例，取得较好疗效，现报告如下。

1. 临床资料

1.1 一般资料选择某医院妇科门诊患者200例，按随机数字表法分为2组各100例。

2组治疗后VAS评分均较治疗前降低，治疗组改善优于对照组，差异均有统计学意义。治疗组年龄22~47岁，平均（33.3±6.9）岁；发病时间3~12d，平均（6.5±1.6）d；严重程度评分5~9分，平均（7.8±1.3）分；合并糖尿病5例，有抗生素应用史36例。对照组年龄23~45岁，平均（32.8±7.6）岁；发病时间4~14d，平均（7.0±1.8）d；严重程度评分5~10分，平均（7.9±1.5）分；合并糖尿病7例，有抗生素应用史32例。两组一般资料比较，差异无统计学意义（$P>0.05$），具有可比性。

1.2 诊断标准

符合《妇产科学》中RVVC诊断标准。（1）外阴瘙痒及阴道瘙痒、灼痛，性交痛，尿痛；（2）妇科检查示阴道壁有不同程度充血及乳酪样或豆渣样分泌物；（3）阴道壁分泌物涂片发现假菌丝或芽生孢子；（4）1年中复发至少4次。

1.3 纳入标准

（1）符合RVVC诊断标准；（2）年龄20~50岁；（3）可完成随访。

1.4 排除标准

（1）伴糖尿病、肝肾系统疾病及血液病；（2）口服避孕药；（3）妊娠及哺乳期女性；（4）对治疗药物过敏；（5）用药依从性差。

2. 治疗方法

2.1 对照组

采用氟康唑胶囊治疗。分别于治疗第1、4、7天给予氟康唑胶囊（辉瑞制药有限公司生产，规格：0.15g）150mg顿服，巩固治疗阶段于每月月经干净后口服1次。连续治疗6个月。

2.2 治疗组

在对照组治疗基础上加完带汤治疗。方药：炒山药30g，炒白术15g，车前子（包煎）15g，党参、苍术、当归、川芎、甘草各10g，陈皮、柴胡、黑芥穗各3g。治疗第1周连服7d完带汤，巩固治疗阶段于每月月经干净后口服1周，连续治疗6个月。

3. 疗效观察

3.1 观察指标

（1）症状评分。参照VVC临床评分标准对治疗前后瘙痒、疼痛、阴道黏膜充血水肿、外阴抓痕及糜烂情况、分泌物量5个方面按无、轻、中、重不同程度分别计0~3分。（2）阴道微环境。分别于治疗前后取两组患者阴道分泌物并利用显微涂片技术测定pH值与阴道菌群分布情况。（3）不良反应。记录两组患者治疗期间不良反应发生情况及处理措施，比较两组不良反应发生率。（4）随访。于两组患者治疗后通过电话形式进行随访，时间为12个月。随访期间定期回院复查，记录白带、瘙痒等情况。复发标准：VVC临床总评分>4分。比较两组随访3、6、12个月的复发率。

3.2 疗效标准

参照《妇产科学》拟定。治愈：外阴瘙痒与灼痛症状完全消失，病原菌检查阴性；显效：外阴瘙痒与灼痛症状明显缓解，病原菌检查阴性；有效：外阴瘙痒与灼痛症状减轻，病原菌检查阳性；无效：外阴症状无改善或加重，病原菌检查阳性。

3.3 统计学方法

采用SPSS19.0统计学软件对数据进行处理，计量资料采用均数 ± 标准差（$\bar{x} \pm s$）表示，组内比较采取配对t检验，组间比较采取独立样本t检验，多组间比较行重复测量的方差分析；计数资料用[n（%）]表示，行X^2检验，理论频数<5时采取连续矫正X^2检验，以$P<0.05$为差异有统计学意义。

3.4 治疗结果

3.4.1 两组综合疗效比较

总有效率治疗为93.0%，对照组为81.0%，两组比较，差异有统计学意义。

3.4.2 两组治疗前后症状评分比较

两组各项症状评分治疗前后组内比较及治疗后组间比较，差异均有统计学意义。

3.4.3 两组治疗前后阴道微环境比较

两组各项检测指标除球菌外治疗前后组内比较及治疗后组间比较，差异均有统计学意义。

3.4.4 两组不良反应发生率及复发率比较

两组治疗期间不良反应总发生率比较，差异无统计学意义；两组随访6、12个月的复发率比较，差异有统计学意义。

4. 讨论

阴道内环境改变、阴道局部免疫功能异常为导致 RVVC 的主要原因。RVVC 的临床治疗方法主要包括抗真菌治疗、微生态疗法、中药疗法等，此外还有白带抑制、干扰素栓塞阴道等。已有研究显示，阴道内环境改变是引起念珠菌致病的先决条件之一，阴道内环境除受到微生物自身相互制约外，阴道液、黏膜上皮、阴道内酸性环境等也会对阴道内菌群造成较大影响。但目前的临床研究主要侧重于抗真菌治疗，而忽视了阴道内环境的改变。

本观察结果显示，治疗组患者的总有效率达93.0%，显著高于对照组的81.0%。此外，治疗组随访6、12个月的复发率分别为2.0%、3.0%，明显低于对照组的9.0%、11.0%。表明中药疗法联合抗真菌治疗可提高有效率并减少复发，效果更佳。余琳等的研究显示，采用中药调周法对 RVVC 患者进行巩固治疗的临床有效率与对照组比较有明显提高，与本研究结论保持一致。

乳酸杆菌为阴道中的优势菌群，此外阴道常见菌群还包括酵母菌、其他杆菌及球菌等。健康女性的阴道菌群的种类、数量、分布保持相对不变，且正常情况下阴道为酸性环境，pH ≤4.5，一般在3.8~4.4。有报道称，乳酸杆菌能在阴道壁生成生态菌膜，发挥占位保护作用，有利于维持阴道酸性环境，并产生细菌素、过氧化氢等抗微生物因子对致病微生物的生长起到抑制作用，维持阴道微生态平衡。当阴道菌群分布失调，则阴道生态平衡被打破，乳酸杆菌减少，念珠菌就会过度繁殖而引发炎症。因而 RVVC 患者治疗前后阴道菌群的变化也可作为疗效评估指标。本研究对患者治疗前后的阴道菌群进行检测，结果显示2组治疗后阴道 pH 值均明显下降，酵母菌、其他杆菌数量均较治疗前减少，乳酸杆菌数量则增多，治疗组治疗后的阴道 pH、酵母菌、其他杆菌数量更低、乳酸杆菌数量更高，证实抗真菌治疗联合中药疗法治疗RVVC有助于阴道微环境的改善，促进优势菌乳酸杆菌的增多与酵母菌、其他杆菌的减少，利于阴道酸性环境的维持。

RVVC属中医学"带下病"范畴，RVVC反复发作，日久肝气郁结，而肝主疏泄，肝气疏泄太过或不及，可犯脾，致肝郁脾虚，脾虚则湿气聚而发病。治宜补脾胃之气，稍佐以疏肝之品。完带汤为治疗肝郁脾虚证"带下病"的良方，方中重用白术、山药为君，补脾祛湿；党参、苍术、当归、川芎、车前子为臣，党参补中益气，苍术燥湿运脾，当归调经止痛，川芎柔肝理脾，车前子利湿清热；佐以陈皮理气燥湿；柴胡、黑芥穗之辛散，白术升发脾胃清阳，配川芎行气开郁；使以甘草调和诸药。在抗真菌治疗同时配伍完带汤可调整RVVC患者的阴道菌群的分布情况，改善阴道内环境，降低pH值，使患者阴道长期维持酸性环境，从根本上达到治疗目的，促进患者临床症状的改善，同时减少分泌物量，并抑制念珠菌过度繁殖，为降低远期复发奠定基础，收到更好的近期和远期疗效。本观察结果显示，两组不良反应总发生率分别为8.0%、6.0%，无明显差异，证实完带汤的安全性较高，未增加药物毒副作用。

综上所述，完带汤联合氟康唑治疗RVVC可更有效缓解患者临床症状并改善阴道微环境，疗效佳，且利于维持阴道酸性环境，从而减少复发，安全性高，具有较大临床推广价值。

四、完带汤辅助治疗炎性盆腔痛临床疗效观察

炎性慢性盆腔痛是女性中一种常见的妇科症状，指的是连续在半年以上、非周期性的盆腔疼痛，其主要致病因素由盆腔炎性疾病引起。目前在临床上治疗盆腔炎性妇科疾病所导致的慢性盆腔痛症状以西医为主，但是西医并没有特效药，多采取抗生素抗炎及镇痛治疗，疗效不尽如人意。且治疗后其远期疗效较差，易复发，故炎性盆腔痛仍是妇科医生的关注点，现本研究通过探讨完带汤辅助治疗炎性盆腔痛临床疗效及对患者疼痛、中医证候和体征评分的影响，旨在为治疗盆腔炎性疾病引起的炎性盆腔痛，提供理论基础，报道如下。

1. 资料与方法

1.1 研究对象

通过对某医院妇科就诊收治的80例慢性盆腔痛患者临床资料做回顾性分析。并根据治疗方式的不同分为观察组、对照组（各40例）。观察组40例，年龄21~49岁，平均年龄（32.78±2.45）岁；病程1~6年，平均病程（2.88±1.16）年。对照组40例，年龄22~48岁，平均年龄（31.98±2.51）岁；病程2~5年，平均病程（2.91±1.21）年。两组年龄、病程等一般资料比较差异无统计学意义（$P>0.05$），具有可比性。

1.2 纳入标准

（1）所有患者均符合西医《中华妇科学》中的炎性慢性盆腔痛的诊断标准；

（2）所有患者均符合《中药新药临床研究指导原则》中关于盆腔炎气滞血瘀、脾虚肝郁等相关诊断标准；

（3）所有患者均自愿签署知情同意书，配合研究。

1.3 排除标准

（1）对于处于妊娠期及哺乳期等特殊时期的妇女；

（2）对本研究药物过敏者；

（3）合并严重的脏器器质性功能障碍者；

（4）伴有恶性肿瘤或生殖道畸形、子宫内膜异位症者；

（5）依从性差，不配合治疗者。

1.4 治疗方法

对照组：采取200ml盐酸左氧氟沙星注射液（扬子江药业集团有限公司，国药准字H19990324）治疗，每日静脉滴注200ml（0.2g），每天一次，连续治疗2周，根据患者的病情给予镇痛治疗，尤其对于疼痛难忍的患者。观察组：在对照组的基础上加用完带汤加减辅助治疗，方药：当归10g，白术15g，白芍15g，山药15g，柴胡10g，车前子10g，红花10g，桃仁10g，苍术10g，黑芥穗10g，甘草9g，陈皮9g，党参9g。上述药方一起500ml水煎服，留取150ml，每天1剂，连续治疗2周。

1.5 比较指标

比较并分析两组患者的临床疗效及治疗前后疼痛程度 NRS 评分、中医证候和体征评分等。

1.6 评判指标

1.6.1 疗效评价标准

参照《中药新药临床研究指导原则》中炎性慢性盆腔痛疗效评判标准：

治愈：经治疗后患者的腹痛等临床症状及体征均完全缓解，患者的妇科检查及生化指标均为正常，疼痛评分评定为0分，证候、体征评分至少降低在97%。

显效：患者经治疗后临床腹痛症状及体征等均明显缓解，患者的妇科检查及生化指标较前明显改善，证候、体征评分降低在70%~97%。

有效：患者经治疗后腹痛等临床症状及体征有所缓解，患者的妇科检查及生化指标较前有所改善，证候、体征评分降低在30%~69%。

无效：患者经治疗后，患者的腹痛等临床症状及体征无改善或较前加重，患者的妇科检查及生化指标较前无明显改善或较前加重，证候、体征评分降低在30% 以内。总有效率 =（总例数 – 无效例数）/ 总例数 ×%。

1.6.2 疼痛程度 NRS 评分

通过数字分级化（NRS）评分法对所有患者治疗前后的疼痛程度进行评分，并划分为10个等级，0–10分代表不同的疼痛分级，0分代表无疼痛，10分代表疼痛难忍，剧烈疼痛。跟患者耐心讲解每个等级所代表的疼痛程度，治疗前后由患者自行划分疼痛等级。

1.6.3 证候评分标准

主症：腹部有隐痛、腹胀、胀痛等计5分，腰部胀痛、酸痛计5分，带下异常计5分。次症：脘腹胀痛计3分，食欲不振计3分，胸部乳房胀痛计3分，出现烦躁易怒等情绪计3分，月经前后、疲劳、性交后出现腰腹部酸痛难忍计3分，出现抑郁等负性情绪计3分，月经不规律计3分，脉象紊乱计2分，舌面出现黄苔等异常情况计2分。体征评分：输卵管出现压痛计5分，经临床相关检查输卵管条索状增粗计2分，子宫活动受限计3分，按压子宫旁有压痛计5

分，子宫压痛计5分。症候及体征积分共计60分，其中证候积分计40分，体征积分20分。

1.7 统计学方法

采用 SPSS18.0 统计软件处理。计量资料以均数 ± 标准差（$\bar{x} \pm s$）表示，采用 t 检验或方差检验，计数资料采用卡方检验。$P<0.05$ 表示差异间具有统计学意义。

2. 结果

2.1 两组疗效比较

观察组治疗总有效率（95.00%）明显高于对照组（77.50%），差异具有统计学意义。

2.2 两组治疗前后疼痛 NRS 评分比较

两组患者治疗前疼痛 NRS 评分，比较无明显差异，具有可比性（$P>0.05$），治疗后观察组疼痛 NRS 评分明显低于对照组，差异具有统计学意义。

2.3 两组患者治疗前后中医症候体征评分比较

两组患者治疗前中医症候体征评分，比较无明显差异，具有可比性（$P>0.05$），治疗后观察组中医症候体征评分明显低于对照组，差异具有统计学意义。

3. 讨论

盆腔疼痛在解剖上可分为内脏疼痛及躯体疼痛，其中膀胱、子宫、肠管、输卵管及卵巢等部位的疼痛称为内脏痛，腹部皮肤、外阴、肌肉、尿道及壁层腹膜等组织的疼痛称为躯体疼痛。其中引起慢性炎性盆腔痛最为常见的疾病为慢性盆腔炎。大量研究报道，在慢性盆腔炎的患者中约有20%~60%的患者伴有慢性炎性盆腔痛症状。且多是由于产后、流产、盆腔术后、近期不良习惯、性生活不洁等因素所引起的慢性盆腔痛，其致病机制是由于病原体逆行性的侵袭或是盆腔周围器官组织所引起的继发性感染等引起。炎性盆腔痛在我国传统的中医学中并无记载，但是此疾病主要表现为小腹胀痛及少腹痛等症状，在中医中少腹属于肝，是肝脏所循行的部位。中医认为此病的病理机制是因为湿毒或湿郁邪气在盆腔内蓄积，再加上女性常伴有脾虚素体，故进一步可引起身体气滞血瘀、经络不畅、营卫不调而冲任阻滞等症状发生。故此病的发生机制主要受肝脾的影响。

中医认为肝主疏泄，脾主运化。如果脾虚不运，故不能运转水谷精微，进而可引起湿浊下注，湿浊内停发生，而肝郁乘脾，脾若不运则湿浊下注，最终可引起炎性慢性盆腔痛等症状发生，故对于治疗此病的治疗机制为疏肝健脾、活血化瘀。在本研究中，通过采用完带汤加减辅助治疗慢性盆腔炎患者，其中药方中白术有健脾补气的功效，党参有补血气、补元气的功效，有利于健脾益肾，促进脾之统摄的作用，而方中陈皮具有顺气的功效，车前子具有利水通淋的功效，苍术具有和胃祛湿的功效，柴胡起到疏肝而增阳的功效，白芍具有疏肝扶脾的功效，加之当归具有活血补血、调节经期止痛的作用，桃仁、红花具有活血化瘀止痛的作用，诸药联用起到疏肝健脾、活血化瘀、补气益肾的功效，故可起到治疗炎性盆腔痛的作用。本研究结果：观察组的治疗总有效率明显高于对照组，差异具有统计学意义，两组患者治疗前疼痛 NRS 评分、中医证候和体征评分，比较无明显差异，具有可比性（$P>0.05$），治疗后观察组疼痛 NRS 评分、中医证候和体征评分明显低于对照组，差异具有统计学意义。既往有关于完带汤辅助治疗炎性盆腔痛的报道中，其结果显示完带汤治疗炎性盆腔痛临床疗效显著，可明显缓解炎性盆腔痛疼痛程度。

综上，完带汤辅助治疗炎性盆腔痛临床疗效显著，且可有效地缓解患者疼痛程度及降低中医证候、体征积分，值得临床推广。

五、多西环素联合完带汤治疗女性生殖道解脲支原体感染疗效观察

解脲支原体（ureaplasmaurealyticum，Uu）感染造成的女性生殖器官病理性改变是不孕不育的重要原因。国外资料显示，不孕症夫妇的精液、宫颈黏液中解脲支原体培养阳性率在50%以上。此外，女性生殖道解脲支原体感染还可诱发阴道炎、尿道炎、宫颈炎、子宫内膜炎及盆腔器官炎性改变，严重危害育龄女性的生殖健康。近年来，由于抗生素的不规范使用、滥用导致支原体耐药菌株突增，女性生殖道解脲支原体感染率也逐年升高。现代医学主要采用多西环素治疗，效果并不十分理想。现将观察了多西环素联合中药完

带汤治疗女性生殖道解脲支原体感染的疗效结果报道如下。

1. 临床资料

1.1 一般资料

选取某医院收治的80例女性生殖道解脲支原体感染患者，均符合《非淋菌性尿道炎诊断标准及处理原则》中生殖道解脲支原体感染的诊断标准，且对宫颈分泌物进行培养显示解脲支原体阳性；且符合《中药新药临床研究指导原则》关于"带下病"中"脾虚肝郁"型的诊断标准，主要临床表现为下腹胀痛、腰骶胀痛、带下量多，面色白，倦怠便溏，舌淡苔白，脉缓或濡弱等；年龄18~50岁；患者月经周期基本正常；经宫颈分泌物培养药敏分析测定对多西环素无耐药性；患者同意参加本研究。排除合并细菌性阴道炎、滴虫性阴道炎、衣原体性阴道炎、淋病及其他阴道病原体感染者；月经周期不规律或子宫出血者；孕妇或哺乳期女性；合并严重心肝肾、脑血管、造血系统等功能障碍者；有药物过敏史或对本研究采用药物过敏者；同期还接受其他药物治疗者。随机分为两组：治疗组40例，年龄18~47（36.8±6.4）岁；已婚31例，未婚9例；病程（6.7±1.4）个月（3个月~4年）；孕次0~5（2.1±0.8）次；流产次数0~3（1.4±0.5）次。对照组40例，年龄20~49（37.2±7.2）岁；已婚33例，未婚7例；病程（6.5±1.2）个月（5个月~2年）；孕次0~4（2.0±0.9）次；流产次数0~3（1.2±0.4）次。两组年龄、婚姻、病程及孕产次比较差异均无统计学意义（P均>0.05），具有可比性。

1.2 治疗方法

两组均给予盐酸多西环素胶囊（常州制药厂有限公司生产，国药准字H32021687）0.1g 口服，2次/天；治疗组在此基础上加用中药完带汤，组方：炒白术30g、山药30g、党参15g、白芍12g、苍术15g、车前子12g、黑芥穗10g、陈皮6g、柴胡10g、炙甘草6g，1剂/天，水煎分早晚2次服。两组均以连续治疗3周为1个疗程，月经期不停药。治疗期间禁房事、公共洗浴。

1.3 观察指标

1.3.1 中医证候积分

于治疗前后对两组患者的主要中医证候（带下量、色、质、味、阴部不适感、腹胀痛及倦怠乏力）进行积分评价。其中带下量正常为0分，带下量较正常时增多50%以内为2分，带下量较正常时增多50%~100%为4分，带下量较正常时增多超过100%且需用垫纸为6分；带下无色为0分，带下黄白相间为2分，带下黄色为4分，带下黄绿甚至脓性为6分；带下质适中为0分，带下质稀薄为2分，带下质较稠为4分，带下质黏稠为6分；带下无味为0分，带下微臭味为2分，带下腥臭味为4分，带下臭秽为6分；阴部无不适感为0分，阴部轻微不适感为2分，阴部明显不适感为4分，阴部严重不适感为6分；无腹胀痛为0分，轻微腹胀痛为2分，明显腹胀痛为4分，严重腹胀痛为6分；无倦怠乏力为0分，轻微倦怠乏力为2分，明显倦怠乏力为4分，严重倦怠乏力为6分。将各项症候积分相加后取平均值作为总积分，得分越高表明症候越明显，反之则越轻微。

1.3.2 白带清洁度

使用一次性窥阴器充分暴露宫颈后，采用消毒棉签于阴道后穹隆处取少许分泌物，放置于消毒试管中待检；随后以无菌拭子插入宫颈管1~2cm，缓慢捻转2周停留30s左右取出，置于无菌试管中送检。上述标本均于治疗前后非经期时采集，多功能显微诊断仪检测，清洁度分级参照《妇产科疾病诊断标准》。

1.3.3 临床疗效评定标准

参照《中医病证诊断疗效标准》制定。临床治愈：患者主观症状及体征完全消失，宫颈分泌物解脲支原体培养呈阴性，中医证候积分减少≥95%；显效：患者主观症状及体征明显改善，宫颈分泌物解脲支原体培养呈阴性，中医证候积分减少≥70%但<95%；有效：患者主观症状及体征有所改善，宫颈分泌物解脲支原体培养呈阴性或阳性，中医证候积分减少≥30%但<70%；无效：患者主观症状及体征基本无改善甚至加重，宫颈分泌物解脲支原体培养呈阳性，中医证候积分减少<30%。

1.4 统计学方法

采用SPSS15.0软件包进行数据处理。计数资料比较采用x^2检验；计量资料采用$\bar{x} \pm s$表示，组间比较采用t检验。$P<0.05$为差异有统计学意义。

2. 结果

2.1 两组治疗前后中医证候积分比较

两组治疗前中医证候积分比较差异无统计学意义（ $P>0.05$ ）；治疗3周后两组中医症候积分均明显降低，且治疗组较对照组降低更明显。

两组治疗前白带 MDI 清洁度比较差异无统计学意义（ $P>0.05$ ）；两组治疗后白带清洁度均明显改善，但治疗组Ⅱ度或Ⅱ度以下比例较对照组明显升高，Ⅳ度比例明显降低。

2.2 两组临床疗效比较

治疗3周后，治疗组愈显率明显高于对照组。

3. 讨论

近年来，由解脲支原体引起的人类生殖道感染已引起人们的高度重视，其不仅可引起广泛的生殖道感染，导致不孕、不育，也可造成胎儿宫内感染，引起流产、宫内生长迟缓、低出生体质量儿等一系列不良后果。由于解脲支原体是一种较为特殊的病原微生物，所以人们对解脲支原体引起的生殖道感染尚缺乏足够的认识。解脲支原体是属于支原体科的一种原核微生物，是目前人们所认识的能在无细胞培养基内繁殖的最小的原核细胞微生物，细胞直径100~850nm，它缺乏细胞壁，又无细胞壁黏肽及其基质。解脲支原体能分解尿素是它区别于其他支原体属的一个显著特征，已被用于解脲支原体的临床检测中。研究发现，当泌尿生殖道发生炎症时，其黏膜上皮表面受损，易黏附病原体，并可激发宿主细胞的吞噬作用，使支原体易进入宿主细胞，造成泌尿生殖道的损害。相关研究发现，健康人群中解脲支原体的感染率高达22.8%，而一般感染者的感染率达46.7%，它常可引起尿路结石、慢性前列腺炎、非淋球菌性尿道炎等。

现代医学对于解脲支原体引起的女性生殖道感染多采用多西环素抗感染治疗。多西环素为广谱抑菌剂，高浓度时具有明显杀菌作用，其能与特异性与细菌核糖体30S 亚基的 A 位置结合，抑制肽链的增长与影响细菌蛋白质的合成。故许多立克次体属、支原体属、衣原体属、非典型分枝杆菌属、螺旋体等对本品敏感。本品对女性生殖道解脲支原体感染有一定治疗作用，但单纯应用效果不佳。

女性生殖道解脲支原体感染属于中医学"带下""淋证""阴痒"等范畴。经过多年临床观察，该病以脾虚肝郁型最为多见。患者所受解脲支原体感染病程较久，脾虚肝郁、带脉失约、湿浊下注。脾虚生化之源不足，气血不能上荣于面致面色白；脾失健运，水湿内停，清气不升致倦怠便溏；脾虚肝郁，湿浊下注，带脉不固致带下色白量多、清稀如涕；舌淡白，脉濡弱为脾虚湿盛之象。治宜补脾益气，疏肝解郁，化湿止带。本研究所用中药方中重用白术、山药为君，意在补脾祛湿，使脾气健运，湿浊得消；山药并有固肾止带之功。臣以人参补中益气，以助君药补脾之力；苍术燥湿运脾，以增祛湿化浊之力；白芍柔肝理脾，使肝木条达而脾土自强；车前子利湿清热，令湿浊从小便分利。佐以陈皮之理气燥湿，既可使补药补而不滞，又可行气以化湿；柴胡、芥穗之辛散，得白术则升发脾胃清阳，配白芍则疏肝解郁。使以甘草调药和中，诸药相配，使脾气健旺，肝气条达，清阳得升，湿浊得化，则带下自止。本方的配伍特点是寓补于散，寄消于升，培土抑木，肝脾同治。临床可根据具体情况适当加减，如湿热较重，带下兼黄色者，宜加黄柏、龙胆草以清热燥湿；兼有寒湿，而见小腹疼痛者，宜加炮姜、盐茴以温中散寒；腰膝酸软者，宜加杜仲、续断以补益肝肾；日久病涉滑脱者，宜加龙骨、牡蛎以固涩止带。现代药理学研究证实，完带汤水提醇沉液有明显抗炎作用，其可有效减轻阴道黏膜渗液及充血，对因各种病原体感染引起的分泌物渗出有良好抑制作用。

本研究结果显示，治疗后两组中医证候积分较治疗前均明显降低，且治疗组较对照组降低更明显；治疗后两组白带清洁度明显增高，且治疗组较对照组Ⅱ度或Ⅱ度以下比例明显增高，Ⅳ度比例明显降低；治疗3周后，治疗组愈显率明显高于对照组。上述结果提示：多西环素联合中药完带汤治疗女性生殖道解脲支原体感染可有效消除患者主观症状及体征，杀灭解脲支原体，有助于改善白带清洁度，临床疗效好。

六、完带汤联合抗生素治疗炎性盆腔痛35例临床疗效

慢性盆腔痛指的是非周期性的，持续达6个月以上的盆腔疼痛，是妇科中较为常见的一种临床症状，主要可由于盆腔炎性疾病所导致。对于盆腔炎性

疾病所引发的慢性盆腔痛西医并无特效的治疗方法，一般多采用抗生素以及镇痛治疗，对患者的疗效并不理想，且治疗后远期治愈情况差，容易复发，因此治疗炎性盆腔痛仍然是临床亟待解决的难题之一。本研究探讨中医联合抗生素治疗炎性盆腔痛患者的临床疗效，现报道如下。

1. 资料与方法

1.1 临床资料选择某医院妇科收治的慢性盆腔痛患者70例，年龄22~48岁，平均（33.29±7.73）岁；平均病程（2.93±1.28）年。按照随机数字表法将70例患者分为观察组和对照组，每组各35例，观察组患者平均年龄（32.84±8.16）岁，平均病程（3.16±1.31）；对照组患者平均年龄（34.38±6.07）岁，平均病程（2.74±1.12）年。经比较，两组患者在年龄、病程、病情等一般资料比较上差异均不存在统计学意义（$P>0.05$），具有可比性。

1.2 诊断标准

西医诊断标准参照《中华妇科学》中关于炎性慢性盆腔痛的相关诊断标准；中医诊断标准参照《中药新药临床研究指导原则》中关于盆腔炎气滞血瘀、脾虚肝郁证的相关诊断标准。

1.3 入组标准和排除标准

入组标准：（1）患者符合上述西医、中医相关诊断标准；（2）自愿签署知情同意书，愿意配合本研究。

排除标准：（1）处于哺乳期或者妊娠期的妇女；（2）合并有恶性肿瘤、子宫内膜异位症、生殖道畸形等疾病患者；（3）合并有心血管、肝、肾、造血系统以及免疫系统等严重疾病患者；（4）服药依从性差，疗效无法判定的患者；（5）不愿签署知情同意书患者。

1.4 治疗方法

对照组：给予患者奥硝唑氯化钠注射液（商品名：康泰欣，四川科伦药业股份有限公司，规格：100mL，奥硝唑0.25g与氯化钠0.9g，H20060634）静脉滴注，首次静脉滴注用量为0.5~1g，之后每12h静滴0.5g，连续治疗10d，必要时给予患者镇痛治疗。

观察组：在对照组基础上加用完带汤加减，方药：白术20g，山药20g，当归20g，柴胡15g，白芍15g，川芎15g，桃仁12g，红花12g，车前子9g，苍术9g，黑芥穗9g，人参6g，陈皮6g，甘草6g。以上诸药水煎服，每日1剂，连续服用10d。

1.5 观察指标

（1）疼痛程度NRS评分：采用数字分级法（NRS）评分法对治疗前后患者的疼痛程度进行评价，用0~10分别代表不同的疼痛程度，其中0表示无痛、10表示剧痛，治疗前以及治疗后由患者自行圈出一个数字以代表其疼痛程度。

（2）证候积分：主症：小腹或者少腹隐痛、胀痛、坠胀计5分；腰骶部胀痛、酸痛计5分；带下异常计5分；次症：脘腹胀满计3分；食欲欠佳计3分；胸胁乳房胀痛计3分；烦躁易怒计3分；劳累、性交后以及经期前后腰腹痛加重计3分；情绪抑郁计3分；月经不调计3分；脉象异常计2分；舌象异常计2分。

（3）体征积分：子宫旁侧压痛计5分；输卵管压痛计5分；子宫压痛计3分；子宫活动受限计3分；输卵管条索状增粗计2分。证候积分共计40分，体征积分共计20分，总积分为60分。

1.6 疗效评价标准

参照《中药新药临床研究指导原则》中相关疗效标准制定。

治愈：治疗后患者的腹痛以及其他的症状、体征均消失，疼痛评分为0分，且患者妇科检查以及理化检查显示均为正常，患者证候、体征积分减少在95%；

显效：患者治疗后腹痛症状消失或者明显减轻，患者妇科检查以及理化检查均明显改善，患者证候、体征积分减少在70%~95%；

有效：患者治疗后腹痛症状有所减轻，妇科检查以及理化检查有所改善，患者证候、体征积分减少在30%~69%；

无效：患者治疗后腹痛症状无减轻甚至加重，妇科检查以及理化检查无改善甚至加重，患者证候、体征积分减少在30%以内。治疗总有效率＝治愈率＋显效率＋有效率。

1.7 统计学分析采用统计学软件SPSS22.0对数据进行统计分析，计量资料采用（$\bar{x} \pm s$）表示，计数资料采用百分率进行表示，差异具有统计学意义的

判断标准为 $P<0.05$。

2. 结果

2.1 两组患者临床疗效比较观察组治疗总有效率为94.29%、对照组治疗总有效率为77.14%，两组比较，差异具有统计学意义。

2.2 两组患者治疗前后疼痛评分比较，治疗前，两组患者疼痛评分不具有显著性差异（$P>0.05$）；治疗后，两组患者疼痛评分均显著低于治疗前；治疗后，观察组患者疼痛评分显著低于对照组。

2.3 两组患者治疗前后证候体征总积分比较治疗前，两组患者证候体征总积分不具有显著性差异（$P>0.05$）；治疗后，两组患者证候体征总积分显著低于治疗前；治疗后，观察组患者证候体征总积分显著低于对照组。

3. 讨论

盆腔疼痛可以分为躯体痛以及内脏痛：来自于下腹部皮肤、尿道、肛门、外阴、肌肉以及壁层腹膜的疼痛属于躯体痛；来自于膀胱、肠管、输卵管、子宫以及卵巢的疼痛属于内脏痛。慢性盆腔炎是引起临床上慢性盆腔痛最为常见的原因。临床报道显示，慢性盆腔炎占慢性盆腔痛患者的17%~56%。多是由于流产后、产后、盆腔术后、宫内节育器、经期不卫生、不洁性生活史等原因导致的病原体逆行性侵入感染或者由于盆腔临近器官炎症的蔓延所导致。

在传统的中医古籍当中并无"炎性盆腔痛"这个病名，本病主要以少腹痛以及小腹痛为主，而少腹属肝，是肝经所循行的部位。中医认为本病的病因病机为湿浊邪气或者湿毒郁积于盆腔，再加之患者素体脾虚，故导致机体经络闭阻、气滞血凝、营卫失调而冲任受到影响。因此本病与肝脾具有着密切的关系，肝主疏泄、脾主运化，若脾虚不运，则不能运化水谷精微，导致湿浊内停，湿浊下注；若肝郁乘脾，脾失健运则湿浊下注，因此对于本病的治疗应活血化瘀、疏肝健脾。本研究运用完带汤加减治疗，方中山药补脾肾、白术健脾益气，再加之人参大补元气，以健脾益肾，恢复脾之统摄功能；陈皮理气、车前子利水通淋、苍术燥湿和胃；再配以柴胡升阳而疏肝，白芍扶脾疏肝；在完带汤基础上加用当归补血活血、调经止痛，桃仁、红花活血化瘀而止痛，甘草调和诸药。

本研究结果显示，观察组治疗总有效率为94.29%，对照组治疗总有效率为77.14%，两组比较，差异具有统计学意义；治疗前，两组患者疼痛评分不具有差异（$P>0.05$），治疗后，观察组患者疼痛评分改善情况显著优于对照组；治疗前，两组患者证候体征总积分差异无统计学意义（$P>0.05$），治疗后，观察组患者证候体征总积分改善情况显著优于对照组。表明中医完带汤联合抗生素治疗炎性盆腔痛其临床疗效显著，且能够显著改善患者疼痛程度以及中医证候、体征积分，具有一定的临床应用价值。

七、完带汤联合碳酸氢钠坐盆治疗妊娠期 VVC 的临床研究

妊娠期 VVC 是由假丝酵母菌引起的外阴阴道炎症，是常见病和多发病。10%~20% 非孕妇及30% 孕妇阴道中有此菌寄生，因菌量少不引起症状。不少学者证实，雌激素在体外不仅能与 VVC 结合，还能促使其发芽提高毒力。孕妇在妊娠期间受内分泌的影响，阴道容易被感染，可能是在妊娠期间容易患 VVC 和治疗效果明显不如非孕妇好的原因。妊娠期妇女发病率为30% 左右。有关 VVC 的治疗至今尚无十分理想方案，一般选用咪唑类、三唑类等西药为主，这些药物价格较贵，孕妇忌用，且有肝肾功能损害的可能，在临床中受到限制。为研究完带汤联合碳酸氢钠坐盆治疗妊娠期 VVC 的治疗效果，现整理某医院患者的临床资料报告如下。

1. 资料与方法

1.1 一般资料

选取医院产科收治的妊娠期 VCC 患者142例，所有患者均符合我国制定的 VVC 诊断方法，患者临床表现为外阴瘙痒、灼痛，伴有尿频、尿痛、性交痛等，阴道可见白色稠厚呈凝乳块状或豆渣样分泌物。排除3级高血压，严重心、肝、肾功能不全，精神病患者，过敏体质者等，所有研究对象均签知情同意书，治疗前进行患者血常规、肝功能、肾功能、阴道分泌物白假丝酵母菌的检测。依照治疗方法的不同分为治疗组和对照组，各71例，两组患者年龄、卫生习惯以及用药治疗等一般资料方面比较差异无统计学意义（$P>0.05$），具有可比性。

1.2 方法

对照组除仅口服完带汤治疗。治疗组采用完带汤加减煎服，联合2%~4%碳酸氢钠坐盆治疗。完带汤药物组成：白术15g、山药20g、白芍10g、车前草10g、黑芥穗8g、柴胡8g、苍术10g、陈皮6g、川太子参12g、黄柏8g、芡实10g、甘草5g。清水3碗煎成大半碗，1剂/天，2次/天，观察期1个月。两组患者期间7、15、30d后进行血常规、肝功能、肾功能、阴道分泌物白假丝酵母菌的检测等，同时作1次小结。试验期间，观察有无不良反应，如出现不良反应不能耐受用药，就应终止治疗。如患者治疗期间出现明显的药物副作用，予停药，对症处理，可退出实验。每次复诊均应记录患者评估的相关指标，两组对比，同时根据患者症状、舌象、脉象及相关指标作药物剂量调整。

1.3 观察指标及疗效判定标准

观察记录患者的临床症状和体征，观察两组患者的治疗效果、按时来院检查复发情况。患者治疗效果采用中药临床研究指导原则来确定，分为：

治愈：症状全部消失，实验室检查阴性；

显效：临床症状明显减轻，实验室检查阴性；

好转：临床症状减轻，分泌物减少，实验室检查阴性或部分阳性；

未愈：症状无好转，实验室检查阳性。

总有效率＝（治愈＋显效＋好转）/总例数 ×100%。

1.4 统计学方法

采用SPSS18.0统计学软件进行统计分析。计量资料以均数 ± 标准差（$\bar{x} \pm s$）表示，采用t检验；计数资料以率（%）表示，采用X^2检验。$P<0.05$表示差异有统计学意义。

2. 结果

2.1 两组治疗效果对比

治疗组患者的治疗效果明显优于对照组，差异有统计学意义。

2.2 两组复发率对比

两组患者在治疗中均未出现不良反应；两组患者治疗7d后，两组患者均未出现复发情况；治疗15d后，治疗组患者未出现复发患者，对照组有10例复发；治疗30d后，治疗组2例复发，对照组17例复发，治疗组患者治疗30d后的复发率明显低于对照组。

3. 讨论

妊娠期VVC是由假丝酵母菌引起的外阴阴道炎症，我国传统医学认为VVC属于带下病、阴痒病，多是因为湿邪作祟，完带汤为清代名家傅山所创，中医治疗以补脾疏肝、化湿止带为主，采用完带汤加减煎服，能够提高患者的免疫力和抵抗力，在治疗中能够提高治疗效果。完带汤中，方中重用白术、山药，意在补脾祛湿，使脾气健运、湿浊得消；山药有固肾止带之功。苍术燥湿运脾，车前草利湿清热，白芍柔肝理脾，使肝木条达而脾土自强；佐以陈皮之理气燥湿，既可使补药补而不滞，又可行气以化湿；柴胡、黑芥穗之辛散，得白术则升发脾胃清阳，配白芍则疏肝解郁。诸药相配，使脾气健旺，肝气条达，清阳得升，湿浊得化，则带下自止。碳酸氢钠溶液呈碱性，采用碳酸氢钠溶液坐盆治疗起到抑制霉菌生长的作用。在本研究中采用完带汤联合碳酸氢钠治疗妊娠期VVC，治疗组患者的治疗效果（97.2%）明显高于对照组（76.1%），差异有统计学意义。

综上所述，采用完带汤联合碳酸氢钠治疗妊娠期VVC疗效显著，临床症状恢复快，复发率低，且治疗简便，无明显毒副作用，能有效降低孕产妇患VVC的发生率，减少孕产妇的精神负担和经济损失，提高孕产妇战胜疾病的信心和生活质量，在临床中值得推广应用。

第二章　加减传世方简编

第一节　理论阐微

一、《傅青主女科》医方集解系列·带下病

【原文】夫带下俱是湿症。而以"带"名者，因带脉不能约束，而有此病，故以名之。盖带脉通于任、督，任、督病而带脉始病。带脉者，所以约束胞胎之系也。带脉无力，则难以提系，必然胎胞不固，故曰带弱则胎易坠，带伤则胎不牢。然而带脉之伤，非独跌闪挫气已也，或行房而放纵，或饮酒而颠狂，虽无疼痛之苦，而有暗耗之害，则气不能化经水，而反变为带病矣。故病带者，惟尼僧、寡妇，出嫁之女多有之，而在室女则少也。况加以脾气之虚，肝气之郁，湿气之侵，热气之逼，安得不成带下之病哉！故妇人有终年累月下流白物，如涕如唾，不能禁止，甚则臭秽者，所谓白带也。夫白带乃湿盛而火衰，肝郁而气弱，则脾土受伤，湿土之气下陷，是以脾精不守，不能化荣血以为经水，反变成白滑之物，由阴门直下，欲自禁而不可得也。治法宜大补脾胃之气，稍佐以舒肝之品，使风木不闭塞于地中，则地气自升腾于天上，脾气健而湿气消，自无白带之患矣。方用完带汤。

白术（一两，土炒），山药（一两，炒），人参（二钱），白芍（五钱，酒炒），车前子（三钱，酒炒）苍术（三钱，制），甘草（一钱），陈皮（五分），黑芥穗（五分），柴胡（六分）。

水煎服。二剂轻，四剂止，六剂则白带全愈。此方脾、胃、肝三经同治

之法，寓补於散之中，寄消於升之内，开提肝木之气，则肝血不燥，何至下克脾土；补益脾土之元，则脾气不湿，何难分消水气。至於补脾而兼以补胃者，由里以及表也。脾非胃气之强，则脾之弱不能旺，是补胃正所以补脾耳。

【眉批】妇科一门，最属难治。不难于用方，难于辨证也。五带症辨之极明，立方极善，倘用之不效者，必其人经水不调，须于调经、种子二门参酌，治之无不见效。即如白带症，倘服药不效，其人必经水过期，少腹急迫，宜服宽带汤。余宜类参，方见三十三。

【方歌1】完带汤主带下绵，白术山药一两煎，白芍五钱人参二，草一苍术车前三，黑荆陈皮柴少少，带下白滑此方专，燥湿宜炒秘在量，脾气健旺带自干。

【方歌2】完带二术草药参，芍柴黑荆车前陈，绵绵不绝白带下，健脾化湿此方珍。

【功效】健脾益气，化湿止带。

【主治】脾虚湿浊下注之带下。带下量多，色白或淡黄，质稀无臭气，绵绵不断，面色萎黄，脘腹易胀，纳食欠佳，大便易溏，神疲乏力，舌淡苔白，脉细弱或缓滑。

【方解】方中重用炒白术、炒山药各一两补脾益气，祛湿止带，共为君药，其中白术炒用尤善入脾胃以健脾燥湿，山药补肾健脾固精以约束带脉；人参益气补中，资君药健脾；苍术辛香行散，苦燥化浊以运脾；白芍柔肝，又可防香燥伤肝阴，配柴胡疏肝理气而解郁；车前子利湿泄浊，使湿有去路；陈皮理气燥湿，令气行湿化；黑芥穗辛散祛风胜湿，炒黑以助收涩止带，甘草和中。全方重在健脾祛湿以止带，兼以疏肝，共奏补脾疏肝、化湿止带之功。

岳美中：此方用大量白术、山药为君药，双补脾胃阴阳；用中量人参、苍术为臣药，补中气，燥脾土；芍药、甘草合用，为甲己化土，车前子利湿，均为正佐之药。方中最妙者，柴胡、陈皮、黑芥穗俱用不及钱之小量，柴胡用以升提肝木之气，陈皮用以疏导脾经之滞，黑芥穗用以收涩止带，并有引血归经作用。方中山药、白术用量可谓大矣，陈皮、柴胡、黑芥穗用量可谓小矣。大者补养，小者消散，寓补于散，寄消于升，用量奇而可法，不失古人君臣佐使制方之义。

钱伯煊：本方为近世治疗白带最常应用的方剂，适用于脾虚湿盛之白带，临床用本方多不做药物加减，但在剂量上却有着很大的灵活性。原方重用白术、山药至30g，而升阳调肝之柴胡、荆芥、陈皮仅用几分，孰不知白术、山药虽健脾益气之品，若用量过重反使胃壅气滞而致纳少、运呆，故在用量上勿需与醒脾运湿之苍术、陈皮相差太多，一般用至12g左右即可；而对于脾虚湿盛之证，升阳调肝之品亦不必如此谨慎，用至6g左右并无妨害，否则柴、荆等品，性本清轻，于大队参、术、药、芍之中，以数分之微量如何能发挥效用。

按语：

1. 本方在大量补脾祛湿药的基础上，配以小量疏肝之品，寓补於散之中，寄消於升之内，健脾而除下注之湿。临证宜谨守病机，脾健湿去，带净无余，故名"完带汤"。

2. 临证以带下绵绵不绝，清稀无色无味，舌淡苔白为辨证要点。

3. 用药注意药量的轻重变化，湿重可加薏苡仁、土茯苓；带下不止加煅海螵蛸、白果、芡实；虚寒可以合用肾着汤。

4. 本方现代亦用于辨证为脾虚湿盛的阴道炎、宫颈炎、慢性胃炎、慢性痢疾、慢性肝炎、慢性肾炎、眩晕、水肿等等。然热实证非本方所宜。

【验案】

案1：带下。曾治一周姓妇女，年30岁，自述白带多，清稀如水，无臭味，疲乏无力，腰膝酸软无力，小腹冷疼喜温，小便长，每天用一包以上卫生纸已一年余，多方治疗病情反复不愈，曾服妇科千金片、妇炎康、甲硝唑等并输液治疗，疗效不显，近三个月来，少腹坠痛，大小便均有坠胀感。诊见舌质淡苔白，脉沉滑无力，症属脾虚肝郁，湿浊带下。治法当补脾疏肝，化湿止带为主。随书方：白术30g（土炒），山药30g（炒），党参10g，白芍15g（酒炒），车前子10g（酒炒），苍术10g（制），甘草3g，陈皮3g，黑芥穗3g，柴胡3g，菟丝子15g，小茴香10g。

五剂药后症状明显减轻。少腹稍有下坠感，舌质淡，苔白腻，脉同前，效不更方，继服五剂尽剂而愈。随访半年未再复发。

案2：久泻。余某，男，39岁，干部，2004年4月22日初诊。患者自述6年前因暴饮暴食而患"急性胰腺炎"住院治疗1月，之后经常腹泻，每因稍食油腻之物或情绪不畅而发作，先后用过诺氟沙星、泻痢停、思密达、健脾丸等数十种药物，效果欠佳，而腹泻愈加频繁，严重影响工作和生活。诊见患者形瘦神疲，面色萎黄，大便稀溏或完谷不化，日达8、9次之多，脘闷胁胀，食少纳差，舌淡苔白腻，脉弦而缓。证属脾虚肝郁，运化失常。治宜补脾泻肝，运化水湿。方用完带汤加减，处方：炒白术、炒山药、党参、薏苡仁各10g，白芍、车前子各15g，苍术、炒扁豆、陈皮各10g，柴胡、枳壳各6g。每日1剂，水煎服。

3剂后精神好转，便次明显减少。继6剂，诸症消失。后以本方调理1月，随访1年未复发。

案3：无症状性蛋白尿。某女，36岁。患者于半年前查体时发现尿蛋白1.0g/L，多次复查，波动在0.7~1.5g/L，无血尿及其他明显不适，曾服雷公藤多苷及双嘧达莫等药，未见效果。查其形体稍胖，面色萎黄，白带较多，舌质淡，苔薄白，脉缓。既往无浮肿、高血压及皮疹病史。查血常规、血沉、血脂、血糖、肾功能及肾B超均正常，LE细胞及抗核抗体阴性，24h尿蛋白1.5g。诊为无症状性蛋白尿。证属脾气虚损、湿浊下注。治宜健脾益气、升阳除湿。方用完带汤加减：白术30g、山药30g、薏苡仁30g、苍术10g、车前子（包）30g、陈皮10g、白果10g、黄芪15g、党参15g、黑芥穗10g。水煎服，日1剂。服药2周后，白带明显减少，尿蛋白0.5g/L，后以原方略施增减，1个月后尿蛋白消失。又用完带汤巩固治疗1个月，半年后复查未复发。

案4：嗜睡。某女，35岁。患者于2个月前，因淋雨后，发热身痛，经治热退痛减，但觉昏沉嗜睡，头身困重，食少，口淡不渴，大便溏软，小便清长，带下清稀，舌淡、苔薄白，脉濡缓。证属脾胃虚弱，湿困脾阳，治宜补中健脾，化湿通阳，方用完带汤减白芍、芥穗，加茯苓、桂枝、防风、石菖蒲，水煎服。服3剂后诸症减轻，精神转佳，续服3剂，症状消除而告愈。

二、傅青主治疗5色带下特点探析

傅山，字青主，明末清初人，博通经典子集，尤精医学，对妇科方面独树一帜，其著作《傅青主女科》是一部颇具临床价值的妇产科专著。该书理法谨严，辨证详明，用药精确，对中医妇科学的发展具有重要影响，具有鲜明的学术特点。笔者通过学习《傅青主女科》带下病的内容，分析傅青主治疗带下5色的特点，介绍如下。

1. 白带

《傅青主女科·带下》对白带病名之论述曰："妇人有终年累月下流白物，涕如唾，不能禁止，甚则臭秽者，所谓白带也。"傅氏认为白带"乃湿盛而火衰"所致，"肝郁而气弱，则脾土受伤，湿土之气下陷，是以脾精不夺，不能化荣血以为经水，反变成白滑之物，由阴门直下，欲自禁而不可得也"。白带异常，多与脾、肝关系密切。白带证属湿、寒，主因脾虚肝郁、湿浊下注所致。盖脾主运化，肝主疏泄，如脾虚运化失职，湿浊停聚，流注下焦，伤及任带，任脉不固，带脉失约而致病；若肝郁化火，肝热脾湿，湿热互结，流注下焦，损及任带，约固无力，而成带下病。治宜补脾疏肝，化湿止带。傅氏所拟完带汤为治白带之主方。方中大量运用炒白术补气健脾燥湿，炒山药补气健脾涩精，使脾土水谷精气不致下流，故为君药。人参补气健脾，苍术补脾气且燥脾湿，共为臣药。君臣相配，则脾气健旺，湿无由生。白芍柔肝扶脾，能土中泻木，配合君药白术补脾疏肝；车前子因势利导，渗利既成之湿；尤妙在柴胡升提肝木之气，配白芍补肝体而助肝用；陈皮理气健脾，配白术、山药补气而不致气壅；黑芥穗入血分，祛风胜湿；此五味相伍，共为佐药，共奏补脾疏肝、化湿止带之效。甘草补气健脾、调药和中，是为使药。本方为脾胃肝三经同治之方，量大者补养，量小者消散，寓补于散之内，寄消于升之中，补虚而不滞邪，以达健脾益气、升阳除湿止带之效。

2. 黄带

《傅青主女科·带下》对黄带病名之论述曰："妇人有带下而色黄者，宛如黄茶浓汁，其气腥秽，所谓黄带是也。"傅氏认为黄带"乃任脉之湿热"所致，"唯有热邪存于下焦之间，则津液不能化精，而反化湿也。夫湿者，土之气，实水之侵；热者，火之气，实木之生。水色本黑，火色本红，今湿与热合，欲化红而不能，欲返黑而不得，煎熬成汁，因变为黄色矣"。黄带证属湿热，多为脾虚湿郁，湿热下注所致，治宜清热祛湿，健脾止带。傅氏拟易黄汤为治湿热黄带之主方。方中重用山药、芡实健脾化湿，补任脉之虚，补而不滞；白果引诸药入任脉，补任固涩止带；车前子利水渗湿，湿去则带下自减；黄柏清热燥湿，尤善治下焦湿热，湿热去则带下止。诸药相伍，共奏清热除湿、健脾止带之效，为临床治疗黄带提供了最有效的治疗方法

3. 赤带

《傅青主女科·带下》对赤带病名之论述曰："妇人有带下而色红者，似血非血，淋漓不断，所谓赤带也。"傅氏认为赤带亦属湿热之病，指出"赤带亦湿病，带脉通于肾，而肾气通于肝。妇人忧思伤脾，又加郁怒伤肝，于是肝经之郁火内炽，下克脾土，脾土不能运化，致湿热之气蕴于带脉之间；而肝不藏血，亦渗于带脉之内，皆由脾气受伤，运化无力，湿热之气，随气下陷，同血俱下，所以似血非血之形象，现于其色也"。赤带一证，多与肝、脾、肾密切相关。患者或素体抑郁多怒伤肝，肝郁化火，心肝之火下注任带二脉，带脉失约；或肝旺脾弱，肝郁化热，脾虚湿阻，湿热交阻，蕴于任带，伤及血络而致病。治宜养血清肝，方用清肝止淋汤。此方以补肝血为主，方中白芍酸寒入肝经，为脾之引经专药，养血敛阴柔肝，以制肝火亢盛，使肝气得疏，肝气疏自不克土，脾不受克，脾土自旺；香附理气调血、疏肝解郁；当归补血活血，阿胶补血滋阴，二药合用意在滋阴以制火，且补已伤之阴血；黄柏润下焦之湿热；生地黄清热养阴凉血；牛膝引血下行，使之补血而无滞塞，并有降火凉血之功效；牡丹皮凉血中之肝火；红枣补脾和中；黑豆利水除淋。诸药相伍，使血旺而火自抑，火退则赤带自愈。"此方之妙，妙在纯于治血，少加清火之味，故奏功独奇"。

4. 青带

《傅青主女科·带下》对青带病名之论述曰："妇人有带下而色青者，甚则绿如绿豆汁，稠黏不断，其气腥臭，所谓青带也。"傅氏认为青带"乃肝经之湿热"所致，因"肝属木，木色属青"，且肝经绕阴器，肝经湿热下注，走于带脉，从阴器而出，乃为青带。因肝木被脾土湿气所侮，肝气必郁，郁则必逆，久逆火热日盛，湿热搏结亦甚，治宜疏肝解郁，清热利湿，方用加减

逍遥散。方中柴胡疏肝解郁，使肝气条达，气机舒畅；白芍养血柔肝，使肝得血养而不横逆；茯苓补中健脾，使脾运化有权，肝不乘脾；陈皮理气醒脾；栀子、茵陈利湿清热；甘草缓肝之急，调和诸药。诸药相伍，使肝得疏，热得清，湿得利，共奏"解肝木之火，利膀胱之水，则青绿之带病均去矣"之效。

5. 黑带

《傅青主女科·带下》对黑带病名之论述曰："妇人有带下而色黑者，甚则如黑豆汁，其气亦腥，所谓黑带也。"傅氏认为黑带"乃火热之极"所致，"胃火太旺，与命门、膀胱、三焦之火合而熬煎，所以熬干而变为炭色"。黑带是病症名，又名带下黑，是阴道经常流出黑豆水样稠黏或腥臭的液体，或赤白带中杂有黑色。此证主要病机是胃火太旺，胃火与命门、膀胱、三焦之火结于下，火极似水之故。治法当以泻火为主，方用利火汤。方中大黄清热泻火，攻下热结，导热从大便而解；黄连清热泻火解毒；石膏、知母清热降火滋阴；栀子清泻三焦火热；王不留行、刘寄奴利湿，二药相伍，取其通利之性甚速，力图利湿之效捷；白术健脾燥湿，茯苓利水渗湿，二药相伍健脾燥湿以扶脾土；车前子利水道而清湿热，引热从小便而去。合而成方，使热从二便分消，共奏泻火除湿之效，火热退而湿自除，带脉恢复其约束之功，则带下自止。

6. 小结

《傅青主女科》是中医妇产科医师在临床中重要的学习专著之一。全书文字朴实，论述简明扼要，理法方药谨严而实用，重视脏腑气血辨证，善于填精补肾、培补脾胃、疏肝解郁相结合，尤其对带证的辨治更为详明，故颇受妇产医家推崇，对现代妇科临床具有普遍的指导意义和较高的使用价值，在医界流传甚广，深受赞誉。综观《傅青主女科》带下病全篇，从其病因病机、辨证论治至配伍用药皆注重健脾利湿，在用药配伍上，紧紧抓住"湿"这一关键因素，从脾而论之，注重调理气血，突出脏腑辨证，做到"遵古而不拘泥于古"。《傅青主女科》以其独树一帜的学术思想，精确的辨证思路，独见新义且疗效卓著的制方用药，对中医临床，特别是中医妇产科临床具有重要的指导意义，值得每一位中医临床医生领悟和学习、继承、发扬和创新。

三、"分消走泄"法在傅氏完带汤中之体现

温病大家叶天士在《温热论》中言：再论气病有不传血分，而邪留三焦，亦如伤寒中少阳病也。彼则和解表里之半，此则分消上下之势，随证变法，如近时杏、朴、苓等类，或如温胆汤之走泄……提出治疗湿热弥漫三焦宜用"分消走泄"法。而先于叶氏，妇科名家傅青主基于"从湿治带"之思想，创立了治疗"白带"之名方完带汤，后世用于脾虚肝郁之带下的治疗。方中的治湿之法与叶氏遥相呼应，体现出"分消走泄"的治湿思想。本文通过解析傅青主"治带"思想中的"分消走泄"之法，意在将其灵活应用于临床，提高临证疗效。

1. "分消走泄"法

1.1 肇始于《内经》，立法于《伤寒》，成于《温热论》

"分消走泄"思想始见于《素问·至真要大论篇》，谓之"湿淫于内，治以苦热，佐以酸淡，以苦燥之，以淡泄之"。其后仲景创"辛开苦降"法，以疏散、淡渗等法相结合，驱邪外出。李东垣在《兰室秘藏》中提出了"分消"法："中满者，泻之于内，调脾胃有病，当令上下分消其气。"张景岳在《景岳全书》中论："既痞有湿，唯宜上下分消其气，果有内实之证，庶可略与疏导。"叶氏在《温热论》中完整阐释了该法用以湿热留于三焦气分之证，其论曰：再论气病有不传血分，而邪留三焦，亦如伤寒中少阳病也。彼则和解表里之半，此则分消上下之势，随证变法，如近时杏、朴、苓等类，或如温胆汤之走泄……其后，吴鞠通创立了多首以"分消走泄"为立方原则的名方，如三仁汤、茯苓皮汤、杏仁滑石汤、黄芩滑石汤等。又经过后世医家的不断发展和完善，"分消走泄"法被赋予了更加深刻的内涵。

1.2 "分消"为法，"走泄"为用

"分消走泄"由"分消"法与"走泄"法相合而成。"分"，《说文解字》中为"别也"，"消"为"尽也"，是指将病邪分部消散，分别消解，如八正散之前后分消法、五积散之表里分消法、凉膈散之上下分消法、三仁汤之三焦分消法等。"走泄"之"走"，《说文解字》言"趋也"，"泄"为外散之义。"走泄"即为运用"动""通"之法，利用"走而不守"之药物使病邪外达。故此

法中针对湿邪，"分消"为治疗大法，而"走泄"为用药之则。

2. 傅青主之"从湿治带"

2.1 "带下俱是湿证"

《素问·太阴阳明论》曰："伤于湿者，下先受之"；《傅青主女科》开篇即提出"夫带下俱是湿症"，认为带下病主要由湿邪侵及脾肝肾三脏，任、带二脉失约所致。《傅青主女科·妊娠》言："脾肾亏，则带脉急"；傅氏亦言："带脉者，所以约束胞胎之系也。"带脉无力提系，首应责之于脾。脾者，后天之本，若脾虚则运化失司，水谷精微不能上输，反聚成湿流注下焦，同时脾肾亏损，则带脉无力，任带失约，以致带下过多。而肝主疏泄，性喜条达，所谓土得木而达，若肝失疏泄，木气郁结，木不疏土，致脾失健运，水湿下注，即为带下病。傅氏还指出："肝之性既违，则肝之气必逆，气欲上升，而湿欲下降，两相牵掣……遂从阴器而出。"此外，湿夹以热，热迫津行，亦致带下病。对于带下病的病机，傅氏认为"无湿不作带，无虚不生湿"，应重视湿邪这一关键致病因素。

2.2 治病求本，杜其生湿之源

傅氏治疗带下病，以"治病求本，杜其生湿之源"为基本法则。对于脾虚肝郁湿滞之带下，《傅青主女科》有云："妇人有终年累月下流自物，如涕如唾，不能禁止，甚则臭秽者，所谓白带也"，指出"白带"的主要病机为脾虚失摄，湿气下行，治法为"宜大补脾胃之气，稍佐以疏肝之品，使风木不闭塞于地中，则地气自升腾于天上"。其创立完带汤健脾疏肝、化湿止带以治白带，使"脾气健而湿气消，自无白带之患矣"。而针对肝经湿热所致的带下，其认为"水为肝木之所喜，而湿实肝木之所恶"，需解肝木之火，利膀胱之水，故"平肝正所以扶脾、治血则湿亦除"，治当"清肝火而扶脾气"。

3. 完带汤之"分消走泄"

完带汤原方组成为白术、山药各30g，人参6g，白芍15g，车前子、苍术各9g，甘草3g，陈皮、黑芥穗、柴胡各2g。方中重用白术、山药补脾祛湿止带，二者共为君药。人参补气，以助君药益脾；苍术燥湿，以资君药之祛湿；白芍柔肝，可使肝气平和舒畅；车前子利尿，令湿从小便而走，四药合为臣药。

陈皮理气，以行山药之滞；柴胡、黑芥穗入肝经，而柴胡行气分，芥穗炒黑入血分，二者合用，疏肝升阳，肝脾调和，则湿邪自化，共为佐药。甘草调和诸药，为使。诸药合用，共奏健脾疏肝、祛湿止带之功。

3.1 脏腑分消—肝、脾、肾

脾为后天之本，气血生化之源。方中白术为补脾健脾第一药，合肺脾肾同补之山药、人参以补益脾气，令气行则湿化，合燥湿力强之苍术，配以理气化滞之陈皮，共同温运中焦，燥化湿邪，为从脾着手之"分消"。肝为刚脏，体阴用阳，喜条达恶抑郁。方中柴胡、黑芥穗皆入肝经，加之柔肝之白芍，使得肝阳得升，肝气得展，并助脾阳升展，故而湿邪之外出通路调畅，此为从肝着手之"分消"。肾藏精，为后天之本。方中山药、人参亦可入肾益肾气，补"先天"以养"后天"，山药另可补肾固带脉，使带脉约束有权，阻断湿浊之下注，此为从肾着眼之"分消"。

3.2 趋势分消—燥、运、利

方中苍术味辛、苦，性温，《本草衍义》谓其："气味辛烈"；《珍珠囊》言其："能健胃安脾，诸湿肿非此不能除"，其可温运中焦，燥化湿浊，为"燥湿"之法的体现。方中陈皮味苦、辛，性温，《本草备要》谓其："能燥能宣，有补有泻，可升可降"，《本草经解》言其："苦辛下泄，味辛能通"，可运化中焦，行不通之滞，鼓动湿浊外出，为"运湿"之法的体现。朱丹溪主张"治湿不利小便非其治也"，方中车前子味甘，性微寒，《本草经疏》谓其："入肾、肝、膀胱三经"，《医学启源》言其："主小便不通，导小肠中热"，可淡渗利湿，导湿邪从小便而出，为"利湿"之法的体现。

3.3 升散、运中、开下以走泄

方中柴胡，《药品化义》云其："柴胡，性轻清，主升散，味微苦，主疏肝"，加之"入足厥阴经气分"之黑芥穗，升散肝阳，助升脾阳，以温散湿浊，动而不固，以升散之力体现"走泄"；而苍术、白术、陈皮皆入中焦，或燥湿或运湿以振奋中阳，运化湿浊，以运中之力体现"走泄"；车前子归肾、膀胱经，渗利小便，以开下之效体现"走泄"。

傅青主完带汤以肝、脾、肾三脏与燥、利、运三法之"分消"及升散、运中、开下三法之"走泄"体现了"分消走泄"的治湿思想，与叶天士治疗三焦湿热之"分消走泄"法相呼应。虽切入点不同，所用有异，皆体现了多途径多脏腑驱除湿邪的思想。本文通过对该法的解析，意在将其思想灵活应用于临床，提高临证疗效。

四、中医除湿解毒法在妇科疾病中的应用

妇科疾病主要以经带胎产为主，大多疾病目前西医治疗以消炎为主，由于抗生素对人体的副作用越来越大，而中医中药因疗效肯定而且毒副作用小越来越被患者所接受，因此大多选用中药来治疗一些妇科常见病和多发病，现就中医除湿解毒法在妇科的应用做一介绍。

1. 中医妇科致病特点

随着我国经济社会的不断发展，人民生活水平的不断提高，饮食的多样化及营养日益丰富，饮食所致的发病机理已远非过去的饮食不节（饮食过饥或饮食过饱）、饮食偏嗜的致病特点了，而以饮食不洁为因发病日益多见。由于生活条件的改善，人们对水果、肉类及酒类大量摄入，这些东西助湿碍脾，影响了脾胃的运化功能，更产生湿邪，故体内湿邪益盛，形成体胖痰湿体质；同时，我国食物污染较为严重，大量的农药化肥及激素的使用，使不洁异物进入体内，久而久之产生毒邪，蕴结于内，形成毒邪内存，致使体内易存在湿气内盛，毒邪内蕴而成为湿毒互结。对于妇女而言，湿性重浊下行，导致妇女带下量多而成带证；湿性黏滞而气血不通，不通则疼痛，气血不能按时而潮，故导致月经不调而痛经；湿毒内蕴，损伤胎元，故易致胎元不固而滑胎；湿盛毒蕴则往往导致产后诸症发生。综上所述，湿毒内蕴可致妇科经、带、胎、产诸症发病，故治疗妇科病以除湿排毒为要。

2. 除湿解毒法在妇科中的具体应用

临床上妇女以湿盛毒蕴为其发病的基本机理，故除湿健脾解毒为主要治则，常用方剂如完带汤、归脾汤等加减，一般对药物的选用上，常宜用茯苓、白术、白藓皮、生苡米、山栀子、丹皮、木通、滑石块、益母草等来健脾除湿；金银花、连翘、地丁、土茯苓、生甘草、白芍等清热解毒。

2.1 止带

中医认为，妇女带下多因湿浊下注所致，用除湿解毒法治疗妇女多见的带下证，如《傅青主女科》"故妇人有终年累月下流白物，如涕如唾，不能禁止，甚则臭秽者，所谓白带也。夫白带乃湿盛而火衰，肝郁而气弱，则脾土受伤，湿土之气下陷，是以脾精不守，不能化荣血以为经水，反变成白滑之物，由阴门直下，欲自禁而不可得也。治法宜大补脾胃之气，稍佐以舒肝之品，使风木不闭塞于地中，则地气自升腾于天上，脾气健而湿气消，自无白带之患矣。"所以在临床上对带下症多健脾祛湿治疗，方用完带汤之属。慢性盆腔炎、阴道炎除本虚外，湿热瘀毒为其主要病理基础，治疗应以清热利湿，祛瘀排毒为其基本治则。

2.2 调经止痛

临床上妇女月经不调大多为气血亏损，脾肾不足所致，所以大多治疗以调理人体气血，健脾温肾之法来治疗。但是，湿毒亦可致月经不调，由于体内湿邪蕴盛，湿本为阴邪，易阻碍人体气机，气机不畅，血脉推动无力，致瘀血停滞，经血不能按期而潮，故可致月经错后，痰湿阻于胞脉，遂致经闭不行；而湿郁久则化热，热毒迫血妄行，则又可致月经前期，经量过多等，因此治疗求其本则宜除湿解毒。诚如杨氏所说：伤于湿者，下先受之，湿性秽浊，故湿邪为病，易致局部糜烂，发生在皮肤表现为滋水渗液，而发生在胞宫则多为赤白带下，月经紊乱和崩漏。再者湿邪为病，易化热或湿邪夹杂为病形成妇科血证。临床可用半夏、茯苓、陈皮、苍术、枳壳、香附、白芍、泽兰、生甘草等燥湿健脾，化痰调经解毒，痰湿祛除，气血调和，胞脉畅通，经水自来。

2.3 养胎

临床上大部分不孕及胎动不安，胎漏下血主要为脾气虚弱或肾精不固所致，但湿毒内聚，阻碍人体气血，气血不养及毒伤胎元均可致胎漏、胎动不安及滑胎。临床多表现为身体较为肥胖，口舌生疮，牙龈易发炎，身体皮肤易起皮疹或疖子，大便多黏稠，便下不爽或婚后多年不孕，或孕而易流，舌红苔黄腻。此即为湿毒内蕴，阻碍经络，气血不通，不易受孕。如湿毒直接伤及胎元，胎元不固，则导致患者出现滑胎流产。因此对此证的治疗应以除湿排毒为主，同时大量加入补脾气、滋肾固精之药来治疗。

2.4 助产

妇女产后，对身体的调理有以下注意之处，第一阶段休养调理、祛瘀生新及益气补血；第二阶段健脾祛湿。脾胃为"后天为本""气血生化之源"。脾胃运化能力不光与产妇自己的营养消化吸收、身体恢复有关，更和母乳分泌有关。若产妇脾胃虚弱，则乳汁量少而清稀。或产妇产前饮食不当，过食甘肥膏腻之物，则湿困脾土，舌苔厚腻，不思饮食，乳汁不下。总之，健脾祛湿就是要根据产妇自己的不同体质，调理好肠胃。只有先调理好肠胃，才能适当进补，气血才能旺盛，不断将气血化生成乳汁，孩子才能健康成长。因此，除湿健脾排毒对产妇的调理也很重要，在临床上应经常适当服用补中益气汤加减等来调理脾胃。

2.5 止崩

妇女不在行经期间大量下血，多在月经初潮或停经期易发，因血瘀或血热脾气虚统血无力所致，而现在临床上的崩漏患者除了虚证而外，实证也较为多见，湿盛于内，痰聚于脉，阻滞血脉不循常道，溢于脉外，而致大量下血。故治疗当以祛湿解毒为要。清热除湿药要贯穿整个崩漏证治疗之始终，特别是血止以后，要以清热除湿为主，即使患者有瘀、虚之表现，清热除湿药亦应配伍于化瘀、补虚方药之中，湿热祛除，则气血运行有序，血不止而自止。对除湿药的选用，首推白术，黄芪、生甘草等。药性平和，一药多功，既可益气摄血、健脾除湿，又能利脾肺之气，重用固带脉效最速捷，固而不滞，又无留邪之弊，对妇科病伴腰痛者每收桴鼓之效。

总之，由于目前妇科疾病的致病特点，易为湿毒为患，因此治疗宜以祛湿解毒为主要方法，可用于临床上的经、带、胎、产各个环节的疾病治疗中，值得中西医结合临床更进一步研究。

五、论完带汤祛湿之法

完带汤为傅山论治带下病诸方之首，其祛湿之法，颇具特色。概括其要点有四：健脾疏肝以杜生湿之源；燥湿利湿以分消湿浊；理气化滞以使气行湿化；升发清阳则湿不下流。诸法并行，脾健郁舒，湿浊得化，清阳得升，带下自止。

湿邪为患，症状多端，治法及方药众多。但湿有外湿与内湿之别，又有寒化、热化之变，湿邪侵袭部位亦有内外上下之殊，且湿性缠绵，难以速除，使得临床上许多医者在湿病的选药处方上踌躇不决。傅氏以为"夫带下俱是湿症"，故论治带下，多以祛湿为先。今以完带汤为例，解析傅氏祛湿之法，以期对医道同仁有所启示。

1. 调治脏腑，杜生湿之源

傅氏指出，完带汤所治之白带乃由"湿盛而火衰，肝郁而气弱，则脾土受伤，湿土之气下陷"所致，治宜"大补脾胃之气，稍佐以舒肝之品"，旨在通过调治脾胃与肝的功能，使湿无所生。

脾胃是人体调节水液代谢的重要脏腑。脾主运化水湿，胃是输布津液的第一个脏腑。《素问·至真要大论》云："诸湿肿满，皆属于脾"。《素问·经脉别论》又云："饮入于胃，游溢精气，上输于脾，脾气散精"。若脾胃失其健运，水液的运化输布失常，则湿邪内生，若湿浊下注前阴，则成带下之患。完带汤中重用白术、山药，辅以人参、甘草，意在益气补脾，以杜生湿之源。白术甘苦温燥，入脾胃经，甘以补脾，"为脾脏补气第一要药"（《本草求真》），苦则燥湿以健脾，尤宜于脾虚有湿者。山药甘平，略带涩性，入脾肺肾经，甘能补益，既可补脾气，又可养脾阴，补后天养先天而补肾，性涩能止带，补肾而固带脉，使带脉有约，带下自止。辅以人参、甘草补脾益气，以助白术、山药补脾之力。四药合用，俾脾健则湿自去，乃治病求本之法。

肝主疏泄，调畅气机，从而促进脾之运化水湿、肺之布散水津、肾之蒸化水液，以调节水液代谢。肝的疏泄功能正常，气机调畅，则水道通利。若肝失疏泄，气机阻滞，则水停而成湿。完带汤中柴胡、白芍专为调肝而设。柴胡苦辛微寒，入肝胆经，辛行苦泄，善条达肝气而疏肝解郁。白芍苦酸微寒，入肝脾血分，养阴柔肝，使肝平则脾不为贼邪所干。如此疏肝与柔肝并举，疏肝以助水液输布，柔肝以防克伐脾土，气机调畅，肝脾和调，则水湿可除，带下可止。

2. 燥湿利湿，使湿浊分消

完带汤虽为祛湿之剂，方中功专祛湿药物却仅有两味，即苍术、车前子。对于已成之湿，既可散之化之，亦可逐之利之，然适应证各有不同。傅氏因证选药，用的是燥湿利湿之法，燥湿用苍术，利湿用车前子。苍术辛苦温燥，入脾胃，芳香化湿，苦温燥湿，"健胃安脾，诸湿肿非此不能除（《珍珠囊》）"，为燥湿健脾要药，可使湿邪从内消散。车前子甘淡性寒，利水渗湿泄热，"利水道而不动气，水道利则清浊分"（《本草纲目》），善治"赤白带浊"（《雷公炮制药性解》）。配伍"治水气，利小便"（《日华子本草》）之白术，使湿自小便而出，所谓"治湿不利小便，非其治也。"

3. 理气化滞，气行湿亦化

湿性重浊黏腻，易于阻滞气机。水液的运化输布，亦有赖于气的推动，若气机阻滞，则停而生湿。可见，湿阻与气滞互为因果，临证时祛湿必先理气。正如张景岳所言："治水者必先治气，若气不能化，则水必不化。"完带汤中用陈皮理气化滞，陈皮味辛苦，气温芳香，辛以行气，苦以降气，长于调畅气机；又苦以燥湿，芳香以化湿，性温以化寒湿，湿去则脾健，脾健则水湿得运，故为理气健脾燥湿要药。方中柴胡虽为疏肝之品，亦能疏理肠胃气滞以助化湿。《本草经百种录》云："柴胡，肠胃之药也。观《经》中所言治效，皆主肠胃，以其气味轻清，能于顽土中疏理滞气，故其功如此。"脾胃为气机升降之枢，肝能调畅一身之气，陈皮、柴胡配伍则舒畅肝脾气机，使得气机调畅，气行则湿行。

4. 逆其病势，升阳则湿不下注

湿为阴邪，其性下趋，易袭阴位，完带汤所治之带下即是湿浊下注所致。按照中医"顺其病位，逆其病势"的原则，宜配伍升浮之品，使清阳上升，则湿不下流。方用黑芥穗五分，柴胡六分，陈皮五分，三药均为轻扬升浮之品，其中黑芥穗辛苦微温，芳香轻扬，其性升浮，药用芥穗，因穗在于巅，更善升发；柴胡"性轻清，主升散……若少用三、四分，能升提下陷"（《药品化义》），陈皮"能助阳气上升"（《内外伤辨惑论》），从而引白术、山药、人参之气上升，使脾胃清阳之气上升而浊阴下降，则湿气自消。

综上可见，傅氏完带汤论治带下，一方面以调治脏腑功能为先，健脾疏肝，使脾健则湿浊自去，肝舒则脾土自强，肝脾调和，则湿无由生；一方面重视分消湿浊，燥湿使湿自内消，利湿使湿从小便而出；兼以理气、升阳，气行则湿自化，升阳则湿不下流。如此立法组方，不唯白带可治，脾虚肝郁、湿浊内生之泄泻、痢疾、白浊、水肿，以及脾虚湿阻、清阳不升之鼻渊、眩晕、耳鸣，均可加减应用，对于湿邪为患的其他病变，亦颇具指导意义。

六、完带汤的异病同治体会

完带汤一方出由炒白术、炒山药、人参、白芍、车前子、苍术、柴胡、陈皮、黑芥穗、甘草十味药组成，原是针对脾虚失运、湿浊下注之白带而设。笔者于临床上运用完带汤治疗鼻鼽、乳泣、泄泻等杂病，异病同治，也具有较好疗效，举例如下。

1. 鼻鼽

刘某，女，22岁。5年前开始每遇到冷空气、大风时出现鼻部不适、喷嚏频作、流清涕等症状，确诊为过敏性鼻炎，常用激素、抗过敏药物治疗，效果不佳，反复发作。2天前因天气变化鼻炎发作，鼻塞不通、鼻痒、喷嚏频作、流清涕，伴有头部昏蒙不清，疲倦乏力，少气懒言，胸闷，腹胀纳少，便溏。察其舌体胖大，舌质淡，苔白腻，脉沉弱。此脾虚湿盛、清阳不升之证，治宜益气升清、健脾祛湿、兼宣肺通窍。处方以完带汤加味：炒白术15g，炒山药15g，红参10g，白芍10g，车前子10g，苍术10g，柴胡10g，陈皮10g，黑芥穗10g，甘草3g，桔梗10g，白芷10g，辛夷10g，生薏苡仁30g，厚朴10g。水煎服，每日1剂。服药7剂后，诸症减轻，效不更方，继服7剂，诸症消失，又继服参苓白术散1月以巩固疗效。随访至今未再复发。

按：素体脾虚，健运失职，痰湿内生，致使清阳不升，浊阴不降，肺气失于宣降，不能正常输布津液，津液停聚，则水湿之邪从鼻窍而出。故以完带汤益气升清，健脾祛湿，加生薏苡仁、厚朴增强祛湿功效，加桔梗、白芷、辛夷以宣肺通窍。

2. 乳泣

刘某，女，57岁。半年前因工作劳累双乳溢出白色或黄白色分泌物，量不多，质稀，断断续续，乳房柔软无胀痛，未予特殊注意。近1月来双乳分泌物量增多，湿透衣服，伴有气短懒言、倦怠乏力、易出汗、精神不振，查乳腺钼靶提示乳腺导管扩张，性激素六项、垂体核磁均未见明显异常，遂求治于中医。接诊时察其舌质淡红，边有齿痕，苔薄白，脉弱。此脾失健运、气虚不固之证，治法宜益气健脾、兼祛湿固涩。处方以完带汤加味：炒白术30g，炒山药30g，炙黄芪30g，红参10g，白芍15g，车前子10g，茯苓30g，苍术10g，防风6g，柴胡6g，陈皮6g，黑芥穗6g，煅龙牡各15g，甘草3g。水煎服，每日1剂。服药7剂后，双乳分泌物明显减少，以此方加减继服14剂，诸症消失，未复发。

按：劳累过度，损伤脾土。脾主运化，脾气虚弱，健运失职，输精、散精无力，精微不能正常输布，清浊不分，经胃经循行之路出于乳房，故见双乳溢出白色或黄白色分泌物。用完带汤以健脾祛湿，加炙黄芪、防风、煅龙牡合炒白术以益气固涩，加茯苓增强健脾利湿功效。

3. 泄泻

张某，男，25岁。2年前夏季因不节制饮用冷水、冰镇啤酒后出现腹痛、腹泻，稀水样便，或完谷不化，或便软不成形，反复发作，进油腻食物、冷食或受凉即诱发，屡经中西医治疗，疗效均不持久。结肠镜检查提示慢性结肠炎。此次因天气转凉又出现腹痛、腹泻，稀水样便，每日4次以上，神疲倦怠，腹部重坠作胀，饮食减少。察其舌质淡红边有齿痕，苔薄白，脉弦缓。此脾胃虚弱、中气下陷之证，治法宜益气升清、健脾止泻。处方以完带汤加减：炒白术30g，炒山药30g，炙黄芪30g，党参15g，炒白芍15g，车前子10g，茯苓15g，莲子10g，苍术10g，防风6g，柴胡6g，陈皮6g，升麻6g，木香6g，甘草3g。水煎服，每日1剂。服药7剂后，腹痛、腹泻好转。继服7剂基本痊愈。以此方做成散料服用1月以巩固疗效，并嘱患者注意饮食调养。随访1年未再复发。

按：饮食不节致脾胃虚弱，不能受纳、运化水谷精微，聚水成湿，积谷为滞，湿滞内生，清浊不分，混杂而下，遂成泄泻。久泄不愈致中气下陷，清阳不升，则见腹部重坠作胀，便意频数。故以完带汤合补中益气汤健脾益气，升阳除湿，使中焦升降复常，久病得愈。

4 结语

辨病论治和辨证论治是中医治疗疾病的主要手段，和辨病论治相比较，中医更重视辨证论治。不管是同病异治还是异病同治都体现了辨证论治的精神和内涵。而运用本来是治疗白带的完带汤来治疗鼻衄、乳泣、泄泻等杂病就是在辨证论治理念指导下体现着中医和特色的临床实践。

七、完带汤妙用黑芥穗

完带汤是清代著名医家傅山创立的一首名方，主治妇人"终年累月下流白物，如涕如唾，不能禁止，甚则臭秽"之白带病。因其配伍严谨，疗效卓著，故为后世医家所推崇而广为使用。对于白带之成因，傅氏在《傅青主女科》篇首就提出"夫带下俱是湿症"，并认为"乃湿盛而火衰，肝郁而气弱，则脾土受伤，湿土之气下陷"所致。此白滑之物，实乃"脾精"，因"脾精不守，不能化荣血以为经水，反变成白滑之物，由阴门直下，欲自禁而不可得也。"治"以大补脾胃之气，稍佐以舒肝"之法。然而在完带汤的所有配伍用药中，唯黑芥穗值得玩味。如果不加以深究，恐怕很难深入领会傅山治疗白带病之深意。黑芥穗原名假苏，早在《神农本草经》中就将其列为中品，味辛温，功能"破结聚气"等。如若只以荆芥花穗入药，即为荆芥穗或芥穗。芥穗炒至表面黑褐色即为黑芥穗。荆芥入肺肝两经，功能祛风解表，透疹消疮，炒炭止血。然芥穗因"穗在于巅，故善升发"而与荆芥梗有所不同，认为其发散之力较荆芥梗为好，如荆芥穗"偏于散头部的风邪"，如清眩丸。世人多以炒黑后的黑芥穗为止血之品而习用之，本无可厚非。但是仅以其止血而用未免有失偏颇。黑芥穗在《傅青主女科》一书中用之极广，涉及经、带、产诸疾。考其所治之病，有出血之疾，亦有无出血之病，如白带之病，未见出血之症，用黑芥穗来止血，显然于理不通。

1.引血归经以疏肝理气

傅氏在《傅青主女科》中使用黑芥穗或芥穗炒黑有16处之多，其中提到"引血归经"或近似说法亦有8处，如正产气虚血晕六十三之补气解晕汤，"用荆芥炭引血归经"，以及产后气喘六十八之救脱活母汤，"更加荆芥以引血归经"。盖芥穗性辛而微温，能行能通，炒炭入血分，则能散血分之滞，即"通经络，则血有归还之乐"。肝为风木之脏，以血为体，以气为用，体阴而用阳，其性喜条达而恶抑郁，肝血充而血不滞，则肝气亦能顺，肝气顺血自和，则经水蓄溢有常。故傅山曰："用引血归经之品，是和血之法，实寓顺气之法也。"

本方虽不是调经之方，但带下之成，却与肝郁有关，肝气条达，"则风木不闭塞于地中"，在大补脾胃之气的同时，"则地气自升腾于天上……自无白带之患"。因此我们可以看出，"傅山使用黑芥穗的本意是引血、和血以舒肝理气。

2. 风能胜湿以祛下注之湿

傅山认为带下之病俱由湿而成。《素问·至真要大论》中指出，"诸湿肿满，皆属于脾"，因此，他以补脾作为治疗白带病的重中之重，完带汤中重用白术和山药各一两，而白术土炒，能以"土气助脾"，更以人参二钱助之，则健脾之力胜，脾健不但能运化水湿，更能杜绝水湿生成，实为治疗脾虚湿盛诸疾之要。然而，既然湿盛，除健脾助运外，配伍祛湿之品理所当然。方用苦辛而温燥之苍术以燥脾湿，湿去则脾能运化；足厥阴肝经绕阴器，湿浊下注，"其在下者，引而竭之"，因此用甘而微寒之车前子，并用酒炒，渗利下注之湿，引湿邪从小便而出，亦应"治湿不利小便非其治也"之说。用陈皮理气，气行则湿化。荆芥为日常所惯用之"风药"，"荆芥，风药之辛温者也，主升主散，不能降亦不能收。"其善祛风，亦为其升散之性使然。既能升散，与风性相合，则湿亦随之而去，湿气收而带自止，即有"风能胜湿"之意。因芥穗为荆芥之花穗，轻清升散之力更好，故用芥穗其效更捷。现行《方剂学》教材在阐释黑芥穗时，表述为"辛散祛风以胜湿"，认为祛风就能胜湿。然而风从何来？是内风还是外风？外风为患当见有表证，而白带病，临床上绝大多数患者均不伴表证；如若是内风，虽有肝脾不和之机，但亦没有木动而风摇之象，况内风只能平息，不可用疏散之法。此处实属不妥。

3. 配伍补气药则能升清阳

脾胃气虚，中气升举无力，则清阳之气容易下陷。是以清气不升，清浊不分，并走于下，则易生带下之疾。因此，大补脾胃之气，则清气能升；再益以升散之品，则清气必升。由此配伍，东垣之补中益气汤可谓是体现得淋漓尽致。而东垣以后，治疗脾虚白带，大家都惯用补中益气汤。然补中益气汤虽能补益中气，升阳举陷，能治中焦脾胃气虚，中气下陷诸疾，但不善于祛湿。由此，傅山继承东垣经验，在补脾疏肝、祛湿止带的基础上，又加以升提行散之品，则脾气旺，湿气去，肝气顺，清气升，而带下可止。方中白术、山药以"两"计，而柴胡、陈皮、黑芥穗则用"分"，可见其立方之旨，即为补气升阳。方中以六分柴胡与五钱酒白芍相配，一方面疏肝柔肝以条达肝木之气，以应"稍佐以舒肝之品"，另一方面与升散之黑芥穗相伍，引白术、山药、人参之气上升，则清气升而浊气俱降，其湿气自消。正如傅山所言："寄消于升之内"。然方中陈皮亦能助两味升散之品升达清阳，正合东垣谓陈皮"能助阳气上升"。因此方中黑芥穗有升发脾胃清阳的作用。

另外，有些医家认为完带汤中黑芥穗有"收涩止带"或"收敛止带"的作用，而且主张把其归入固涩剂之中。很多中药炒炭后确实具有收涩作用，但大多数都是入血分而收涩止血。血色赤，赤属火，由心所主，而黑属水，为肾之本色，因水能克火，故黑能胜红，黑色入血分而能止血。炒炭的目的"是使药物增强或产生止血作用"而非为收涩止带。傅山强调带下俱为湿症，无论是外湿还是内湿，俱为有形之邪，治应开鬼门，洁净腑，让邪气有外出之机，则邪去而正安，忌讳关门留寇。邪气不能外泄，而与气血相搏，日久必致正气耗损，脏腑虚衰。因此，不论是从药物性能，还是从疾病自身，都难以自圆其说。因此，对于完带汤的分类，应该归入到补益剂较为妥当。

总之，对于完带汤中黑芥穗的正确理解，我们应该立足于白带病自身，紧扣病机，在把握住疾病的本质同时，结合药物的性能，尽可能去探求作者的本意，而绝不是药物各种功效的简单堆砌。只有对疾病和药物两者了然于胸，我们在临证之时就可以信手拈来。处方用药精当，其疗效自然效如桴鼓。

八、带下证

傅山先生认为"带下俱是湿症"，复因"脾气之虚，肝气之郁，湿气之侵，热气之逼"损伤任带而成带下之病。

经云："诸湿肿满，皆属于脾"，仲景云："病痰饮者，当以温药和之"，痰饮者，皆水湿之类，故傅山先生治带必治湿，治湿则温之、补之、和之，所用之药以白术、山药、芡实、茯苓、人参，苍术为主，且多炒用，以增其温燥健脾之性。查傅氏带下五方的用药，总计30味，其中为达到祛湿、防湿之目的尽达20味（其中尚不包括间接除湿之品），占总计药物的三分之二，说明傅氏对带下证总的机理的认识。

傅氏五种带下以五色名之，分为白、青、黄、黑、赤五带，以应五行、五脏，又不局限于五行、五脏。以"湿"为基础病因，在治疗过程中重在调脾、调肝、调肾。因为"带下俱是湿症"，所以治疗带下五方，总以治湿健脾为主线，临床又有虚实的不同见症，决定了带下五方的不同组成。辨证虚的方面有脾气之虚，肝血之亏，任脉之虚，带脉失约，肾之不足；从实的方面有湿浊之盛，肝气之郁，热毒之亢，肾之虚火。论治或健脾，或舒肝，或益肾，或清热，或利湿。傅氏组方简易、配伍严谨，用药平和，量大或小，补必补足，消必邪尽，补不壅滞，消不耗正。其方药的惊奇之处全在精巧的组方，严谨的配伍，药量的轻重。

完带汤以脾虚湿盛为主，兼理气机；清肝止淋汤滋补阴血为主，兼清虚火；加减逍遥散疏肝解郁为主，兼利湿热；易黄汤补涩为主，兼有清利，利火汤清热解毒、燥湿止带为主，兼健脾化湿，活血通经。然五者不可完全分开，概而言之，完带汤和清肝止淋汤多虚少实。二方一为脾气虚，一为肝血虚；利火汤邪热盛实为主而少虚，加减逍遥散气郁与湿热各半；易黄汤补益脾肾，固涩清利并用。临证应用要悟透方义，随症治之，或原方，或合方，或加减，或增益。若外阴瘙痒、生疮者配合相应外治法。傅氏带下五方除治疗带症外，根据方义和病机，还可广泛的应用到临床各科，只要辨证准确，用方灵活，效果非常好，这从上面篇章中所示医案可见一斑。除以上傅氏创制的治带五方，还有其他诸多医方为医家所重视，在辨证的基础上可以选择应用，仅列方名于下，供参考。

肾着汤，参苓白术散，补中益气汤，附子理中丸，四妙丸（苍术、黄柏、牛膝、薏苡仁），龙胆泻肝汤，黄连解毒汤（黄连、黄芩、黄柏、栀子），《证治准绳》之桂附汤（肉桂、熟附片、黄柏、知母）、三补丸（黄连、黄芩、黄柏）、三黄解毒汤（黄连、黄芩、黄柏、栀子、大黄），《妇科玉尺》之二黄三白汤（黄连、黄柏、白石脂、白术、白芍、椿根皮、侧柏叶、香附、），《医学入门》之侧柏樗皮丸（樗皮即椿白皮、侧柏叶、黄柏、黄连、香附、白术、白芍、白芷），《丹溪心法》之固经丸（黄芩、白芍、龟板、椿根白皮、黄柏、香附），《医学衷中参西录》之清带汤（生山药、生龙骨、生牡蛎、海螵蛸、茜草)，《黄帝内经》

之四乌贼骨一藘茹丸（乌贼骨4份、茜草1份）、《医方集解》之金锁固精丸（沙苑子、芡实、莲子、莲须、龙骨、牡蛎）、《世补斋不谢方》之止带方（猪苓、茯苓、车前子、泽泻、茵陈、赤芍、丹皮、黄柏、栀子、牛膝）和既济丹（鹿角霜、煅龙骨、煅白石脂、益智仁、茯苓、山药、当归、远志、菖蒲）等方。

值得注意的是，因为带下证往往是妇科病症的表现，临床当中一定要明确现代医学诊断，做到心中有数，中西合参，有的放矢，必要时中西联合治疗，扬长避短，才是最佳的医疗状态。明确诊断非常重要，切不可盲目为之。以下引用其他医者的论述。

1. 夏桂成临证经验

夏师对带下过多的辨治主要责之于湿浊为患。经行产后胞脉空虚，或用具不洁，或久居阴湿之地，湿浊之邪乘虚而入，损伤任带，发为带下。带下日久必影响到肾、肝、脾三脏，致虚中夹实。在脏腑整体功能失调中，脾虚、肾虚、肝郁三者常互相影响，如肝郁脾虚相兼，脾虚与肾虚相兼，有的称为脾肾不足；肾阴虚与肝火旺相兼，即阴虚火旺。所以炎症性带下病有其复杂的一面。在非炎症性带下中，特别是慢性炎症反复发作时，湿热与湿毒亦常兼夹肝郁、脾虚、肾虚的变化，有的既有脾肾两虚，又有湿热内蕴。

1.1 辨证方面

一般首先在于辨别量、色、质、气味四者。量多或时多时少者，其多属实证；量多或甚多者，虚证居多。色黄或黄绿或深黄者，湿热居多；色淡黄者，脾虚为主；先白后黄，系湿蕴生热之象；黄中夹赤，乃火旺伤络之征；色白者，大多为虚、寒、痰湿之证也，亦有属湿热或湿毒之轻者；色赤或赤白相杂，大多属湿热伤络，或血瘀伤络，亦有属于阴虚火旺者；五色杂下，多为湿毒所致。带下质稀，属于虚证；带下质黏腻，属于实证。带下有臭气者，属热证、实证；无臭气者，属虚证、寒证。明确了四方面病变的辨证意义，就可以把四者联系起来，得出初步的结论。然后结合全身症状、舌苔脉象以及检查，不难做出明确诊断。

1.2 治疗方面

湿浊必须以化湿为主。湿重者，用止带方；热重者，宜龙胆泻肝汤；夹有热毒者，当合五味消毒饮（银花、野菊花、蒲公英、紫花地丁、紫背天葵子）。此外，针对带下的特殊性，可加入墓头回、蜀羊泉、薏苡仁、炒扁豆衣、鸡冠花、龙葵、芡实等治带专药，疗效将有所提高。脾虚者宜健脾燥湿，可选完带汤、补中益气汤，如加入炒芡实，炒白果等止带之品更为合适。肾虚者宜补而涩之。肾阳偏虚者，常用内补丸（鹿茸、菟丝子、潼蒺藜、白蒺藜、黄芪、肉桂、桑螵蛸、肉苁蓉、附子、紫菀）补肾固涩。五子补肾丸平和，但固涩有余，补养不足，故应加入怀山药、熟地黄、鹿角霜、巴戟天之属。肾阴偏虚者，常伴火旺，知柏地黄丸（汤）最为合适，加入水陆二仙丹（金樱子、芡实）疗效更好。肝郁者本虚标实，在服药的同时必须时行心理疏导，解除思想顾虑，情志舒畅，才能获取良效。

单纯典型的证型虽然存在，但临床上更多的是兼夹证型，即在带下量、色、质、气味四者间存在冲突。如带下量多，色白夹黄，质稀夹黏，一般无臭气，偶或有之，此乃虚中夹实，常为脾肾虚夹湿热的证型。带下时多时少，色赤白相杂，质稀夹黏，或有臭气，此为实中夹虚，常是湿热夹气血虚或脾肾虚的证型。带下量多，色白夹黄，或赤白相杂，质清稀如水，无臭气，此为虚中夹虚，常是阴虚脾弱的证型。带下量多，色黄白或紫褐，质黏腻，有臭气，此为实中夹实，常是湿热夹血瘀的证型。上述证型治疗可参考月经病复杂证候的临床体会。这一类病症更需要与辨病相结合，排除顽固性炎症和肿瘤，以免贻误病情。

1.3 预防与调护

（1）加强妇女保健工作，避免长期涉水或阴湿环境作业。

（2）经常保持阴部清洁卫生，经期、产褥期、流产后尤其需要重视。

（3）注意性伴侣的卫生，防止交叉感染。

（4）注意饮食卫生，防止过食生冷、辛辣、油腻之品，以免助湿生热。

2. 杨氏治疗体会

2.1 辨证结合辨病

结合现代医学的认识，带下过多病可分为炎症性带下和非炎症性带下两大类。炎症性带下与细菌、病毒、原虫等感染有关，着重在局部的病变，一般而言以湿热、湿毒为主证型。非炎症性带下主要是由于雌激素偏高，或孕激素不足而雌激素相对升高，使黏膜中腺体细胞分泌增多或盆腔充血类疾病而致，中医辨证大多属于肾虚、脾虚或肝郁。

2.2 辨证要点

带下量多，色白质稀，无臭气属于虚证，若质清稀如涕多属脾虚湿盛；质清稀如水，冷感多属肾阳虚。带下量多，绵绵不断，色黄，质黏稠，有臭气，属湿热证；若黄绿如脓，或浑浊如米泔水多属湿毒。带下量多，色赤白相兼，质黏腻，有臭气，属湿热伤络之象。

2.3 治疗特点

"湿"的治疗。外湿的治疗，重点使用清利湿热、解毒杀虫之法，同时应结合外治法以提高疗效。内湿的治疗，着重在调理肝、脾、肾三脏之功能，治肝宜疏达，治脾宜升燥，治肾宜补涩。治疗虽以除湿为主，但用药不可过于温燥，以免助邪火消灼阴血，以致火升水降，凝结浊物；体虚者，除湿不可过用苦寒克伐脾阳；湿热或湿浊征象较明显者，忌过于收涩，以免留邪。再者在方剂中可适当选用"风"药，取其"风能胜湿"。

九、带下病的中医认识和现代研究进展

带下病是妇科病的一种，临床发病率很高，主要症状表现为带下量明显的增多，白带颜色、质地、气味异常，有时伴有外阴瘙痒甚至全身症状。西医学中的女子宫颈炎、阴道炎、盆腔炎、早期宫颈癌等疾病，发生白带异常的均可按照带下病来进行辨证论治。近年来中医药治疗带下病取得了显著疗效，现收集相关的临床报道，综述如下。

1. 带下病的概念

"带下"一词，有广义、狭义之分，广义的带下泛指各种妇产科疾病，而这些疾病都发生于人体的"带脉"之下，故称为"带下"；狭义的带下，指女子阴道流出一种粘腻的分泌物。如果无色透明而量少，乃正常生理现象，不属疾病。带下的记载首见于先秦时期的《黄帝内经》，在《素问·骨空论》中说："任脉为病……女子带下瘕聚"，此处是广义的带下。汉代的《神农本草经》中所说："女子带下赤白""沃，漏下赤白"，当指狭义的女子带下病。

医圣张仲景在《金匮要略》中称其为"下白物"。晋代王叔和所著《脉经》中称为"漏下赤白"和"五崩"（白崩、赤崩、黄崩、青崩、黑崩）。《针灸甲乙经》中带下有"沥""赤沥""白沥""赤白沥"之名，并根据带下的颜色，分为"下赤白""漉青汁""下苍汁"等种类。到了隋代，巢元方在《诸病源候论·妇人杂病诸候》中说"带下有三门""带五色俱下候；带下病者，有劳伤血气，损伤冲脉，致令其血与秽液兼带而下也"，首次明确提出"带下病"的名称，从此以后带下病的概念沿用至今。

2. 病因病机

中医学认为湿邪是导致本病的主要原因。湿邪的来源，有内生之湿，有外感之湿。若女子经期淋雨涉水，久居潮湿环境，或产后体虚不足御邪，胞宫感受湿邪之气，皆为外感湿邪；若脾气虚无力运化水湿，肾阳虚无以温化水液，肝经实邪而湿热下注，均可致湿邪为患，此为内生湿邪，与人体之脏腑气血功能失调有密切的关系。总之，无论内外何种湿邪为患都可导致任脉损伤，带脉失约，而发生带下病。总结本病的基本病机是湿邪损伤任脉带脉，使任脉不固，带脉失约。傅山云："带下俱是湿症，而以带名者，因带脉不能约束，而有此病。"现代医家也有认为肾气虚封藏固摄失职，精液下滑而为带下者；也有认为肝气郁滞所致带下者，如林玩福等认为，女子生性较敏感，又以肝为本，容易肝气郁滞，若肝郁脾虚明显，则可使身体水液不能正常代谢，久之水湿停聚，湿注下焦而发生带下病。何若苹认为心肾不交亦可导致带下。正常者，水火既济，若肾水亏虚，肾水不能上济于心，则心火偏于亢盛，灼伤血络，在此基础上感受湿邪，可以出现赤带。

3. 辨证分型

临床上对带下病多围绕湿浊的性质和肝脾肾的功能异常来进行辨证分型。单静华等整理何嘉琳教授治带下病经验，对本病辨证分为虚实两大类：虚者表现为脾虚肾虚湿困，多为内湿致病；实者表现为湿热蕴结，多为外感湿邪，故将带下病辨证分为脾虚、肾虚、湿热三个证型。侯荣等根据症候表现将带下病分为5个证型：肾阳虚、肾阴虚、脾虚、肝胆湿热、湿热（毒）。李丽芸认为，湿邪与带下病发病密切相关，湿邪单独致病者为湿浊带下，若与其他病邪合并致病，又有湿热、湿毒、寒湿、痰湿及湿瘀等证型，另外还有脾阳虚、肾阳虚所导致的带下，临床应详细辨别，按证施治。

4. 中药内服法

带下病为病不是简单的某一脏腑功能失调，而是同时涉及多个脏腑的问题，虽以湿邪为病，但常夹杂有其他病理因素，治疗时应整体调理，不能顾此失彼。

4.1 补肾利湿法

董汉良辨证治疗肾虚带下病，以补肾为治本之法，补肾固摄为主，佐以清化湿热，用萆薢归芍固精汤加减。方用露蜂房10g，川萆薢30g，芡实30g等药物。经前予以补肾健脾，统血归脾的归脾汤加味，诸症若失。李瑶应用茵陈蒿汤合知柏地黄汤加减，治疗肾虚湿热带下证1例，疗效甚佳。治以滋肾益阴、清热利湿，方用茵陈蒿汤合知柏地黄汤加减。茵陈蒿汤方主治湿热黄疸，在此重用茵陈清下焦湿热，符合中医异病同治之理；知柏地黄汤补肾阴并清肾中之火，诸药合用，补任脉之虚，而清肾火之炎，以除湿为主，补清兼施。肾为人体先天之本，肾藏精。肾虚封藏固摄失职，精液下滑变为带下，用补肾之法稳固下元，固摄精气，对于湿郁所化之热予以清化，故诸证皆除。陈锦黎从脏腑辨治带下病，若肾气不足，精关不固，系胞无力，则封藏失职精液滑脱而为带下病，证见带下量多，质稀如水，以补肾方加减，方药为熟地黄、菟丝子、山药、党参、茯苓、白术、白芍、炙甘草。若肾阳虚，命门火衰，不能温煦胞宫，带下滑脱不止，腰膝酸冷，于前方中加入肉苁蓉、仙灵脾等；若肾阴虚相火偏旺，阴虚失守伤及任带而致带下量少，阴道干涩不适者治以六味地黄丸加减；若阴虚复感湿邪，则带下增多，色黄或赤白相兼，质稠，有气味者，治以知柏地黄丸加减。

4.2 健脾祛湿法

尹浩元治疗脾虚型带下病患者75例，采用完带汤加减方治疗。结果：75例患者治疗后中医主症、次症及局部体征等均较治疗前有明显改善，前后差异均有统计学意义（$P<0.01$）。完带汤是傅山治疗带下病的名方，功擅补脾疏肝，化湿止带，针对无明确病原菌感染的带下病，经辨证属于脾虚型，采用

完带汤加减方治疗能有效提高治愈率，缓解临床症状，为临床古方今用提供了一定的科学依据。肖鸥观察玉带汤加味治疗带下病患者的临床疗效。方法：将80例带下病患者随机分为治疗组和对照组各40例，对照组口服甲硝唑，阴道用药保妇康栓，治疗组在对照组基础上加用中药汤剂玉带汤化裁。观察两组患者的治疗结果。经统计分析，治疗组总有效率远远高于对照组，差异有统计学意义，玉带汤化裁治疗带下病疗效肯定。田淑霄以健脾祛湿为治疗大法，自拟健脾逐带汤治疗带下病，疗效显著。陈氏自拟健脾方加减，健脾益气、升阳化湿。方药：党参、茯苓、白术、升麻、炙甘草、苍术、柴胡、香附等。若脾虚湿蕴证日久化热，治以健脾祛湿清热止带，前方加入黄柏、芡实等，热久伤阴则加入山药、白芍、大枣等，以养脾阴；若脾阳虚衰成日久累及脾肾阳虚，则加入煨肉豆蔻、吴茱萸温补脾阳，菟丝子、肉苁蓉温补肾阳，黄芪补气助阳等。带下病从脾论治颇多，脾为中州之官，主运化水湿及输布水谷之精微，若脾虚，水谷精微不能化赤为血，反聚为湿，或脾失健运，不能运化水湿，流注下焦，致任脉失司，带脉失约，发为带下。

4.3 调肝化湿法

韩晶晶等以小柴胡汤化裁治疗湿热下注型带下病，运用巧妙、奇效如神。其认为人体气化正常，津液得以代谢，若气化失司，津液代谢不循常道，反自下阴淋漓而出，是为带下。小柴胡汤作用机理暗合中医"气学"理论，通过调动人体自身机制，恢复正常气化功能，使津液回归正道，带下恢复正常。方剂中人参、甘草、大枣补益中焦，使脾气健旺；柴胡、黄芩、半夏、生姜，通少阳之枢以达太阳之气，令肝气条达，清阳得升；诸药合用，补脾气、疏肝气、化湿浊，带下自止。曾小吉探讨龙胆泻肝汤治疗湿热型带下病的临床应用价值。以龙胆泻肝汤清泻肝经湿热治疗湿热型带下病患者，治疗前后差值进行比较，差异有统计学意义，龙胆泻肝汤治疗湿热型带下病有临床价值。郭姗姗等认为《傅青主女科》带下病的辨证大都与肝经相关，强调肝脾功能失调，认为"湿热留于肝经，因肝气之郁也"，提出调肝也是治疗带下病的重要大法，在治疗带下病的方剂中，大多加有柔肝、清肝的药物，如白芍、柴胡、栀子等。湿热之邪蕴结于肝及其经脉，并循经脉下注，肝经经脉络阴器，走少腹，湿热之邪下注损伤任带二脉，故使带下量多，色黄，味臭，阴痒，故应清肝利湿。

5. 中医外治法

外治法是中医学的重要治法之一。外洗、脐疗、针灸等疗法在治疗带下病方面具有很大的优势，其疗效肯定，安全有效。

王和权自拟苦参百部黄柏汤进行阴道冲洗、坐浴治疗滴虫性和念珠菌性阴道炎380例，取得满意效果。赵艳观察消糜栓对带下病的治疗作用。选取脾虚型、肾阳虚型、湿热型等各类带下病共205例，其中治疗组105例用消糜栓1枚（3g）阴道上药，对照组100例用洗必泰栓阴道上药治疗。结果：治疗组和对照组有效率差异有显著性，治疗组临床效果优于对照组，消糜栓对带下病有较好的治疗作用。

贾海娇以神阙穴贴敷联合完带汤治疗带下病，具有毒副作用小、不易复发等优势。李长凤用针刺治疗未婚带下病患者30例。以健脾补肾，益气除湿为法，主穴取带脉、三阴交，脾虚者加气海、脾俞、足三里，肾虚者加关元、肾俞、照海、次髎。脾虚、肾虚型用补法并加灸。有湿毒者加中极、阴陵泉、下髎，用泄法。总有效率为92%，疗效确切。

孙光荣自制孙氏清带汤治疗带下病，其方剂基本原则是在清热解毒止痒治标的基础上，加敛湿止带以治本。方剂主要药物分两部分，蛇床子、蒲公英、百部、白花蛇舌草、金银花等药清热解毒杀虫止痒，煅龙牡、芡实、生薏米等药利湿、敛湿止带。经过临床验证，孙氏清带汤化裁，经坐浴治疗脾肾两虚型、湿热下注型等证型的带下病均有良好的疗效。本方体现了孙教授从妇女生理、病理两方面着手，顾护妇女正常带下亦为生理性这一学术思想，考虑周全，思路明确，用药精当，故能取得很好的疗效。

6. 内外合治法

内服药物调理脏腑功能以治本，外用药物直达病变部位以治标。当病情比较复杂，缠绵难愈，或反复发作之时，可以考虑内外合治，标本兼顾。

李云波用保留灌肠法，对慢性盆腔炎引起的带下过多，方用丹皮、茯苓、赤芍、知母、黄柏等，病程日久正气虚损者，加党参、白术、黄芪、山药，去赤芍、丹皮、知母、黄柏；有包块者，加桂枝、昆布。药液煎煮后口服100mL，并取80mL保留灌肠。在月经干净后第3天开始治疗，每月10天，3个月为1个疗程。取得满意疗效。王孝东以健脾除湿，升清降浊，佐疏肝清热为治带下基本大法。方用自拟"升阳除湿汤"，水煎温服，以苍术、白术、党参、山药健脾，苍术、厚朴、防风、柴胡轻清降浊，佐以疏肝理气，清热利湿止痒。外治之法，自拟"清热利湿解毒煎"外洗，药用：苦参、田基黄、白花蛇舌草、半枝莲、贯众、黄柏、枯矾（另包）。用清水清洁外阴及肛门，然后坐浴熏洗外阴，必用纱布清洗阴道深处，务必使其洁净，每次约30min，临证多年，治带下病总以二方内外合治，随证加减，效若桴鼓。

王清等应用内补丸联合温和灸治疗带下过多（肾阳虚型）。对照组和治疗组患者各35例，对照组患者予以《女科切要》记载的内补丸组方水煎服，药物有肉苁蓉、菟丝子、白蒺藜等，每日1剂，分3次口服；治疗组患者在对照组的基础上加用温和灸治疗，取穴有双肾俞、双三阴交等，治疗3周。经过治疗，两组患者中医证候积分均显著减少，总有效率均较高，但对照组愈显率低于治疗组，组间临床疗效比较差异具有统计学意义。此结论说明，采用内补丸治疗肾阳虚型带下过多患者有很好的临床疗效，但联合温和灸之后疗效更加显著。艾叶温和灸是中医一种重要的外治法，简便安全，副作用小。艾叶性温，通过灸人体相应的穴位，能够激发肾脏的经气，温补人体的阳气，使因人体肾阳虚造成的水液停聚得以温化，带下得除。

7. 小结

带下病临床多发，病势缠绵，易于反复，给广大妇女的身心健康带来了很大困扰。其临床表现主要为妇女阴道分泌物的明显增多，颜色、质地改变，气味异常，外阴瘙痒，或有其他伴随症状。湿邪为患是发病的主要原因；湿邪损伤任脉带脉，任脉不固，带脉失约是基本病机；肝脾肾的功能失常是发病的内在因素。随着科技的发展，中医对带下病理论的研究更加深入而广泛，并且在辨证论治方面开创了许多有特色的理论和诸多有效的治疗方法，口服药、外用药作用确凿、简便廉效。另一方面，各个医家对带下病辨证分型繁多，文献资料中关于带下病辨证的标准化研究却涉及较少，对于规范带下病的辨证，更快地促进中医药的可重复性研究，值得进一步探讨。

第二节　名医发挥

一、李梓榕教授治疗妇科炎症经验举隅

李梓榕教授从事中医临床三十余年，善于辨证论治各种疑难杂症，衷中参西，经验丰富，见解独特，采取中医内外合治法治疗妇科炎症取得了满意疗效，尤其对于慢性子宫颈炎、阴道炎、外阴炎及慢性盆腔炎等疗效明显。

1. 理论认识

在传统中医学中并无"妇科炎症"之病名，李教授认为妇科炎症多有白带的质、量、色、状以及气味，其应属"带下病"范畴。早在《黄帝内经》时期"带下"病名便已出现，《素问·骨空论》曰："任脉为病，男子内结七疝，女子带下瘕聚。"《金匮要略·妇人杂病脉证并治》中沿用"带下"的病名，开创了阴道纳药外治妇科疾病的先河。在诊治理论方面，李教授认为带下病病机为脾胃虚弱，水湿内生，带脉失约，强调从白带的质、量、色、状，以及气味来分析，治疗应着眼于脾、肝、肾，并重视顾护正气，扶正祛邪并施，多使用完带汤加减内服，配合臭氧化油阴道给药，内外合治，取得了良好的临床疗效。

2. 治法分析

2.1 内服中药，补中健脾，化湿利水。完带汤为清代名家傅山所创，为《傅青主女科》所述第一病第一方，现代临床研究已表明完带汤加减对妇科炎症具有良好的临床疗效。方药组成紧扣病机，寓补于散之中，寄消于升之上。以补脾为主，佐以疏肝化湿之品，肝之疏泄使风木不闭塞，则脾土之气上升，使脾气健运则湿气消。方中人参大补元气，《本草经疏》记载："人参能回阳气于垂绝，却虚邪于俄顷，其主治也，则补五脏，盖脏虽有五，以言乎生气之流通则一也，益真气，则五脏皆补矣。"调中者，脾治中焦，脾得补则中自调矣；山药补脾固肾，《药品化义》曰："温补而不骤，微香而不燥，因其味甘气香，用之助脾，又取其甘则补阳，以能补中益气。"白术健脾益气，以复脾之统摄功能，《本草会编》有言："脾恶湿，湿胜则气不得施化……用

白术以除其湿，则气得周流。"方中陈皮、苍术，一行气健脾，一燥湿健脾，两者合用使邪有出路，利湿而不伤正；车前子甘淡，利水通淋，小便利则湿去，湿去则痹除。黑芥穗入血分，祛风胜湿；白芍苦酸，养血柔肝；柴胡苦辛，疏肝升阳；甘草调和诸药。全方共奏补中健脾，化湿利水之效。用于临床根据患者病情变化酌情加减。如热盛，加茵陈、栀子、黄柏；湿重，加茯苓、砂仁、薏仁；带下夹血，加香附、丹皮、生地。

2.2 外用油剂，消毒杀菌，补氧生新。臭氧本身存在于自然界中，但很不稳定，空气中半衰期30~40min，水中半衰期是35min。人体致病菌大多是厌氧菌，可灭活已发现的所有微生物、细菌和大部分病毒。臭氧杀菌后生成的是氧气，因此它是高效无污染的氧化剂。随着臭氧疗法技术的不断发展，妇科臭氧治疗仪已经普及到我国县级甚至乡镇医院，通过臭氧治疗妇科阴道炎、宫颈炎、宫颈糜烂已经成为基本的医保治疗手段，效果明显。然我国臭氧疗法主要局限于臭氧治疗仪，仪器存在体积大、费用高的弊端，局限了臭氧疗法的使用。

臭氧化葵花油对植物病原真菌的抗性研究结果表明，臭氧化葵花油对所有供试菌株皆具有显著抗性，其 MIC 值范围在0.86~2.48mg/mL。李教授受其启发，查阅用"臭氧化油"治疗疾病的相关文献，引进臭氧化橄榄油应用于临床治疗，使臭氧疗法服务于更多患者，收效甚佳。

3.典型病例

患者李某，女，39岁，初诊，患者白带量多前来就诊，现白带量多，色稍黄，质稠，无异味，无外阴瘙痒，月经量中，色暗红，夹少量血块，伴腰酸胀。妇科 B 超未见明显异常，白带常规示清洁度 III°，白细胞酯酶（+），HPV 检查：HPV16（+）、HPV31（+）、HPV43（+）、HPV44（+）。面色黄，纳眠差，多梦，二便调，舌淡暗，苔白腻，脉滑。中医诊断：带下病（脾虚湿盛）。治法：健脾化湿。处方：内服完带汤加减，人参15g，山药15g，白术15g，陈皮9g，苍术9g，车前子9g，白芍9g，柴胡12g，茯苓12g，黑芥穗9g，生甘草3g。5付，水煎服，每日3次。外用臭氧化油阴道给药，每晚1支。复诊，患者白带量明显减少，色微黄，纳眠较好转，因要出差要给予成药，处方：参苓白术丸2盒，臭氧化油10支。三诊，复查白带常规：清洁度 I°，HPV 全部转阴。诉本次月经后纳眠差，舌淡，苔白，脉细，处方：归脾汤加减，白术12g，当归9g，茯苓12g，黄芪9g，远志9g，龙眼肉12g，炒酸枣仁12g，人参9g，木香9g，炙甘草3g。5付，水煎服，每日3次。

按：患者因白带量多前来就诊，HPV 检查四项阳性，且其中两项为高危项，带下病本因脾胃虚弱，水湿内生，带脉失约所致，加之辅助检查结果让患者心中忧虑不已，忧思过度，最易伤脾，加重脾胃负担，故给予完带汤加减内服。HPV 感染为外邪内侵，局部给予臭氧化油，消毒杀菌，为组织补氧促进生新。二诊使用参苓白术散健脾益气，正气内存，邪不可干。经治疗患者 HPV 转阴，但素体脾虚，月经后精血耗伤，心脾两虚，出现纳眠差，故给予归脾汤加减，扶正固本。

二、黎小斌主任运用完带汤治疗多囊卵巢综合征不孕的经验

多囊卵巢综合征（polycystic ovary syndrome，PCOS）以高雄激素血症、排卵功能障碍、卵巢多囊样改变为特征的病变。2013年我国一项大型流调显示PCOS 占育龄期妇女的5.6%，其中约有70% 伴有不孕，严重危害女性身心健康。黎小斌主任是中国中医科学院第二批青年名中医，广东省名中医李丽芸教授学术继承人，广东省优秀中医临床人才，广州中医药大学硕士研究生导师，从事妇科临床、科研及教学工作三十载，有着丰富的临床经验，长期致力于多囊卵巢综合征、不孕症的研究，尤善用古方治疗多囊卵巢综合征不孕症，疗效显著。兹略述黎师运用完带汤治疗多囊卵巢综合征不孕的经验，以飨同道。

1. 多囊卵巢综合征的病因病机

中医学中无多囊卵巢综合征记载，根据其症状特点可归属于"月经后期""闭经""崩漏""不孕""癥瘕"等范畴。多囊卵巢综合征的发病机制比较复杂，近年来的中医证候研究资料表明，其病机与脾肾虚弱、痰湿血瘀密切相关，另外与肝脏功能失调亦有着密不可分的关系。黎小斌主任收集228例多囊卵巢综合征的临床病例，发现纳入的病例以肾虚血瘀证多见，其次为脾虚痰湿证，脾肾阳虚证及肾阴虚证分别居第三、第四。

PCOS 发病与肾、脾、肝三脏功能失调及痰湿、血瘀等因素密切相关，目前较公认的 PCOS 辨证分型主要为肾虚型、痰湿阻滞型、气滞血瘀及肝气郁

结型，大多数学者认为肥胖型 PCOS 多属肾虚痰湿，瘦型 PCOS 多属肾虚肝郁。黎主任在治疗多囊卵巢综合征所致的不孕症也多从脾肾虚、痰湿着手，但临床上还是强调辨证论治，具体问题具体分析，正如张景岳《妇人规·子嗣类》云："种子之方，本无定轨，因人而药，各有所宜，故凡寒者宜温，热者宜凉，滑者宜涩，虚者宜补，去其所偏，则阴阳和而化生著矣。"黎小斌主任在治疗多囊卵巢综合征所导致的不孕时，也非常重视脾与肝。

李杲在《脾胃论·脾胃盛衰论》中云："百病皆由脾胃衰而生也"。脾主运化水湿，脾虚运化失常，则水湿停聚为痰，痰湿壅塞胞宫，致月事不行，难以受精成孕。诚如《傅青主女科》云"湿盛者多肥胖，肥胖者多气虚，气虚者多痰涎不能化精而化涎矣。夫脾本湿土，又因痰多，愈加其湿，脾不能受，必浸润于胞胎，且肥胖之妇，内肉必满，遮隔子宫，不能受精，此必然之势也。况又加以水湿之盛，即男子甚健，阳精直达子宫，而其水势滔滔，泛滥可畏，亦遂化精成水矣，又何能成妊哉"。脾脏功能失调，痰湿内生，躯脂满溢，阻塞胞宫胞脉，经血不得下行，或卵子发育成熟，痰湿阻滞，不能顺利排出，从而导致受孕困难。

《女科要旨·种子》谓："妇人无子，皆由内有七情之伤，外有六淫之感。"肝藏血，主疏泄，叶天士在《临证指南医案》中提示"女子以肝为先天"，可见肝脏对女性的重要性。若素性忧郁或恚怒伤肝，可致肝气郁结，失于疏泄，血海不能按时满溢，故月经后期甚至停闭或者崩漏，进而影响孕育；同时，肝郁乘脾，则脾胃受制，运化失司，湿聚痰盛则形胖；肝郁化火犯肺，肺经郁火蒸腾颜面，可表现为面部痤疮。黎主任认为肝郁气滞也是妇科疾病重要的病机之一，多囊卵巢综合征患者，长期月经不调、不孕，精神压力较大，情志不畅，故常常同时存在肝气郁滞的病机。

2. 完带汤

黎小斌主任认为脾肾虚、痰瘀互结为多囊卵巢综合征不孕的主要病机，肝郁脾虚亦是其重要的病机，疏肝健脾是非常重要的治法，黎主任比较常用的方剂之一有完带汤。完带汤出自《傅青主女科》，由炒白术、炒山药、炒白芍、制苍术、人参、甘草、陈皮、黑芥穗、柴胡、车前子组成，是傅青主治疗白带的名方。方中重用白术、山药为君，意在补脾祛湿，使脾气健运，湿浊得化，山药固肾兼有止带之功；人参补中益气，以助君药增强补脾之力；苍术燥湿运脾，以增强祛湿化浊之力；白芍养血柔肝，使肝木条达而脾土自强；车前子清热利湿，分消湿浊从小便而去；佐以理气燥湿之陈皮，既可使补药补而不滞，又可行气化湿；柴胡、黑芥穗之辛散得白术则升发脾胃清阳，配白芍则疏肝理郁；甘草调药和中。全方寓补于散，寄消于扶土抑木，肝脾同治，有健脾疏肝、化湿止带之功，用于带下病，临床表现为白带量多清稀如涕，身体倦怠，或便溏、肢肿、舌淡苔白腻等症状。服之使肝木得疏，脾运健旺，湿浊得消，从而使绵绵之白带完全终止，故名完带汤，傅氏该方完全针对带下而设。随着近年应用范围的不断扩大，可用于多种疾病的治疗。任利军以完带汤为基础，灵活化裁，用于崩漏、经行泄泻等妇科病，均取得满意疗效。阎洪臣治疗肝郁脾虚之带下、多梦、虚劳、脱发均应用完带汤治疗。管荣朝等用完带汤治疗久泄、多涎、尿频等疑难病症取得良好疗效。黎小斌教授在辨证论治思想原则的指导下将其用于治疗多囊卵巢综合征所致的不孕症亦取得良好疗效。

3. 治疗思路

黎小斌主任在治疗多囊卵巢综合征不孕时，采用的是"辨证为主，病证结合"的治疗思路，在西医诊断标准的指导下确定疾病的诊断，在具体选方用药上仍然遵循中医辨证论治原则。黎小斌教授具有深厚的中医理论功底，善于运用经方，她熟读《傅青主女科》，将其中的完带汤、温经摄血汤、青海丸等方剂用于治疗多囊卵巢综合征，得心应手，效如桴鼓。

3.1 抓主症，选主方

多囊卵巢综合征不孕的患者就诊时主诉多为不孕、月经后期，但这是没有特征性的表现，很多年轻医生认为"无证可辨"，临床治疗常常脱离辨证论治，而是"辨病论治"，盲目投以健脾补肾、化痰祛瘀之品，以致全然无效。对于如何判断主证，黎教授认为要综合分析发病因果，由"因"引起的证即是主证。运用完带汤的主症有：白带量多、色白或黄、清稀，泄泻，尿频，汗多，乳胀，舌淡，脉弦等。对于多囊卵巢综合征的患者，如果问诊后发现其带下量增多，或黄或白，或阴痒，黎教授认为带下异常才是主证，治带下方是其主方，抓其主证后可予完带汤治疗。

3.2 药物加减

黎小斌主任运用完带汤遵循傅青主本意，以白术、淮山为君，此两者用量各25g，党参、茯苓、车前子各15g，白芍10g，陈皮、黑芥穗、柴胡各5g。如白带量多，色偏黄，考虑兼有湿热下注者，可加黄柏、芡实；如脾虚明显者，加黄芪；泄泻者，加炒薏米、白扁豆等；肝郁甚，经前乳胀明显者，加素馨花、郁金等；痰湿重者，加法夏；月经量少者，加鸡血藤、鸡内金等；痛经者，加炒蒲黄、田七等；便干者，加火麻仁；睡眠差者，加夜交藤、酸枣仁等。另外，多囊卵巢综合征患者不孕的原因主要是排卵障碍，黎小斌主任认为活血调经、清肝明目的茺蔚子有促进排卵的作用，故常常加用茺蔚子。

4. 典型病案

例1：刘某，女，30岁，病历号：63517683，因"同居未避孕未孕1年"于2015年3月2日初诊。月经3~4月一潮，7天干净，量中，少许血块，轻微痛经，经前偶有少许乳胀，经行小腹胀；平素带下量中等，色白，无异味，无阴痒，平素怕冷。2014年开始未避孕，至今未孕，配偶查精液常规未见异常，2014年先后5次克罗米酚促排卵，3次卵泡发育不良，2次卵泡发育良好并排卵仍未受孕。pmp：2014年11月25日，lmp：2015年1月1日（地屈孕酮撤退性出血）。辅助检查：输卵管造影：双侧输卵管尚通畅。B超：双侧卵巢多囊改变。性激素：FSH6.43IU/L，LH9.24IU/L，T2.94nmol/L，现症见：多毛，下颌部痤疮明显，白带量多，色白，尿道口疼痛，纳眠可，二便调，舌淡胖，苔薄白，脉弦细。西医诊断：多囊卵巢综合征、女性不孕症；中医诊断：月经后期、不孕症，证属肝郁脾虚。处方：车前子15g、白术25g、白芍10g、柴胡5g、荆芥炭5g、茯苓15g、苍术10g、党参15g、淮山25g、陈皮5g、炒黄柏10g、芡实15g。二诊：2015年3月23日。Lmp：3月5日，7天干净，量色质同既往月经，经前少许乳胀，近3天白带豆腐渣样，无异味，无阴痒，无尿频尿急尿痛，大便正常，纳眠可。舌淡胖，苔薄白，脉弦细。上方去炒黄柏、芡实，加北芪25g、法半夏10g。三诊：2015年5月11日。Lmp：5月10日，量较既往月经稍增多，色质同既往月经，白带不多，无异味，无阴痒，无口干口苦，纳眠可，二便调。舌淡胖，苔薄白，脉弦细。上方去法夏，加莵蔚子15g。2015年6月19日自测尿妊娠试验阳性；6月24日我院查血 HCG：14152IU/L，PRG：77.96nmol/L；7月20日经阴道 B 超：宫内孕，单活胎，如孕8周。

按：本例属脾不健运，带脉失约，故则带下量多色白；肝气郁滞，故经前乳胀；肝郁化火犯肺，肺经郁火蒸腾颜面，故下颌面痤疮。重用白术、山药补脾祛湿，稍佐柴胡、白芍疏肝，使脾运健、肝气舒，气血调畅，虽未补肾促排卵，但患者恢复排卵，适时交合，胎孕乃成。

例2：朱某某，女，26岁，病历号：90033992。2016年1月21日初诊。主诉：同居未避孕未孕1年。患者月经45d 左右一潮，经期3~5d，量中，少许血块，轻微痛经，经前偶有少许乳胀；平素带下量多，色白，无异味，无阴痒。2015年开始未避孕，至今未孕，配偶查精液常规未见异常，2015年2月外院诊断为多囊卵巢综合征，B 超检测卵泡提示无排卵。2015年9、10月无月经来潮。pmp：2015年11月24日（地屈孕酮撤退性出血），lmp：2015年12月23日（地屈孕酮撤退性出血）。辅助检查：性激素：FSH5.00IU/L，LH11.00IU/L，T4.73nmol/L；输卵管造影：双侧输卵管慢性炎并远端粘连存在。B 超：双侧卵巢多囊改变。现症见：口干口苦明显，脐周胀，纳可，入睡困难，小便频多，一天十多次，夜间3~4次，大便调，白带量多，色白，尿道口疼痛，纳眠可，二便调，舌淡胖，苔薄白，脉弦。西医诊断：多囊卵巢综合征、女性不孕症、双侧输卵管慢性炎；中医诊断：月经后期、不孕症，证属肝郁脾虚。处方：车前子15g、白术25g、白芍10g、柴胡5g、荆芥炭5g、茯苓15g、苍术10g、党参15g、淮山25g、陈皮5g。二诊：2016年1月28日。口干口苦明显，脐周胀，纳可，入睡困难，小便频多，一天十多次，夜间3~4次，大便调，白带量多，色白，尿道口疼痛，纳眠可，二便调，舌淡胖，苔薄白，脉弦滑。上方加毛冬青25g、丹参10g。三诊：2016年2月15日。白带量多，色白，豆腐渣样，无异味，无阴痒，口干，口苦减轻，脐周胀缓解，纳眠可，小便较前减少，一日6次，夜尿1次，大便硬，2~3d 一行，舌淡胖，苔薄白，脉弦滑。上方去丹参，加火麻仁10g、北芪25g。四诊：2016年3月17日。Lmp：3月6日，经量稍增多，色鲜红。现疲倦，小腹胀，偶有脐周胀，口干无口苦，白带减少，色白，无异味，无阴痒，大便较前变软，小便正常，纳眠可。舌淡胖，苔薄白，脉弦滑。上方去毛冬青，加砂仁10g、茺蔚子15g、丹参15g。2016年4月18日自测尿妊娠试验阳性；当日医院查血HCG1160.1IU/L，PRG53.93nmol/L；5月6日医院经阴道B超：宫内孕，单活胎，如孕7+周。按：患者情志怫郁，肝失条达，横逆犯脾，脾失健运，水湿内停，膀胱气化不利，开阖功能失司而为尿频；脾虚湿浊下注，故白带量多。用白术、山药、党参、甘草益气健脾，白芍、柴胡疏肝理气，车前子利尿。肝气舒，脾运健，带脉约束有力，故白带减少；膀胱气化司职，开阖有度，则小便调。此例亦未用任何补肾调经之药味，却达到调经助孕之目的。

5. 讨论

多囊卵巢综合征是女性无排卵性不孕的主要原因之一。西医治疗多囊卵巢综合征所致的不孕大多是通过外源性激素的替代而起作用，不能从根本上整体调节人体的生殖内分泌，且妊娠率低。中医治疗该病自身的优势和特色，多数医家认为该病的主要病机为脾肾虚兼有痰、瘀，黎小斌主任认为脾肾虚、痰瘀互结为该病的根本病机，肝郁脾虚亦是其重要的病机，对于辨证属肝郁脾虚者，选用傅青主的完带汤加减治疗。肝、脾、胃三经同治，大补脾胃之气以固本扶元，稍佐以舒肝之品抑肝扶脾，在辨证的基础上，运用该方治疗多囊卵巢综合征所致的不孕取得较好疗效。我们应该学习黎小斌主任，熟读经典，使自己的思路更加开阔，对于主症与原方贴切者，可选用古方治疗，但也不拘泥于一方一药。

三、夏桂成活用完带汤治疗绝经过渡期功血经验撷要

绝经过渡期功血多属排卵功能障碍相关的子宫异常出血，多由卵巢功能衰退，对促性腺激素的反应性降低，卵泡退行性病变导致。主要有月经周期、经期的紊乱，出血量多如崩或量少淋漓不尽，多伴贫血。一般在排除妊娠、全身性炎症、医源性及生殖系统器质性病变等相关疾病后即可诊断。传统中医并无功血之名，但根据其临床的症状及体征多将其归属于"崩漏"范畴。崩漏之名首见于《妇人大全良方》，其中起病急，暴下不止，出血量大者谓之"崩"；病势缓，量少淋漓不净者谓之"漏"。二者间可相互转化，故临床多并称"崩漏"。

南京中医药大学夏桂成教授，是全国著名的中医妇科学家，国医大师，从医五十余载，夏老认为本病的根本病机是脾肾亏虚，脾气虚弱，肾失封藏，脾失统摄，冲任不固。在临床治疗中，夏老灵活运用完带汤，调脾肾以固摄冲任，止血与扶正各有所重，同时重视血止后继续治疗，巩固根本，以调整月经周期，防止复发。现将夏老运用完带汤治疗绝经过渡期功血的经验总结如下。

1. 健脾补肾是根本

《兰室秘藏·妇人门》提出崩主脾肾之虚，《景岳全书》亦曰"先损脾胃，次及冲任，穷必及肾"，认为脾肾亏虚是绝经过渡期功血的根本病机。夏老认为围绝经期妇女肾气渐衰是自然发展的生理现象，《黄帝内经》曰："六七三阳脉衰于上……七七任脉虚，太冲脉衰少，天癸竭……"，此时用药应不忘补肾。更年期先天已衰，各脏腑机能衰退，而脾胃为后天之本，先天之精有赖于后天之精的充养，各脏腑经络更有赖于后天水谷的滋养。若脾气虚弱，则肾失封藏，脾失统摄，冲任不固而致崩漏。故临床上夏老特别注重顾护脾胃，以后天补养先天，调脾肾以固摄冲任。宋氏妇科宋光济教授认为"阴虚阳搏谓之崩"之"阴虚"本质是脾虚，亦强调健脾益气，调理中州。

2. 宁心疏肝是关键

夏老认为现今社会妇女压力日增，特别是围绝经期妇女正处于生理上重要的过渡期，生理机能下降，生理心理双重受压，多有烦躁易怒，失眠焦虑，记忆力下降等表现。中医重视情志致病的因素，有"七情不快，郁久成病"之说。且有学者发现：存在烦躁易怒，睡眠差等情志异常表现的妇女更易发生崩漏，而且症状严重。故夏老在治疗时特别关注患者精神状况。中医讲心主神明、肝主疏泄，两者在情志调节方面发挥着重要的作用。夏老治疗时重视心、肝在疾病发生发展中的作用，根据患者症状的轻重，治疗上酌加清心疏肝理气之品，并适当给予心理疏导。现代研究发现，肝郁和黄体功能不足有内在联系，调肝有助于卵巢功能的恢复，促进排卵，故调肝亦是治疗崩漏的重要方法。

3. 分段调理需谨记

中医在治疗崩漏方面沿用了明代方约之先生提出的"治崩三法"并加以

发展。夏老遵其原则，认为三步并不是完全独立，而是相互贯穿、相互关联，应结合具体病证，灵活应变。

初血流如崩，兼有贫血，夏老考虑患者所苦，并不固执于中药止血，选取最适宜的激素方案，其认为绝经过渡期功血的患者，体内一般雌激素水平偏高，治疗上常选用孕激素类药，但须排除雌、孕激素使用的禁忌证。临床上多选用复方短效口服避孕药（如妈富隆）或安宫黄体酮加用己烯雌酚或三合激素使子宫内膜全部脱落后，再使用中药治其本。中药组方多予止血之品以求迅速止血。此时方中多用炭药，完带汤加减如下：炒白术10g，人参6g，荆芥炭10g，艾叶炭10g，炒蒲黄10g（包煎），炮姜6g，阿胶10g（烊化），白芍10g，山药10g，煅紫石英12g（先煎），甘草3g，陈皮5g，柴胡3g。水煎服，日1剂，早晚温服。配合激素，一般服药1周。

此方以止血为主，固本疏肝防止复发为辅。夏老组方考虑周全，即便止血亦注意补虚、防瘀。方中荆芥炭苦涩平和，理血止血；久崩久漏多有留瘀之患，炒蒲黄收敛止血，又有活血行瘀之效，使血止不留瘀；患者脾肾亏虚多致下元虚冷，以炮姜、艾叶温经止血；血流如注，多有血虚之症，阿胶为止血补血之要药，对于因出血而致血虚者甚佳；白术、山药、熟地、人参益气摄血，补肾健脾；煅紫石英、柴胡、陈皮理气疏肝宁心。

经治患者血流渐止，多见面色萎黄、神疲气短、腰酸乏力、头晕不适、纳寐不佳等脾肾亏虚、气血不足之象。此时原方减蒲黄、艾叶、炮姜等止血之品，白术、山药加量至20g，白芍15g，加熟地、当归、黄芪、女贞子、墨旱莲各10g，以固本为主，切忌炭涩太过。若见心烦、失眠等症，酌加疏肝宁心之品，如莲子心、合欢花、首乌藤等。

4. 典型病例

钱某，女，48岁，已婚，工人。2015年4月9日初诊。诉以往月经规律，近1年经乱无期，经行难以自止。2015年1月因出血量多行诊刮术，未见恶性细胞增殖，术后好转3月再发。末次月经：2015年3月20日，此次行经已21天，量时多时少，今量多如注，经色淡红，质稀，无血块，小腹隐隐不适，面色淡黄，气短疲乏，烦躁不舒，四肢欠温，纳果，大便稀，小便清，舌淡、苔薄白，脉细弱。婚育史：23岁结婚。无相关疾病史。妇检、盆腔 B 超未见异常，血常规：血红蛋白91g/L。中医诊断：崩漏（脾虚证）；西医诊断：（1）异常子宫出血；（2）轻度贫血。予妈富隆1次/8h，1粒/次，血止3日后，每3天递减1片，直至1片/天，共服21天。同时予补气摄血，固本止崩中药。方用完带汤加减：炒白术10g，炒山药10g，人参6g，白芍10g，荆芥炭10g，当归炭10g，艾叶炭10g，炒蒲黄10g（包煎），炮姜6g，甘草3g，陈皮5g，柴胡3g。7剂。水煎服，日1剂，早晚温服。嘱患者：（1）注意个人卫生，防止感染；（2）3d仍血流未减及时就诊，若血流渐止则中药服完复诊，观察出血情况。

二诊：诉出血渐止，腹部不适感好转，夜寐不安，仍感疲乏。嘱继服妈富隆，予原方加合欢花10g、夜交藤10g、墨旱莲10g，减艾叶炭，改白术、山药为20g，继服7剂。

三诊：诉血止，面色稍有好转，予继服妈富隆维持1周后停药，予原方减荆芥炭、当归炭、炮姜，加炒当归10g、党参10g、熟地10g、紫石英10g、菟丝子10g。共10剂，每日1剂，经期停服，嘱经后来诊。

四诊：患者诉月经8天净，无明显不适，谨守原方，根据病情微调，继服3个月经周期，至今未发。嘱患者平素少食生冷油腻损伤脾胃之品。

按语：完带汤出自《傅青主女科》，用于治疗"带下病"。完带汤具有大补脾胃之气之功，方中稍佐舒肝之品，使肝气条达，脾气健旺，地气升腾，湿浊得化，则带下自止。临床亦在阴道炎、宫颈糜烂等病治疗中常用。现代药理学分析，完带汤有很强的保肝、调节修复胃肠功能的作用，在神经、内分泌功能调节方面也作用显著，并且能有效改善心功能及血液流变学变化，尤其是其多味中药均作用于下丘脑－垂体－肾上腺皮质轴，有促进糖皮质激素分泌的功能，加强了其抗炎作用。

本例患者诊刮排除了恶性病变，且器械检查排除了器质性病变，亦无全身相关疾病，可以确诊为功能失调性子宫出血。患者月经量多如崩，色淡质稀，面色淡黄，气短疲乏，纳呆等均为脾虚之象，系脾气虚弱，统摄无力之故。正如景岳所言"无火者求其脏而培之，补之"，切忌不问缘由盖投寒凉或温补之剂，或专事炭涩。夏老选用完带汤加减，标本兼顾，又各有侧重。初出血量多，以止血为第一要义，方中多加止血之剂。气虚甚者有寒象，故止血药中酌加温经止血之剂；崩漏日久，离经之血为瘀，故加蒲黄炭止血兼活血，使血止不留瘀。此外酌加补气养血之品兼以扶正。经治血流渐止，以扶正固本，防止复发为主。需及时调整用药，切不可长期服用固涩止血之品。本案患者年龄48岁，近七七之年，肾气渐衰，任脉虚，天癸渐竭，应重视先天之本，脾肾同补。患者有夜寐欠安、烦躁不舒等表现，故应兼顾宁心疏肝。同时应重视血止后的治疗，巩固根本，防止复发。

5. 结语

崩漏的发生与脏腑、经络、气血密切相关，多见气血同病，多脏受累，且因果相干。故止血后"复旧"尤为重要，是治愈崩漏的关键。所谓"四脏相移，必归脾肾"，夏老组方用药强调补肾健脾，认为脾肾亏虚是崩漏的关键。更年期患者肾气渐衰，而肾虚则无法济心涵木，夏老认为女子以肝为先天，围绝经期妇女多有肝郁之象，用药宜酌加疏肝之品。夏老除注重药物治疗，亦注重患者的心理调适以及生活方式的调整。有学者提出肥胖亦是高危因素，研究显示：超重患者更容易出现无排卵性功血。故夏老临床总不忘叮嘱患者调适精神，调节饮食，注意运动，增强体质，预防肥胖。

四、连建伟"平脉辨证"运用完带汤治验举隅

古人云"千方易得，一效难求"，连建伟教授精研历代名方，并能于临证中屡获佳效。

这与连师精究方剂学，潜心研究"平脉辨证"密不可分。他这种治学态度对于我们如何在临证中妙用方剂，有着重要的启示。首先，西汉初期陆贾《新语·术事》云："书不必起仲尼之门，药不必出扁鹊之方。合之者善，可以为法，因世而权行。"东汉初期王充《论衡·别通篇》云："医能治一病谓之巧，能治百病谓之良。是故良医服百病之方，治百人之疾；大才怀百家之言，故能治百族之乱。扁鹊之众方，孰若巧医之一技？"东汉末年郑玄在《周礼·天官》注云："治合之齐，则存乎神农、子仪之术。"唐代贾公彦《周礼·天官》疏云："刘向云扁鹊治赵太子暴疾尸蹶之病，使子明吹耳，子仪脉神，子游按摩。又《中经簿》云《子义本草经》一卷。（子）仪与（子）义，一人也。

若然，子义亦周末时人也，并不说神农。"晋代《中经新簿》著录有《子义本草经》一卷，而无《神农本草经》。这是本草书名见于目录书的首次记录。据《史记·扁鹊仓公列传》记载，公乘阳庆曾授仓公以《药论》，仓公曰："菑川王时遣太仓马长冯信正方，臣意教以案法逆顺，论药法，定五味及和齐汤法。"以上论述清晰地表明扁鹊学派对于早期方剂的"治合"，有着巨大的理论创见。仲景"精究方术"，"勤求古训、博采众方"，《伤寒杂病论》被后世称为"方书之祖"，是东汉末期扁仓医学的集大成者。其次，司马迁曰："至今天下言脉由扁鹊也。"扁鹊论太子尸蹶病时说"色废脉乱"。阳庆曰："庆有古先道遗传黄帝扁鹊之脉书，五色诊病，知人死生，决嫌疑，定可治，及药论，甚精。"仓公曰："扁鹊虽言若是，然必审诊，起度量，立规矩，称权衡，合色脉表里有馀不足顺逆之法。"可见"色脉"之诊是扁鹊十分重要的诊断方法。仓公曰："意治病人，必先切其脉，乃治之。败逆者不可治，其顺者乃治之。心不精脉，所期死生视可治，时时失之，臣意不能全也。"《史记·扁鹊仓公列传》一文中出现的"脉"字高达111次。仅仅在《诊籍》的25个病案中，仓公所述的脉象就达20余种，可见他对于脉法的重视程度。《淮南子·泰族训》云："所以贵扁鹊者，非贵其随病而调药，贵其息脉血，知病之所从生也。所以贵圣人者，非贵其随罪而鉴刑也，贵其知乱之所由起也。"《盐铁论·轻重》亦云："扁鹊抚脉息而知疾所由生，阳气盛，则损之而调阴，寒气盛，则损之而调阳，是以气脉调和，而邪气无所留矣。夫拙医不知脉理之腠，血气之分，妄刺而无益于疾，伤肌肤而已矣。"张仲景明确提出"平脉辨证"，彰显了脉法在辨证中的重要地位。并说："观其脉证，知犯何逆，随证治之。"知犯何逆"即是"知病之所从生也"。这警示我们学习扁鹊与仲景之学都应当掌握其"活的灵魂"，应当避免仅仅根据症状"随病而调药"以"治之"，要掌握如何运用四诊特别是脉色合参，来分析疾病真正的终始本原，摆脱简单的"经验主义"与"教条主义"，从而适应新情况、解决新问题。连师在临床上十分重视"平脉辨证"，因而不论对于经方或是时方的选用都能颇为精当，发挥妙用。以下试举其运用清代傅青主完带汤的几则验案加以说明。

案1　顾某，女，43岁。初诊："带脉之为病，腹满，腰溶溶若坐水中"，带下量多，脘胀，左关弦，右脉缓，舌苔薄根略腻，拟傅青主法。药用：山药30g，炒白术30g，炒白芍15g，苍术10g，党参15g，荆芥炭6g，车前子（包）10g，柴胡3g，炒陈皮6g，炙草5g。14剂。

按：此案患者症状符合所引《难经·二十九难》经文，正如傅青主云："夫带下俱是湿症，而以带名者，因带脉不能约束，而有此病，故以名之。况加以脾气之虚，肝气之郁，湿气之侵，热气之逼，安得不成带下之病哉！"并曰："治法宜大补脾胃之气，稍佐以舒肝之品，使风木不闭塞于地中，则地气自升腾与天上，脾气健而湿气消，自无白带之患矣。"诊得其脉"左关弦，右脉缓"，正为脾虚肝郁之象，且"舌苔薄根略腻"为湿邪盛于下焦之故，用完带汤原方而奏效。

案2　马某，女，20岁。3年来常嗜卧，食后尤甚，带下色青，量多，此脾虚不能健运，更兼木抑也，脉缓，左关弦，舌苔薄腻，故知其土虚木郁湿困也。药用：炒山药30g，炒白术30g，党参20g，苍术12g，炒白芍15g，荆芥炭6g，炒陈皮6g，柴胡5g，车前子（包）10g，炙草5g，生熟苡仁各15g。14剂。

按：《灵枢·大惑论》云："黄帝曰：人之多卧者，何气使然？岐伯曰：此人肠胃大而皮肤湿，而分肉不解焉。肠胃大则卫气留久；皮肤湿则分肉不解，其行迟。夫卫气者，昼日常行于阳，夜行于阴，故阳气尽则卧，阴气尽则寤。故肠胃大，则卫气行留久；皮肤湿，分肉不解，则行迟。留于阴也久，其气不清，则欲瞑，故多卧矣。"卫气为脾胃运化水谷而来，脾虚不能健运则卫气亦行留久矣，故其人常嗜卧。此案"带下色青"，傅青主云："夫青带乃肝经之湿热"，其方用"加减逍遥散"。连师根据"脉缓，左关弦，舌苔薄腻，故知其土虚木郁湿困也。"因而选用完带汤，但加大方中柴胡之用量至5g，以增强疏肝解郁之功，使肝木得以条达。另加生熟苡仁各15g，能健脾利水渗湿，且清热除痹。

案3　程某，女，32岁。足月分娩，自生产后1月咳嗽至今未愈，带下色黄，右关虚大，左关弦，舌红苔黄腻，治拟完带汤加味，药用：山药30g，炒白术30g，苍术6g，炒白芍15g，太子参15g，生甘草5g，炒陈皮6g，柴胡5g，荆芥炭6g，车前子10g，浙贝母10g，黛蛤散（包）15g，生苡仁30g。7剂。

按：此案主症为咳嗽半年余，且带下色黄，看似不当予完带汤。关键在于连师诊其脉为"右关虚大，左关弦"，辨其脉证仍属土虚木郁湿困兼有化热。脾胃为生痰之源，肺为贮痰之器，土虚日久不能生金，故而咳嗽缠绵难愈矣。故用完带汤加浙贝母、黛蛤散、生苡仁，以求标本兼治，培土生金。

案4　胡某，男，53岁。初诊：大便溏，围腰一周不适，矢气多，左关弦，右脉缓，舌苔薄腻，此属带脉为病，拟傅氏法。药用：山药30g，炒白术30g，炒白芍15g，党参15g，制苍术10g，柴胡3g，车前子（包）10g，炒陈皮6g，荆芥炭6g，炙草5g，14剂。2010年9月12日复诊：便溏好转，围腰一周已较舒适，左关弦，右脉缓，苔薄腻根剥，再守方治之。上方党参改为20g，7剂。

按：此案患者为男性，且主诉为大便溏，围腰一周不适，《难经·二十八难》云："带脉者，起于季胁，回身一周。"连师根据脉证运用完带汤原方治疗。

案5　赵某，男，55岁。刻诊：右胁下有疼痛感，两足底久站疼痛，大便日二三行，略溏，心悸，两尺虚浮，左关弦，右脉缓，舌苔腻，边有齿痕，此属肾阴之亏，肝气不舒，脾失健运，拟傅氏法。药用：山药30g，炒白术30g，炒白芍15g，苍术12g，党参15g，黑芥穗6g，车前子10g，陈皮6g，炙草3g，柴胡6g，丹参20g，14剂。按此患者症情颇为复杂，涉及肾、肝、脾、心诸脏，连师观其脉证而立法选方，以完带汤加一味丹参以安神宁悸。全方主次清晰，照顾全面，共奏补肾健脾、养血疏肝之效，可见其运用之妙，存乎一心矣。

另外，连师常于临证时运用完带汤"治疗慢性肝炎，辨证属肝血不足，脾虚生湿者"。该方能养血柔肝，健脾祛湿，用治肝病符合《难经·七十七难》云："所谓治未病者，见肝之病，则知肝当传之与脾，故先实其脾气，无令得受肝之邪，故曰治未病焉。中工者，见肝之病，不晓相传，但一心治肝，故曰治已病也。"通过上述几则连师运用完带汤的验案，可以看出他十分重视"平脉辨证"，只有辨准脉证，才能真正"知病所从生也"，进而在临证选方用药时有的放矢。《素问·五藏生成篇》云："能合脉色，可以万全。"古人诚不我欺也。

参考文献

[1] 梁宇，刘丽宁，王莎莎，等.经典名方完带汤古今文献分析 [J].中国实验方剂学，2021，27（09）：40–47.

[2] 崔良，慧杨佳，张晓冉.完带汤联合甲硝唑凝胶治疗老年复发性细菌性阴道炎的疗效观察 [J].老年医学与保健，2020，26（06）：1077–1080.

[3] 孙薇丽，郭彩霞，毛宇楠.基于《傅青主女科·带下》"治未病"思想探讨带下病的中医防治 [J].山西医药杂志，2020，49（21）：2982–2984.

[4] 王晓彬，张文军.完带汤加减联合利普刀治疗宫颈糜烂临床研究 [J].四川中医，2018，36（07）：162–164.

[5] 郑彦平.完带汤加针刺治疗脾虚肝郁型带下病的临床观察 [J].光明中医，2018，33（12）：1686–1688.

[6] 陈秋霞，黎小斌.黎小斌主任运用完带汤治疗多囊卵巢综合征不孕的经验 [J].按摩与康复医学，2018，9（11）：83–85.

[7] 刘碧星，朱焕金.完带汤联合氟康唑治疗复发性念珠菌阴道炎100例临床观察 [J].湖南中医杂志，2018，34（05）：81–83.

[8] 袁亚美，朱文莉，施慧.完带汤对肝郁脾虚型慢性宫颈炎模型大鼠病理形态及阴道微生态的影响 [J].陕西中医药大学学报，2018，41（03）：85–88.

[9] 卢巧毅，于杰.完带汤辅助治疗炎性盆腔痛临床疗效观察 [J].四川中医，2017，35（12）：168–170.

[10] 朱荣宽，郭建军，王新丽.完带汤治疗特发性膜性肾病30例 [J].光明中医，2017，

32（10）：1447-1450.

[11] 杨文聪.完带汤治疗腹泻型肠易激综合征50例 [J].中医临床研究，2017，9（14）：72-73.

[12] 袁亚美.完带汤对肝郁脾虚型慢性宫颈炎模型大鼠 EGF、EGFR 水平及 DNA 倍体的影响 [J].齐齐哈尔医学院学报，2017，38（07）：756-758.

[13] 傅艳红，李基国，刘碧星.完带汤联合氟康唑胶囊治疗复发性外阴阴道假丝酵母菌病临床观察 [J].新中医，2017，49（02）：96-98.

[14] 刘春生.《傅青主女科》医方集解系列（Ⅱ）带下病 [J].中国中医药现代远程教育，2017，15（02）：56-58.

[15] 韩云鹏，吴中秋，张敏.带下病的中医认识和现代研究进展 [J].江西中医药，2017，48（01）：70-72.

[16] 冯文栋，郭慧梅，辛俊，高希焕.多西环素联合完带汤治疗女性生殖道解脲支原体感染疗效观察 [J].现代中西医结合杂志，2017，26（02）：182-184.

[17] 王清，陈永华，谢敏，等.内补丸联合温和灸治疗带下过多（肾阳虚型）临床研究 [J].亚太传统医药，2016，12（02）：133-134.

[18] 曾艺文，刘泽军.完带汤加减治疗慢性前列腺炎疗效观察 [J].新中医，2016，48（12）：75-76.

[19] 张红梅.论完带汤祛湿之法 [J].江西中医药，2016，47（09）：24-25.

[20] 胡文波，董亚宁.重组人干扰素 α-2b 栓、多西环素联合完带汤治疗宫颈支原体感染疗效观察 [J].现代中西医结合杂志，2016，25（23）：2602-2604.

[21] 陈书琴，任青玲.夏桂成活用完带汤治疗绝经过渡期功血经验撷要 [J].江苏中医药，2016，48（07）：15-17.

[22] 吴黛黛，何若苹.何若苹治疗宫颈人乳头状瘤病毒感染经验浅析 [J].浙江中医杂志，2016，51（05）：327.

[23] 赵燕，赵登峰.中医除湿解毒法在妇科疾病中的应用 [J].中外女性健康研究，2016，（09）：94+91.

[24] 陈淑华.柴胡疗妇疾全靠"三大功效" [N].大众卫生报，2016-06-23（006）.

[25] 王明俊.中医药治疗阴痒100例疗效观察 [J].内蒙古中医药，2016，35（17）：4.

[26] 孙志宇. 健脾治疗男性不育症 [J]. 世界最新医学信息文摘，2016，16（60）：158.

[27] 梁潇元，夏宛廷，周航，曾倩. "分消走泄"法在傅氏完带汤中之体现 [J]. 亚太传统医药，2016，12（08）：59-60.

[28] 卫晓玉. 扶正祛湿法治疗复发性外阴阴道念珠菌病的理论研究 [J]. 四川中医，2016，34（04）：24-26.

[29] 宋倩倩，毕焕洲. 中医药治疗外阴阴道假丝酵母菌病简况 [J]. 实用中医内科杂志，2016，30（03）：122-123.

[30] 赵佩璇. 李梓榕教授治疗妇科炎症经验举隅 [J]. 中国民族民间医药，2016，25（03）：52.

[31] 禹安琪，潘艳芳. 综合疗法治疗盆腔炎性疾病后遗症的临床研究 [J]. 现代诊断与治疗，2016，27（03）：431-432.

[32] 韩晶晶，王晖. 小柴胡汤加味治疗带下病辨析 [J]. 中国中医基础医学杂志.2015，21（07）：898-900.

[33] 贾海娇，神阙穴贴敷联合完带汤治疗带下病的临床研究 [J]. 中国实用医药，2015，10（32）：183-184.

[34] 王琳青，金丽华. 完带汤联合抗生素治疗炎性盆腔痛35例临床疗效 [J]. 辽宁中医杂志，2015，42（01）：124-126.

[35] 彭华杰. 完带汤加减治疗带下病的体会 [J]. 中国现代药物应用，2015，9（22）：237-238.

[36] 廖丽玲. 完带汤联合碳酸氢钠坐盆治疗妊娠期 VVC 的临床研究 [J]. 中国实用医药，2015，10（21）：183-184.

[37] 崔佑萍. 加味完带汤治疗脾虚湿热型带下过多的临床观察 [D]. 武汉. 湖北中医药大学，2015.

[38] 周倩茹. 何嘉琳治疗妇科疾病验案举隅 [J]. 浙江中医杂志，2015，50（05）：332.

[39] 李彩霞. 加味完带汤联合硝酸咪康唑栓治疗外阴阴道假丝酵母菌病50例 [J]. 现代中医药，2015，35（03）：43-44+51.

[40] 陈晨. 完带汤治疗复发性外阴阴道假丝酵母菌病的临床效果观察 [J]. 中医临床研究，2015，7（12）：92-93.

[41] 尹浩元.完带汤加减方治疗脾虚型带下病疗效评价[J].现代医药卫生，2014，30（22）：3476-3477..

[42] 高晓红.基于阴道局部免疫研究完带汤对脾虚湿盛型RVVC的影响[D].广州.广州中医药大学，2014.

[43] 梁菁，彭艳丽.完带汤治疗复发性外阴阴道假丝酵母菌病体会[J].山西中医，2014，30（04）：34.

[44] 王晓丹，常惠，戴建锋.傅氏完带汤临床应用[J].长春中医药大学学报，2014，30（01）：47-49.

[45] 陈兴强，宋春生，赵家有.完带汤治疗男科疾病举隅[J].北京中医药，2014，33（01）：60-61.

[46] 任利军.完带汤治疗妇科病症心得体会[J].中国民间疗法，2013，21（12）：48-49.

[47] 周蓉芳，薛胜莲.完带汤加味治疗慢性宫颈炎98例[J].内蒙古中医药，2013，32（29）：18-19.

[48] 亓静，程琳.傅青主治疗5色带下特点探析[J].中医研究，2013，26（09）：7-8.

[49] 郝亚芬，史红颖.中医辨证治疗非炎性带下过多40例疗效观察[J].山西中医学院学报，2013，14（03）：52-53+59.

[50] 许阿妮.带下从"湿"论治[J].河南中医，2013，33（04）：619.

[51] 李晶晶，周英.《傅青主女科》带下病辨治特色浅析[J].上海中医药杂志，2013，47（03）：23-24.

[52] 陈玲.浅谈《傅青主女科》治疗带下病特色[J].河南中医，2013，33（03）：349-350.

[53] 陈锐.完带汤临床新用[J].中国社区医师，2012，28（38）：13.

[54] 贾慧，马东.完带汤与易黄汤[J].中国民族民间医药，2012，21（17）：52.

[55] 冯成云，余成浩.完带汤加味治疗宫颈LEEP术后带下病76例疗效观察[J].四川中医，2012，30（05）：92-93.

[56] 宋悦.完带汤治疗脾虚型BV改善阴道微生态的临床研究[D].广州中医药大学，2012.

[57] 杜敏，黄腾辉.完带汤加味合外治法治疗复发性外阴阴道假丝酵母菌病68例[J].

西部中医药，2012，25（04）：78-79.

[58] 刘季媛.完带汤加减治疗脾虚型带下病的临床观察 [D]. 南京.南京中医药大学，2012.

[59] 王世友，李力，段富津.完带汤中黑芥穗用法探析 [J]. 辽宁中医药大学学报，2011，13（09）：117-118.

[60] 黄拓，连建伟.连建伟"平脉辨证"运用完带汤治验举隅 [J]. 辽宁中医药大学学报，2011，13（08）：167-168.

[61] 杨国燕.完带汤加阴道用药治疗慢性宫颈炎糜烂型38例 [J]. 浙江中医药大学学报，2011，35（04）：534-535.

[62] 王秋梅.加味完带汤治疗脾虚湿盛型细菌性阴道病的临床观察 [J]. 北京中医药，2011，30（05）：384-385+393.

[63] 李云，波张，红韩娟，汤彩云，王国华.清热利湿化瘀法保留灌肠治疗慢性盆腔炎60例临床观察 [J]. 北京中医药，2010，29（06）：438-439.

[64] 胡守萍，王娟《傅青主女科》带下病处方用药浅析 [J]. 新疆中医药，2010，28（05）：5-6.

[65] 徐美政.完带汤加味合并中药外洗治疗脾虚型非炎性带下病的临床研究 [D]. 广州.广州中医药大学，2010.

[66] 李龙骧.完带汤治疗皮肤病举隅 [J]. 吉林中医药，2009，29（07）：612.

[67] 邓孝峰.加减完带汤对改善脑挫裂伤后意识障碍的临床观察 [J]. 湖南中医药大学学报，2009，29（03）：60-61.

[68] 闫沛海，闫沛赟.完带汤治疗非淋菌性尿道炎 [J]. 山西中医，2009，25（06）：10.

[69] 胡荣，鄢爱珍.傅青主论五色带下 [J]. 浙江中医药大学学报，2009，33（02）：156-157.

[70] 任光荣《傅青主女科》带下五方的学习应用体会 [J]. 甘肃中医，2008，21（11）：2-4.

[71] 卢永红，王广民，侯桃红.《傅青主女科》学术特色举隅 [J]. 河南中医，2008（03）：34-35.

[72] 沈碧琼，陈晨，黄健玲.完带汤配合克霉唑栓外用治疗复发性念珠菌性阴道炎27例临床观察 [J]. 新中医，2007，39（12）：52-53.

[73] 李维龙．完带汤加减配合雷公藤多苷片治疗慢性肾炎41例 [J]. 山东中医杂志，2004，（08）：476-477.

[74] 蒋清，赵相洪．完带汤加减治疗带下病293例 [J]. 江西中医药，2002，33（5）：24-25.

[75] 杨晓霞，催炜萍．完带汤治疗慢性子宫内膜炎60例 [J]. 中国社区医师，2001（12）：1.

[76] 李文艳．完带汤治疗经期延长56例 [J]. 四川中医 .2001，（03）：55-56.

[77] 杨光华，完带汤加味治疗慢性盆腔炎48例 [J]. 四川中医，2001，（05）：54-55.

[78] 王学福，杨顺利，王建芳．完带汤加味治疗慢性前列腺炎113例 [J]. 国医论坛，1999，（01）：1.

[79] 陈维初．完带汤治疗慢性结肠炎49例 [J]. 湖北中医杂志 .1995，（02）：1

[80] 李文荣．中西医结合治疗婴幼儿消化不良临床观察 [J]. 中国民间法 .1995，（04）：1